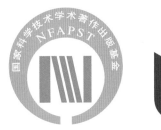

总主编 周康荣 严福华 刘士远

Modern MRI
Diagnostics of the Body

现代体部磁共振诊断学

胸部分册

主 编 刘士远 赵世华 郑敏文

復旦大學 出版社

编委会

总主编简介

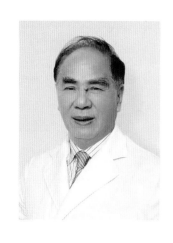

周康荣 复旦大学附属中山医院终身荣誉教授，主任医师，博士生导师。1965年毕业于上海第一医学院（现复旦大学上海医学院），师从我国放射学奠基人之一、学界泰斗荣独山教授。1981年被选拔为我国第一批赴美访问学者，在美国麻省医学中心及哈佛大学医学院学习。曾任复旦大学附属中山医院放射科主任、上海市影像医学研究所所长。教育部"211"工程重点学科及复旦大学"985"重点建设学科"影像医学与核医学"负责人、卫生部临床学科重点建设项目负责人、上海市临床医学中心（肝肿瘤诊治中心和心血管病中心）主要负责人。

学术方向为肝癌的影像学早期诊断及综合介入治疗。先后承担国家"九五"攻关项目"肝癌综合性介入治疗技术的应用研究"，卫生部临床学科重点项目"小和微小肝癌的诊断影像学新技术研究""小和微小肝癌影像学检出定性和介入治疗的深入研究"等科研项目20多项，项目资金逾1 000万，总计发表论文456篇。以第一完成人获得国家级及省部级奖项18项，其中"影像学和介入放射学新技术在肝癌诊断和介入治疗中的系列研究"获得国家科学技术进步奖二等奖（2005）。主编著作10余部，其中《腹部CT》《胸部颈面部CT》《螺旋CT》《体部磁共振成像》已成为国内学者的案头必备书籍。培养博士后，硕士、博士研究生60余名。2006年获复旦大学校长奖，2008年获上海市最高医学荣誉奖，2019年被评为"中华医学会放射学分会终身成就专家"。

总主编简介

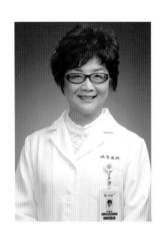

　　严福华　教授，主任医师，博士生导师。现任上海交通大学医学院附属瑞金医院放射科主任、上海交通大学医学院医学影像学系主任、医学技术学院医学影像技术系主任、"十三五"国家重点研发计划首席科学家、国家临床重点专科（医学影像学）负责人、上海市高水平地方高校协同创新团队负责人。担任国际医学磁共振学会（ISMRM）中国区主席、亚洲医学磁共振学会（ASMRM）第一届主席、中华医学会放射学分会常委兼磁共振学组组长、中国医师协会放射医师分会副会长、中国研究型医院学会磁共振专业委员会副主任委员、国际心血管CT协会中国区委员会副主任委员、中国医学装备协会磁共振应用专业委员会副主任委员、中国医疗保健国际交流促进会影像医学分会副主任委员等职务。担任《磁共振成像》副主编、《诊断学理论与实践》副主编、《中华放射学杂志》等10余种杂志的编委。

　　学术方向主要为CT及MRI新技术的研发及转化应用，尤其在肝脏影像学领域造诣深厚。作为项目负责人承担"十三五"国家重点研发计划项目1项，主持"十三五"国家重点研发计划课题1项、国家自然科学基金6项，在*Radiology*等国内外期刊发表论文300余篇。主译专著2部，主编、副主编、参编专著20余部。其中参与编写的《中华影像医学丛书·中华临床影像库（12卷）》获得第五届中国政府出版奖，并担任《中华影像医学：肝胆胰脾卷》主编。培养博士后，硕士、博士研究生50余名。获国家科学技术进步奖二等奖、中华医学科技奖二等奖、上海市科技进步奖一等奖等10余项奖项。

总主编简介

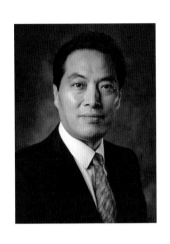

刘士远 教授，主任医师，博士生导师。现任海军军医大学第二附属医院影像医学与核医学科主任。担任亚洲胸部放射学会主席、中华医学会放射学分会主任委员、中国医师协会放射医师分会副会长、中国医疗装备协会CT应用专委会主任委员、中国医学影像AI产学研用创新联盟理事长、第二届中国DICOM标准委员会副主任委员、第九届上海市医学会放射科专科分会主任委员等。担任《肿瘤影像学》总编、名誉总编，《中华放射学杂志》等7本核心期刊副总编。

从事医学影像诊断工作30余年。主要研究方向为肺癌早期诊断、慢性阻塞性肺疾病早期预警及医学影像人工智能的研发和应用。肺癌整体诊断正确率达98.2%，早期肺癌诊断正确率达95%以上。作为课题第一负责人主持国家自然科学基金重点项目2项、国家科技部重点研发计划2项、国家自然科学基金面上项目4项、上海市重大课题4项等，获得4 000余万元科研资助。在 *Nature Review Clinical Oncology*、*Radiology*、*Chest*、*European Radiology*、*American Journal of Roentgendogy*、*British Journal of Radiology* 等国内外专业杂志上以第一或通信作者身份发表学术论著321篇，SCI收录71篇。获批国家发明专利授权6项。主译专著4部，主编著作及教材9部，副主编著作及教材5部，参编著作6部。

入选上海市领军人才、上海市优秀学科带头人及21世纪优秀人才，上海市黄浦区人大代表，获第二届"国之名医·优秀风范""上海市拥政爱民先进个人"及"全军首席放射专家"等称号。获得上海市科技进步奖一等奖等省部级二等奖以上科技奖7项。

主编简介

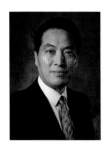

刘士远　介绍见"总主编简介"。

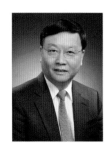

赵世华　医学博士，主任医师、教授，博士生导师。现任中国医学科学院阜外医院磁共振影像科主任，北京协和医学院长聘教授。享受国务院特殊津贴专家。担任国家心血管专委会委员，国家重点研发计划"十四五"重点专项首席科学家。中华医学会心血管病学分会常委兼影像学组组长，中国医师协会放射医师分会前心血管专委会主任委员，中国医学装备协会磁共振专委会副主委兼秘书长。累计发表论文500余篇，其中SCI收录论文148篇，包括心血管和放射领域顶级期刊*Circulation*、*Radiology*，影响因子分别为39和29分。作为项目负责人承担三项国家自然科学基金重点项目和一项国家重点研发计划；作为第一完成人先后获国家科技进步二等奖1项、教育部科技进步一等奖2项等。

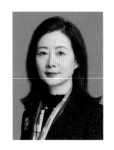

郑敏文　医学博士，主任医师、教授，博士生导师。现任空军军医大学西京医院放射科主任、医学影像教研室主任。担任中华医学会放射学分会常委兼心胸学组组长，中国医师协会放射医师分会常委兼急诊工作组组长，陕西省医师协会放射医师分会会长，陕西省医学会放射学分会副主委，国际心血管CT协会中国区分会副主委，《实用放射学杂志》副主编等学术任职。承担国家及省部级课题12项，科研经费累计900余万元。发表SCI收录论文52篇。荣获陕西省科学技术二等奖2项、陕西省高等教育教学成果一等奖1项。牵头/参与撰写相关行业标准、中国指南/专家共识11部。主编、副主编、参编国家级教材8部。

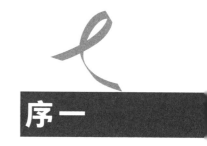

序一

在由周康荣、严福华和刘士远 3 位教授主编的《现代体部磁共振诊断学》（共 9 个分册）即将出版之际，我应邀作序，备感荣幸。

9 个分册除技术分册外，其余 8 个分册涉及除头颅外的所有部位，包括头颈五官，胸部（含胸壁和纵隔），乳腺，上腹部（含肝、胆、胰、脾），中下腹部（含泌尿、生殖），腹腔、腹膜及腹膜后区域（包括胃肠道、肾上腺），骨骼、肌肉及儿科。

进入 21 世纪，临床医学、现代影像学，尤其是 MRI 的发展十分迅速，两者相辅相成。精准诊断是精准治疗的前提和关键。影像学参与疾病诊治，尤其是肿瘤诊治的整个过程，包括疾病的筛查和早期诊断、协助制定治疗计划、治疗后随访和疗效评估等。翻阅本书，我感受到这部巨著不仅对影像医学，对整个临床医学也是有巨大贡献的。

令人惊喜的是，本书写作阵容豪华，集全国影像学界不同专业领域的诸多精英，乃精诚合作之结晶。本书涵盖的内容十分丰富，真正体现临床、病理和影像三结合。

最后，对该书的出版表示祝贺，并竭诚推荐给所有临床和影像学界的同道。

樊嘉

2021 年 11 月

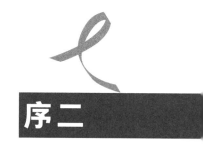

序二

《体部磁共振成像》自2000年出版至今已20余年了。该书涵盖了当年MRI领域几乎所有的先进技术,临床病例资料也颇丰富,出版至今前后重印了十几次,赢得了放射界同仁的一致赞誉。

进入21世纪后,随着国民经济飞速发展,我国人民生活水平日益提高,医疗需求不断提升,医疗水平与20世纪相比不可同日而语。影像医学,尤其是MRI的发展更为迅猛,相关领域积累的临床资料和经验也十分丰富。在这样的大背景下,《体部磁共振成像》的修订再版势在必行。在放射界广大同仁的积极响应和支持下,我们以上海市三甲医院为核心,组成了豪华的写作阵容。编委们发挥各自的专业特长,将全书按系统或区域分成9个分册,书名也改为《现代体部磁共振诊断学》,按既定目标,做到了广度和深度的结合。在内容上,文字数和病例数量均大幅增加,且图片、病例全部更新。在扩容的同时,我们也十分注重质量和深度的提升,期望做到集先进性、科学性、系统性和实用性于一体。在内容上,我们仍然坚持以常见病和多发病为重点,临床、病理与影像紧密结合;对疑难病例、不典型表现和罕少见病例也尽可能涉及,均配有一定数量的病例图片。本书不失为一部重要的参考书和工具书,希望能对临床工作者有所帮助。

学术的发展永无止境,新的技术不断涌现和成熟。本书对AI、波谱、功能代谢和分子影像学等领域的发展及潜能也做了一些探讨。但这些领域仍存在不少难题,希望有志同道共同努力,一起深入研究。

最后,衷心感谢复旦大学附属中山医院院长、著名肝外科专家樊嘉院士为本书作序,这对编者是巨大的鼓励!感谢所有分册的主编、副主编和编写人员的辛勤劳动及认真负责的精神!感谢复旦大学出版社的大力支持,感谢《体部磁共振成像》读者的热忱和支持。实践是检验真理的标准,读者的意见是最宝贵的,望不吝赐教,以便今后再版时修正和提高。

周康荣 严福华 刘士远
2021年11月

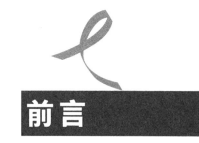

前言

　　胸部疾病占中国慢性病死因的 60％ 左右,早期准确的诊断对于及时有效的治疗,降低重大慢性病危害极为重要。用于胸部疾病影像学诊断的方法有很多,包括 X 线、CT、MRI、PET－CT 等。尽管 CT 是胸部疾病诊断应用最多、最被认可的技术,但 MRI 依靠质子密度成像、没有电离辐射、成像参数丰富、成像断面不需重建等特点使其有着独到的优势。目前,MRI 已经成为神经、五官、骨关节和腹部盆腔等部位不可或缺的先进检查设备,解决了大量临床诊断问题,产生了无数推动影像进步的科研成果。

　　肺是含气器官,用于 MRI 的氢质子比较少,其信噪比较低;空气与软组织之间存在较大磁化率差异,因此胸部磁共振容易受到磁敏感性伪影的影响;呼吸运动、心脏跳动、血流涡流等都会带来运动伪影;相比 CT,磁共振空间分辨率较低,检查时间较长。所有这些因素都影响了 MRI 在胸部的成像效果,极大限制了 MRI 在胸部疾病诊断和治疗决策中的应用。目前,胸部 MRI 临床工作开展较为局限,对 MRI 的胸部诊断价值认识不足。如何全面正确认识和评估 MRI 在胸部成像中的优势和短板,最大程度发挥其诊断价值,不仅对提升设备利用率有帮助,还可以利用其没有辐射损伤的优势减少对患者的影响,更重要的是,充分利用各种设备优势互补,使诊断效能最大化。

　　随着磁共振成像技术的进步,磁共振成像序列的优化,个性化针对性脉冲序列的开发,磁共振在胸部疾病中的应用越来越受到关注和重视。肺部不仅能进行形态学成像,还可以进行定量和功能分析,借助于超极化气体的通气成像还可以进行气血交换的评估;心血管的技术进步更是日新月异,目前冠脉的形态学成像已获得显著进步,心肌活性的评价成为影像金标准,血流动力学的评估更是具备其他设备不能比拟的优势。因此,磁共振成像技术对评估胸部疾病的实用性和先进性已经发生了很大变化,值得广大同道投入更多精力去研究和开发,并更多的应用于临床。

　　长期以来,没有胸部 MRI 的专著,其他 MRI 专著涉及胸部也都是比较简单,广大同道想查阅胸部 MRI 方面的资料很困难。为了让大家全面了解和掌握胸部 MRI 技术的特点、优势和不足,帮助广大医生用好 MRI,我们组织国内长期从事胸部 MRI 研究和临床工作的著名呼吸和心血管专家编写了本书。全书包括胸部 MRI 成像技术及进展、肺部疾病、纵隔疾病、胸膜胸壁和横隔疾病、心脏心包疾病和大血管疾病;希望为广大读者全面呈现 MRI 在胸部成像中的技术现状,介绍 MRI 对胸部各器官常见疾病的诊断价值和限度,并适度地给出了鉴别诊断范围和思路。

希望本书对影像科、临床各科医生正确认识和使用 MRI 设备进行疾病诊断和鉴别诊断有所帮助。由于时间有限,临床胸部 MRI 病例相对较少,本书不足、错误之处在所难免,希望广大读者批评指正,以便再版时完善更新。

2023 年 5 月

目录

1 **胸部常规 MRI 技术** ･･ 1

  1.1 胸部 MRI 检查的安全性 ･･ 1

  1.2 胸部 MR 常规成像技术 ･･ 2

  1.3 胸部 MRI 加速及运动伪影抑制技术 ･･････････････････････････････ 2

2 **心脏大血管 MRI 常用扫描技术** ･･･ 4

  2.1 心血管 MRI 基本物理知识 ･･････････････････････････････････････ 4

  2.2 心血管 MRI 基本扫描序列 ･･････････････････････････････････････ 4

3 **胸部 MRI 新技术进展及应用** ･･･ 15

  3.1 扩散加权成像 ･･･ 15

  3.2 MR 通气/灌注功能成像 ･･･････････････････････････････････････ 17

  3.3 扩散峰度成像 ･･ 22

  3.4 MR 弹性成像 ･･ 23

  3.5 超短回波时间成像 ･･ 23

  3.6 MR 氨基质子转移成像 ･･････････････････････････････････････ 25

4 **气管支气管病变** ･･･ 28

  4.1 支气管源性囊肿 ･･ 28

  4.2 大气道常见肿瘤性病变 ･･･････････････････････････････････････ 31

5 **肺血管性病变** ･･･ 37

  5.1 肺隔离症 ･･･ 37

  5.2 肺动静脉畸形 ･･･ 40

  5.3 肺栓塞 ･･･ 42

6 **肺部感染性疾病** ･･･ 50

  6.1 肺结核 ･･･ 50

6.2　肺脓肿 ⋯⋯⋯⋯⋯⋯⋯⋯⋯⋯⋯⋯⋯⋯⋯⋯⋯⋯⋯⋯⋯⋯⋯⋯⋯⋯⋯⋯⋯ 55

7　肺部恶性肿瘤 ⋯⋯⋯⋯⋯⋯⋯⋯⋯⋯⋯⋯⋯⋯⋯⋯⋯⋯⋯⋯⋯⋯⋯⋯⋯ 59
　7.1　肺癌 ⋯⋯⋯⋯⋯⋯⋯⋯⋯⋯⋯⋯⋯⋯⋯⋯⋯⋯⋯⋯⋯⋯⋯⋯⋯⋯⋯⋯⋯⋯ 59
　7.2　淋巴瘤 ⋯⋯⋯⋯⋯⋯⋯⋯⋯⋯⋯⋯⋯⋯⋯⋯⋯⋯⋯⋯⋯⋯⋯⋯⋯⋯⋯⋯ 63
　7.3　肺转移瘤 ⋯⋯⋯⋯⋯⋯⋯⋯⋯⋯⋯⋯⋯⋯⋯⋯⋯⋯⋯⋯⋯⋯⋯⋯⋯⋯⋯ 69

8　肺良性肿瘤及类肿瘤性病变 ⋯⋯⋯⋯⋯⋯⋯⋯⋯⋯⋯⋯⋯⋯⋯⋯⋯⋯ 75
　8.1　肺错构瘤 ⋯⋯⋯⋯⋯⋯⋯⋯⋯⋯⋯⋯⋯⋯⋯⋯⋯⋯⋯⋯⋯⋯⋯⋯⋯⋯⋯ 75
　8.2　硬化性肺细胞瘤 ⋯⋯⋯⋯⋯⋯⋯⋯⋯⋯⋯⋯⋯⋯⋯⋯⋯⋯⋯⋯⋯⋯⋯ 77
　8.3　肺炎性肌纤维母细胞瘤 ⋯⋯⋯⋯⋯⋯⋯⋯⋯⋯⋯⋯⋯⋯⋯⋯⋯⋯⋯ 80

9　肺结缔组织疾病 ⋯⋯⋯⋯⋯⋯⋯⋯⋯⋯⋯⋯⋯⋯⋯⋯⋯⋯⋯⋯⋯⋯⋯⋯ 82
　9.1　系统性红斑狼疮 ⋯⋯⋯⋯⋯⋯⋯⋯⋯⋯⋯⋯⋯⋯⋯⋯⋯⋯⋯⋯⋯⋯⋯ 83
　9.2　类风湿性关节炎 ⋯⋯⋯⋯⋯⋯⋯⋯⋯⋯⋯⋯⋯⋯⋯⋯⋯⋯⋯⋯⋯⋯⋯ 86
　9.3　干燥综合征 ⋯⋯⋯⋯⋯⋯⋯⋯⋯⋯⋯⋯⋯⋯⋯⋯⋯⋯⋯⋯⋯⋯⋯⋯⋯ 88
　9.4　硬皮病 ⋯⋯⋯⋯⋯⋯⋯⋯⋯⋯⋯⋯⋯⋯⋯⋯⋯⋯⋯⋯⋯⋯⋯⋯⋯⋯⋯⋯ 90
　9.5　多发性肌炎和皮肌炎 ⋯⋯⋯⋯⋯⋯⋯⋯⋯⋯⋯⋯⋯⋯⋯⋯⋯⋯⋯⋯ 91
　9.6　肉芽肿性血管炎 ⋯⋯⋯⋯⋯⋯⋯⋯⋯⋯⋯⋯⋯⋯⋯⋯⋯⋯⋯⋯⋯⋯⋯ 93

10　慢性阻塞性肺疾病的功能影像 ⋯⋯⋯⋯⋯⋯⋯⋯⋯⋯⋯⋯⋯⋯⋯ 96
　10.1　概述 ⋯⋯⋯⋯⋯⋯⋯⋯⋯⋯⋯⋯⋯⋯⋯⋯⋯⋯⋯⋯⋯⋯⋯⋯⋯⋯⋯⋯ 96
　10.2　病理 ⋯⋯⋯⋯⋯⋯⋯⋯⋯⋯⋯⋯⋯⋯⋯⋯⋯⋯⋯⋯⋯⋯⋯⋯⋯⋯⋯⋯ 97
　10.3　临床表现 ⋯⋯⋯⋯⋯⋯⋯⋯⋯⋯⋯⋯⋯⋯⋯⋯⋯⋯⋯⋯⋯⋯⋯⋯⋯⋯ 97
　10.4　MRI 表现 ⋯⋯⋯⋯⋯⋯⋯⋯⋯⋯⋯⋯⋯⋯⋯⋯⋯⋯⋯⋯⋯⋯⋯⋯⋯ 98
　10.5　诊断要点 ⋯⋯⋯⋯⋯⋯⋯⋯⋯⋯⋯⋯⋯⋯⋯⋯⋯⋯⋯⋯⋯⋯⋯⋯⋯⋯ 99
　10.6　鉴别诊断 ⋯⋯⋯⋯⋯⋯⋯⋯⋯⋯⋯⋯⋯⋯⋯⋯⋯⋯⋯⋯⋯⋯⋯⋯⋯⋯ 99
　10.7　新技术应用拓展 ⋯⋯⋯⋯⋯⋯⋯⋯⋯⋯⋯⋯⋯⋯⋯⋯⋯⋯⋯⋯⋯⋯ 99

11　胸膜病变 ⋯⋯⋯⋯⋯⋯⋯⋯⋯⋯⋯⋯⋯⋯⋯⋯⋯⋯⋯⋯⋯⋯⋯⋯⋯⋯⋯ 101
　11.1　胸腔积液 ⋯⋯⋯⋯⋯⋯⋯⋯⋯⋯⋯⋯⋯⋯⋯⋯⋯⋯⋯⋯⋯⋯⋯⋯⋯⋯ 101
　11.2　胸膜间皮瘤 ⋯⋯⋯⋯⋯⋯⋯⋯⋯⋯⋯⋯⋯⋯⋯⋯⋯⋯⋯⋯⋯⋯⋯⋯ 103
　11.3　胸膜孤立性纤维性肿瘤 ⋯⋯⋯⋯⋯⋯⋯⋯⋯⋯⋯⋯⋯⋯⋯⋯⋯⋯ 105
　11.4　胸膜转移瘤 ⋯⋯⋯⋯⋯⋯⋯⋯⋯⋯⋯⋯⋯⋯⋯⋯⋯⋯⋯⋯⋯⋯⋯⋯ 107

12　胸壁病变 ⋯⋯⋯⋯⋯⋯⋯⋯⋯⋯⋯⋯⋯⋯⋯⋯⋯⋯⋯⋯⋯⋯⋯⋯⋯⋯⋯ 110
　12.1　胸壁软组织来源肿瘤 ⋯⋯⋯⋯⋯⋯⋯⋯⋯⋯⋯⋯⋯⋯⋯⋯⋯⋯⋯ 110
　12.2　胸壁骨源性肿瘤 ⋯⋯⋯⋯⋯⋯⋯⋯⋯⋯⋯⋯⋯⋯⋯⋯⋯⋯⋯⋯⋯ 120

13　膈肌病变 ·· 128

   13.1　膈肌穿通病变 ·· 128

   13.2　膈肌肿瘤性病变 ··· 129

   13.3　膈肌外病变侵犯膈肌 ··· 131

14　前纵隔病变 ·· 132

   14.1　胸内甲状腺肿 ·· 132

   14.2　胸腺病变 ··· 135

   14.3　淋巴瘤 ··· 151

   14.4　生殖细胞瘤 ·· 160

15　中纵隔淋巴结病变 ·· 167

   15.1　淋巴结结核 ·· 167

   15.2　结节病 ··· 172

   15.3　淋巴瘤 ··· 174

   15.4　转移性淋巴结肿大 ··· 174

16　后纵隔病变 ·· 177

   16.1　神经源性肿瘤 ·· 177

   16.2　神经管原肠囊肿 ··· 182

   16.3　髓外造血 ··· 182

17　缺血性心脏病 ·· 185

   17.1　心肌缺血 ··· 185

   17.2　心肌梗死 ··· 187

   17.3　冠状动脉成像 ·· 191

18　非缺血心肌病 ·· 194

   18.1　扩张型心肌病 ·· 194

   18.2　肥厚型心肌病 ·· 196

   18.3　限制型心肌病 ·· 197

   18.4　致心律失常性右室型心肌病 ··· 198

   18.5　其他类型心肌病 ··· 199

19　心脏瓣膜病 ·· 208

   19.1　二尖瓣狭窄 ·· 209

   19.2　二尖瓣关闭不全 ··· 210

   19.3　主动脉瓣狭窄 ·· 211

   19.4　主动脉瓣关闭不全 ··· 212

19.5 三尖瓣狭窄和三尖瓣关闭不全 213

19.6 肺动脉瓣狭窄 213

19.7 肺动脉瓣关闭不全 214

19.8 联合瓣膜病 214

20 先天性心脏病 216

20.1 单纯性先天性心脏病 216

20.2 复杂性先天性心脏病 220

21 心脏及心包肿瘤 224

21.1 心脏及心包良性肿瘤 225

21.2 心脏恶性肿瘤 230

22 主动脉夹层 234

22.1 概述 234

22.2 病理 234

22.3 临床表现 234

22.4 MRI 表现 235

22.5 诊断要点 237

22.6 鉴别诊断 238

22.7 新技术应用拓展 238

23 主动脉壁内血肿 239

23.1 概述 239

23.2 病理 240

23.3 临床表现 240

23.4 MRI 表现 240

23.5 诊断要点 240

23.6 鉴别诊断 240

23.7 新技术应用拓展 241

24 主动脉瘤 242

24.1 概述 242

24.2 病理 243

24.3 临床表现 243

24.4 MRI 表现 243

24.5 诊断要点 244

24.6 鉴别诊断 244

24.7 新技术应用拓展 244

25 **主动脉炎** ··· 246

    25.1 大动脉炎 ································· 246

    25.2 主动脉周围炎 ····························· 248

26 **先天性主动脉疾病** ····························· 251

    26.1 主动脉缩窄 ······························ 251

    26.2 主动脉弓离断 ····························· 252

27 **累及主动脉的遗传综合征** ····················· 254

    27.1 马方综合征 ······························ 254

    27.2 勒斯-迪茨综合征 ·························· 255

28 **肺动脉高压** ································· 258

    28.1 概述 ··································· 258

    28.2 病理生理 ······························· 258

    28.3 临床表现 ······························· 259

    28.4 MRI 表现 ······························· 259

    28.5 诊断要点 ······························· 260

    28.6 新技术应用拓展 ·························· 260

29 **肺静脉病变** ································· 262

    29.1 概述 ··································· 262

    29.2 肺静脉解剖及胚胎发育 ···················· 262

    29.3 临床表现、病理及 MRI 表现 ················ 262

30 **上腔静脉病变** ······························· 266

    30.1 概述 ··································· 266

    30.2 解剖及胚胎发育 ·························· 266

    30.3 临床表现、病理及 MRI 表现 ················ 266

    30.4 新技术应用拓展 ·························· 267

31 **下腔静脉病变** ······························· 269

    31.1 概述 ··································· 269

    31.2 解剖及胚胎发育 ·························· 269

    31.3 临床表现、病理及 MRI 表现 ················ 269

    31.4 新技术应用拓展 ·························· 270

索引 ··· 272

胸部常规 MRI 技术

1.1 胸部 MRI 检查的安全性
1.2 胸部 MR 常规成像技术
1.3 胸部 MRI 加速及运动伪影抑制技术

1.3.1 并行成像技术，压缩感知技术
1.3.2 运动伪影的预防与校正

尽管 CT 是胸部成像的主要手段，但 MRI 没有电离辐射、软组织分辨率高及不需要重建即可多断面成像等优点使其在胸部应用中有着重要的补充作用。由于以下因素的影响，胸部 MRI 存在先天不足：

1) 肺为含气的器官，用于 MRI 的氢质子比较少，因此信噪比较低。

2) 空气与软组织之间存在较大磁化率差异，因此胸部 MRI 图像容易受到磁灵敏度的影响而形成伪影。

3) 运动的影响：胸部 MRI 容易受到来自患者呼吸运动、心脏跳动及其他配合不佳等影响而产生运动伪影。

4) MRI 的空间分辨率比 CT 低，因此 MRI 较难发现肺部微小病灶。

随着肺部 MRI 技术的进步，新的脉冲序列被逐渐开发应用，传统序列也得到逐步优化，开启了 MRI 评估胸部疾病的新进程。

MRI 方案包括用于解剖以及功能成像的序列，脉冲序列、成像位置以及层厚、间距等参数都是根据扫描目的而制订的。合适的扫描技术可以评估病变形态、病理、代谢等信息。

1.1 胸部 MRI 检查的安全性

MRI 检查被公认是比较安全的，但其结构和工作原理的特殊性，使其依然具备一些危险因素，值得关注和重视。

（1）磁性物质

根据与主磁场的相互作用，铁磁物质分为反磁性、顺磁性和铁磁性 3 种。反磁性物质与主磁场轻微反向，包括金、铜、锌和水银；顺磁性物质被主磁场轻微吸引，包括铱、锰、钛、钆和铂；铁磁性物质被主磁场强烈吸引，包括铁、镍、钴和一些合金。铁磁性物质被主磁场吸引后，以一定速度飞向磁体，这一直是 MRI 检查最重要的安全问题之一。铁磁性物质会造成人员伤害和/或设备损坏。常见的铁磁物质有硬币、轮椅、担架、拐杖、雨伞、镊子、剪刀、听诊器、氧气瓶等；另外，对某些标注不锈钢字样的物件不一定是非磁性不锈钢制成的，也有一定的磁吸引性。所以，患者、家属、医务人员进入检查室前必须摘除所有的铁磁性物质。

（2）体内人工植入物及金属异物

体内人工植入物主要有各种支架、血管夹、内固定器、人工关节、义眼、牙托、义齿和节育器等。检查前必须询问受检者是否有植入物及携带此类材料。植入物的材料性质决定了其是否能进行MRI检查,植入铁磁性物者一定不能进行检查,非磁性不锈钢或钛合金材料的植入物可进行MRI检查;体内有金属异物患者,不宜进行 MRI检查,尤其是眼球内铁磁性异物的患者。

（3）普通心脏起搏器

主磁场和射频脉冲都能干扰心脏起搏器的工作,起搏器导线的诱发电流还可能造成心律失常或组织灼伤。所以有心脏起搏器的人员严禁进入磁体室和进行 MRI检查。

（4）幽闭恐惧症

幽闭恐惧症患者在 MRI 检查过程中会出现严重压抑、气急、恐惧等严重反应。幽闭恐惧症患者一般不提倡做 MRI 检查。

（5）妊娠

关于 MRI 是否会对胎儿产生不良影响一直存在争议,对此的研究不多,也不够深入。但目前主张妊娠 3 个月以内的孕妇不宜接受 MRI 检查,妊娠 3 个月以内的从事 MRI 检查的医务人员也尽量暂时脱离高磁场环境。由于二乙烯三胺五乙酸钆(Gd - DTPA)等 MR 对比剂可以进入胎儿体内,所以不主张对 3 个月以上孕妇做 MRI 的增强检查。

（6）制冷剂

超导 MRI 所用的冷却剂是液氮和液氦。泄露的液氮和液氦会引起以下危险:超低温引起的冻伤;液氦直接伤害人体;液氮没有毒性,但人吸入液氮和液氮混合汽会引发窒息。

鉴于以上情况,任何人(不仅仅是患者)进入MRI 室前都要严格筛查,严防任何危险物进入。建议检查室门外常规安装磁探测安全装置。

1.2　胸部 MR 常规成像技术

胸部 MRI 受检者取仰卧位、双臂上举(避免冠状面图像发生卷折)、两脚并拢,整个检查过程中受检者身体保持不动;利用呼吸传感器作为呼吸指示信号。多通道体部相控阵线圈为首选,对

于体格较小的患者也可选用心脏线圈或盆腔线圈。不论使用哪种线圈,线圈上缘都要顶住受检者的下颌,以保证肺尖被包含在内,且线圈上下两片要对齐。

横断面是观察胸部解剖结构的常规断面。在横断面扫描的基础上,根据诊断需要做冠状、矢状和/或斜位扫描。一般情况下,横断面扫描相位编码方向为前后,冠状面扫描相位编码方向为左右,矢状面扫描相位编码方向为前后。

常规序列指用于解剖成像的序列,通常包括冠状位和横轴位,必要时加扫矢状位或斜位,多采用半傅里叶采集单次激发 T_2WI(HASTE, SSTSE),由于成像速度快,对运动伪影不敏感,可用屏气扫描。该序列常用参数:重复时间(time repetition,TR)＝1 200 ms;回波时间(echo time,TE)＝101 ms;层厚＝5.0 mm;层间距＝1.5 mm;信号累加次数 1;成像视野(field of view,FOV)＝400 mm;矩阵 320×224;并行成像因子 2。

T_1WI 多采用三维容积插值梯度回波采集序列(LAVA,THRIVE,VIBE),TR 3.34 ms;TE 1.26 ms;层厚 4.0 mm;层间距 0 mm;信号累加次数 1;FOV 400 mm;矩阵 320×256;并行成像因子 2,使用屏气技术,扫描范围覆盖整个胸腔和膈肌。

1.3　胸部 MRI 加速及运动伪影抑制技术

MRI 速度慢,且容易受到各种自主及不自主运动的影响,因此如何提高 MRI 的采集速度、抑制成像过程中由运动造成的伪影一直是该领域中的热门课题。

1.3.1　并行成像技术,压缩感知技术

通过提升硬件来加快成像速度,也存在诸多问题,一方面增加成本,另一方面目前硬件技术也存在瓶颈限制。因此,目前研究人员更多的是关注 MRI 的重建算法,通过更快速的 k 空间采样方法来实现加速扫描。例如通过并行成像技术(SENSE,GRAPPA),该方法采用相控阵线圈接

收到感应信号,并通过相控阵线圈实现对空间灵敏性的编码,减少相位编码的次数,从而可以实现大幅度缩短扫描时间,提高成像速度;部分 k 空间采样法(Halfscan)利用 k 空间数据的对称性,仅仅采集部分 k 空间的数据,实现加速 MR 扫描的方法;快速成像序列的设计,例如回波平面成像(echo planer imaging, EPI)技术,可以在一次激发中获得整个图像的信息,该技术受限于硬件条件,目前情况下提升空间比较有限。

2006 年由 Donoho 和 Gandes 等提出的压缩感知技术是近年来一个热门的研究方向。根据压缩感知理论,当信号具有稀疏性或者说可压缩时,通过随机测量矩阵在 k 空间进行稀疏采样,用稀疏重建算法就可以获得高质量的重建图像。MR 压缩感知理论突破了传统的尼奎斯特采样定理的限制,可以很大幅度地节省成像时间。MRI 采用压缩感知的技术有两个前提条件:①MRI 图像本身或者在某个变换区域是稀疏的,具有可压缩性;②MR 是在频率域进行采样,而非传统的图像域。

1.3.2　运动伪影的预防与校正

MRI 图像的运动伪影是人体生理性运动和自主性运动产生的;生理性运动如心脏大血管搏动、呼吸运动、脑脊液搏动等,自主运动如肢体运动、吞咽动作、眼球转动等。胸部主要是生理性的运动伪影:心脏大血管搏动伪影和呼吸运动伪影。生理性运动伪影是运动频率与相位编码频率一致所致,表现为在相位编码方向上间断的条形或半弧形的阴影致图像模糊。图像模糊的程度与运动频率、振幅、像素大小、重复时间和激励次数有关。

心脏大血管搏动伪影:心脏搏动伪影不仅造成心脏 MRI 图像的模糊,而且伪影重叠在双肺或前后胸壁上不利于肺部或胸壁病变的显示及正确诊断。最大限度地降低心脏搏动伪影的方法:对于心脏大血管的检查主要通过施加心电门控或心电触发技术,对于心脏周围结构如肺部、脊柱的检查,主要是通过改变相位编码方向来改变伪影的方向,使所要观察的结构免受伪影的影响。

呼吸运动伪影:在检查过程中,受检者由于不能长时间屏气而导致呼吸运动伪影,表现为图像模糊,伪影出现在相位编码方向上。预防和校正呼吸运动伪影的方法:在检查前首先训练患者呼吸,告知具体检查过程,取得其大力配合;特殊患者扫描前可鼻导管给氧延长屏气时间。对于屏气扫描序列,必须用呼吸传感器作为呼吸的指示信号,每次屏气线呈水平且每次屏气时呼吸线的位置必须一致。对于呼吸训练后仍不能屏气的受检者在检查时可以采用快速屏气序列扫描,或采用呼吸门控或呼吸补偿技术;不论屏气与否,对胸部扫描均要施加腹带,减少呼吸运动幅度;另外,脂肪的高信号会加重呼吸运动伪影,所以可以采用脂肪抑制序列或在前腹壁施加预饱和带抑制皮下脂肪信号。

(范　丽)

主要参考文献

[1] 范丽,李琼,钱懿,等.2013 年度呼吸系统 MRI 研究进展[J].肿瘤影像学杂志,2013,2(4):336 - 342.

[2] CHEN L, LIU D, ZHANG J, et al. Free-breathing dynamic contrast-enhanced MRI for assessment of pulmonary lesions using golden-angle radial sparse parallel imaging[J]. J Magn Reson Imaging, 2018, 48 (2):459 - 468.

[3] DING Z K, CHENG Z H, SHE H J, et al. Dynamic pulmonary MRI using motion-state weighted motion-compensation (MostMoCo) reconstruction with ultrashort TE: a structural and functional study [J]. Magn Reson Med, 2022, 88(1):224 - 238.

[4] HASHEMI R H, LISANTI C J, BRADLEY W G Jr. MRI the basicis [M]. 4th. Philadelphia: Lippincott Williams & Wilkins, 2017.

[5] RAPTIS C A, LUDWIG D R, HAMMER M M, et al. Building blocks for thoracic MRI: Challenges, sequences, and protocol design [J]. J Magn Reson Imaging, 2019, 50(3):682 - 701.

[6] WILLMERING M M, CLEVELAND Z I, WALKUP L L, et al. Removal of off-resonance xenon gas artifacts in pulmonary gas-transfer MRI[J]. Magn Reson Med, 2021, 86(2):907 - 915.

心脏大血管 MRI 常用扫描技术

2.1　心血管 MRI 基本物理知识
　　2.1.1　MRI 系统
　　2.1.2　MRI 基本原理
　　2.1.3　心血管 MRI 的常用
　　　　　　参数
2.2　心血管 MRI 基本扫描序列
　　2.2.1　概述
　　2.2.2　心电门控

2.2.3　解剖成像序列
2.2.4　功能成像序列
2.2.5　灌注成像序列
2.2.6　活性成像序列
2.2.7　水脂分离成像序列
2.2.8　相位对比血流动力学
　　　　测量序列
2.2.9　MR 血管成像序列

2.1　心血管 MRI 基本物理知识

2.1.1　MRI 系统

1) 磁场系统:产生主磁场,使自旋原子核产生宏观磁化矢量。

2) 射频系统:用于 MR 信号的激发和接收。

3) 梯度系统:产生梯度场,用于 MR 信号的空间编码。

4) 主控系统:主要包括脉冲序列和重建系统两部分,用于产生不同的对比度,并将采集到的信号转化为图像。

2.1.2　MRI 基本原理

MRI 基本原理:①磁化;②激发;③编码;④成像。

2.1.3　心血管 MRI 的常用参数

心血管 MRI 的常用参数:①信噪比;②时间、空间分辨率;③对比度。

2.2　心血管 MRI 基本扫描序列

2.2.1　概述

心血管 MRI(cardiovascular magnetic resonance imaging, CMRI)是源于基本的 MRI 原理,对成像序列或方案进行了优化设计的一种能用于评价心血管系统结构和功能的无创性医学成像技术。优化的方法主要包括使用心电门控以及各种快速成像技术或序列。

2.2.2　心电门控

CMRI 相比常规 MRI 的难点之一是,心脏是一个不断跳动的器官,为了捕捉到清晰的心脏影像("冻结"运动)就要缩短成像时间,往往是几十个毫秒内。然而通过一味地减少相位编码步数和缩短射频脉冲的重复时间(TR)等方式来限制成像时间,又不能达到临床认可的图像质量。对于心律规整的心脏，自身的舒张、收缩运动具有良好的周期性，同时又和心电图严格对应。所以可以引入心电门控，通过心电信号同步脉冲序列，在多个心动周期内获得 MR 信号，指定其在心动周期的特定时段进行信号采集。通俗地讲，就是把信号的采集分散到若干个心动周期来完成，这种采集模式称之为分段采集（图 2-1）。与分段采集不同，在一个心动周期内获得 MRI 图像全部信号的序列采集方式叫作单次激发采集。当然单次激发采集需应用各种快速成像技术，而且损失了一定的时间分辨率和空间分辨率。

CMRI 序列心电门控分段采集设计是指定每个心动周期内特定时段作为 MR 信号的采集窗口，一幅 MRI 图像的信号采集需要若干个心动周期。

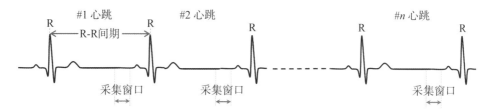

图 2-1　心电门控的应用——分段采集

2.2.3　解剖成像序列

CMR 解剖成像通常是指应用心电门控触发采集的静态成像，用来反映心脏及大血管的解剖结构。通过触发延迟设置在心动周期的某一时间段（或称为时相）成像，譬如收缩末期、舒张中期和舒张末期等。依据血液的信号表现，解剖成像序列分为黑血序列和亮血序列。

黑血序列：通常采用黑血准备脉冲（两个反转脉冲，简称为双反转）使心脏各房室腔和血管腔内流动的血液信号被抑制，从而突出显示心脏房室壁（心肌）和血管壁。

常用的黑血序列：主要为半傅里叶采集单次激发快速自旋回波（half flourier acquisition single shot turbo spin echo，HASTE）（图 2-2）和黑血准备快速自旋回波（dark blood fast spin echo，DB FSE）（图 2-3），患者只需两次屏气应用 HASTE 序列就能得到包含整个心脏的多个横轴位黑血图像，显示心脏及周围大血管解剖结构关系。

依据不同权重以及是否抑制脂肪信号，DB FSE 序列又可分为：

1）黑血 T_1 加权快速自旋回波（T_1 DB FSE）：心腔或血管内的血液信号被抑制，突出 T_1 权重，即组织 T_1 值越小，其 MRI 信号越大，如脂肪的 T_1 值短，呈现出高信号。

2）黑血 T_2 加权快速自旋回波（T_2 DB FSE）序列：心腔或血管内的血液信号被抑制，突出 T_2 权重，即组织 T_2 值越大，其 MRI 信号越大（如水的 T_2 值长，呈现出高信号；脂肪的 T_2 值也稍长，呈现出较高信号）。

3）脂肪抑制黑血 T_1 加权快速自旋回波（T_1 FS DB FSE）序列：相比 T_1 DB FSE，脂肪信号被抑制。

4）脂肪抑制黑血 T_2 加权快速自旋回波（T_2 FS DB FSE）序列：相比 T_2 DB FSE，脂肪信号被抑制。

5）三反转快速自旋回波（triple IR FSE）序列：除了黑血准备脉冲（双反转），又另外引入了第 3 个反转脉冲实现脂肪的抑制，此序列被称作三反转序列，其特点是脂肪抑制彻底，较长 T_1 值的组织信号相对较高，通过增加回波时间（TE）突出 T_2 权重，故尤其有利于长 T_1 长 T_2 的心肌水肿的显示。因为第 3 个反转脉冲设置了较短的反转时间，用于脂肪的抑制，所以此序列又叫作短时反转恢复（short time of inversion recovery，STIR）序列。

亮血序列：相对于黑血序列，血液的信号不仅未被抑制，而是利用血液自身 T_2/T_1 值较大（自身的 MR 特性）和/或其流动性（带来流入增强效应）的特点，通过序列的设计可使得血液相比于心

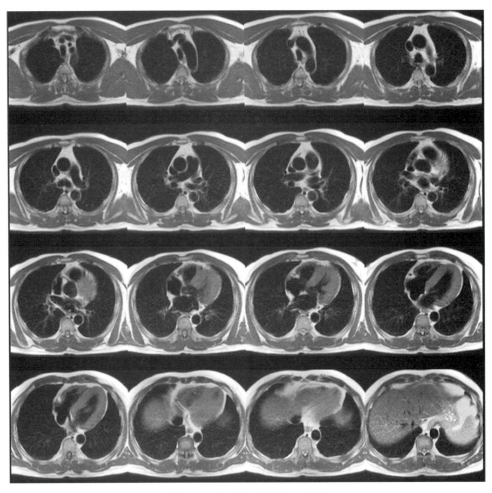

图 2-2　HASTE 序列黑血成像

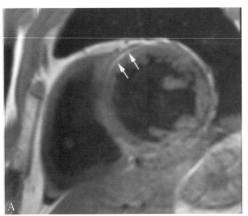
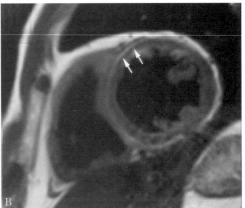

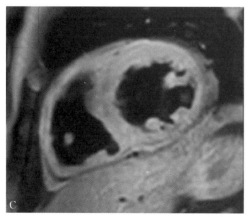

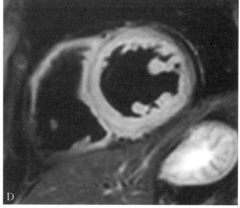

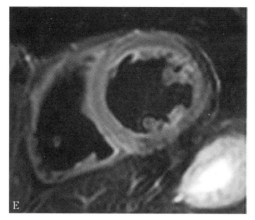

图 2-3　不同权重的 DB FSE 序列黑血成像

注:室间隔心肌脂肪浸润患者的心脏短轴位黑血图像。A. 黑血 T_1 加权快速自旋回波;B. 黑血 T_2 加权快速自旋回波,图像中显示室间隔存在线状高信号(白色箭头);C. 脂肪抑制黑血 T_1 加权快速自旋回波;D. 脂肪抑制黑血 T_2 加权快速自旋回波;E. 三反转快速自旋回波,图像中线状高信号消失,符合脂肪短 T_1、稍长 T_2 的特点。

肌组织信号有所增强(图 2-4、2-5)。

常用的亮血序列:平衡式稳态自由进度(balanced steady state free processing, Balanced SSFP)序列,扰相梯度回波(spoiled gradient echo, spoiled GRE)序列。

对于亮血序列,不同 MR 厂家有不同的命名(表 2-1)。Balanced SSFP 序列结合心电门控单

次激发采集心脏舒张末期的图像,一个心跳成像一层图像,患者一般只需一次屏气就能得到包含整个心脏的多个横轴位亮血图像,可用来显示心脏的结构,尤其适合显示心脏血池及周围大血管腔。

2.2.4　功能成像序列

电影成像:结合心电门控,在若干个心动周期的同一时间段(时相)采集 MRI 信号(即分段采集),重建出一幅 MRI 图像,若贯穿心动周期获得多个时相的 MRI 图像,串联起来就组成了一个动态电影,反映一个心动周期内心脏的运动情况,用于心脏收缩、舒张功能的评价(图 2-6)。

表 2-1　不同厂家的亮血序列命名

序　列	GE	Philips	Siemens
稳态自由进动	FIESTA	Balanced TFE	True FISP
扰相梯度回波	SPGR	T_1-FFE	FLASH
CMR 中的扰相梯度回波	Fast SPGR	T_1-TFE	Turbo FLASH

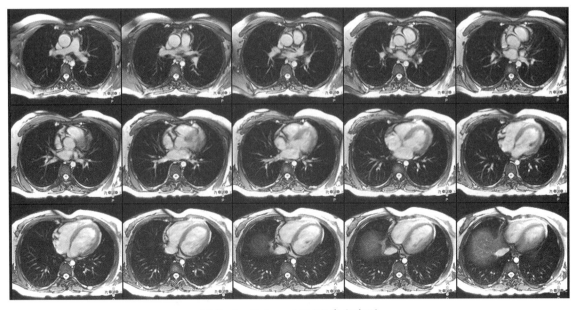

图 2-4　Balanced SSFP 亮血序列

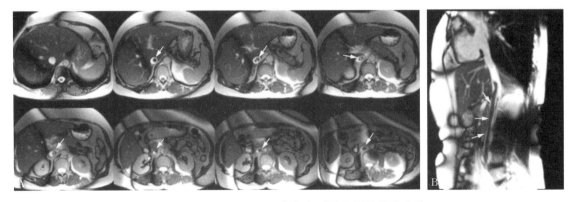

图 2-5　Balanced SSFP 亮血序列显示下腔静脉血栓

注：A. Balanced SSFP 序列结合心电门控在心脏舒张末期单次激发采集的一组多层轴位下腔静脉图像，显示下腔静脉血栓（白色箭头）；B. Balanced SSFP 序列结合心电门控在多个心跳分段采集得到的高时间、空间分辨率的斜矢状位图像，更清楚地显示了大范围的下腔静脉血栓（白色箭头）。

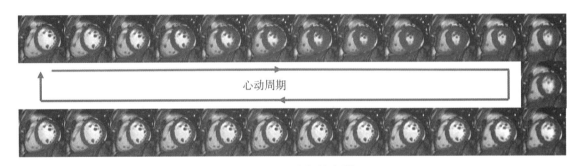

图 2-6　心电门控电影

脉冲序列:因为电影动态成像需要较高的空间分辨率和时间分辨率,梯度回波相比自旋回波 TR 很短,成像很快,所以功能电影成像一般采用梯度回波序列。常用的有稳态自由进动序列、扰相梯度回波序列。

Balanced SSFP 序列结合心电门控的动态电影反映一个心动周期内心脏的收缩、舒张运动过程,把一个 R-R 间期分成了 25 个时相,相邻两个时相的时间间隔称为该电影的时间分辨率。

依据不同的门控设计,电影成像序列又分为:

(1)前瞻性门控电影

心电门控检测到 R 波后立刻启动 MRI 信号的采集,获得预定时相数的 MRI 图像数据,到接近下一个 R 波时停止该心动周期的信号采集。前瞻性门控电影在心脏舒张终末期存在数据盲点,即没有采集数据而是等待下一个 R 波的到来,不利于显示瓣膜反流和评估心脏舒张功能。

(2)回顾性门控电影

心电门控记录 R 波和采集数据之间的时间对应关系,采集完成之后依据平均心动周期,回顾性地重建出心动周期内各时相的 MRI 图像(图 2-7)。回顾性心电门控是 CMRI 电影成像中最常用的门控方式,能够反映完整心动周期内心脏的收缩、舒张功能。相比前瞻性心电门控,回顾性心电门控对心律整齐的要求更为严格。

前瞻性门控电影成像依赖于检测到的 R 波来触发 MR 信号采集,一个心动周期内信号的采集截止到下一个 R 波到来之前,在心动周期的末尾设置一个触发窗不采集信号,等待下一个 R 波到来时又触发下一个心动周期的信号采集;回顾性心电门控电影成像记录 R 波和所采集的数据之间的时间对应关系,采集完成之后依据平均心动周期,回顾性地重建出各时相的 MRI 图像,反映完整的心动周期内心脏的运动。

(3)实时电影

若患者在成像时存在严重的心律不齐,常规的分段采集已经不适用。实时电影成像是指不依赖于心电门控,在指定时间段内连续实时采集获得心脏影像。相比常规门控电影,实时电影会损失一定的时间分辨率和空间分辨率(图 2-8)。

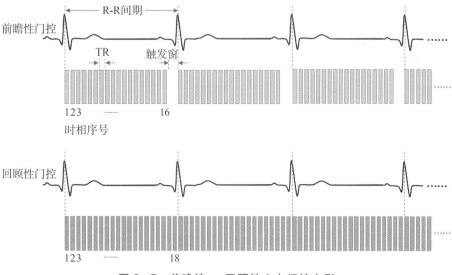

图 2-7 前瞻性 vs 回顾性心电门控电影

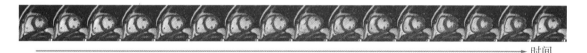

图 2-8 实时门控电影

这一特点类似于单次激发采集模式。

实时门控电影成像是指在一个时间段内连续采集获得心脏影像的成像方式,不需要心电门控,相比常规门控电影,时间分辨率和空间分辨率有所降低。

2.2.5 灌注成像序列

心肌灌注成像:注射对比剂后,连续采集得到的心脏图像可反映心肌被灌注的动态过程,是CMRI评价心肌血供的一种方法,在缺血性心脏病的诊断中意义重大。

脉冲序列:由于灌注成像需要非常高的时间分辨率,利用 T_1 型的对比剂大大缩短被灌注组织的 T_1,并利用造成的灌注与非灌注区域的 T_1 差别快速成像。结合心电门控降低心脏自身运动带来的伪影,饱和准备脉冲产生 T_1 对比,采集脉冲一般使用单次激发,可选扰相梯度回波、平衡式稳态自由进动,或者回波平面成像脉冲。通常设置序列为连续若干个(60~80)心动周期采集,每个心动周期采集3~4层,这样每层的图像依顺序播放就得到一个沿时间轴排列的动态影像,显示心肌被灌注的过程(图 2-9)。

心肌灌注成像通常在一个心动周期内采集3层短轴位,一层四腔位心脏图像,连续采集若干个心动周期,显示心脏被灌注的过程,即注射对比剂后的右心灌注期、左心灌注期、心肌灌注期;灌注序列中施加饱和脉冲后,经历很短的饱和时间(time of saturation,TS),采集脉冲即采集 MR 信号;由于钆对比剂能大大缩短组织的纵向弛豫时间(T_1 值),所以被灌注的组织相比没有被灌注的组织纵向弛豫得更快,信号相对较高。若心肌在被灌注期存在灌注减低或灌注延迟,则提示心肌缺血。

2.2.6 活性成像序列

心肌活性成像:心肌活性成像一般是指钆对比剂延迟增强(late gadolinium enhancement,LGE)成像,即注射钆对比剂后延迟一定时间采集的图像,此时的正常心肌组织信号被抑制,而纤维化或梗死心肌信号显著增强(图 2-10)。延迟增强的原理在于注入钆对比剂后延迟一定的时间,由于纤维化或梗死心肌组织较正常心肌组织细胞外间隙增大,造成钆对比剂的潴留,T_1 时间相比正常心肌组织大大缩短。

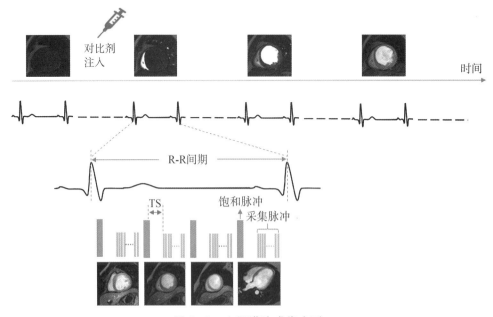

图 2-9 心肌灌注成像序列

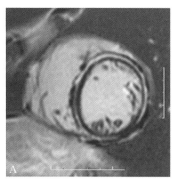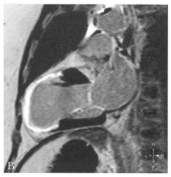

图 2 - 10　心肌炎患者钆对比剂延迟增强成像

注：A. 钆对比剂延迟增强图像心脏短轴位，显示广泛的肌壁间高信号，提示心肌炎性改变；B. 冠心病室壁瘤患者左心两腔位，显示了左室前壁及心尖部透壁高信号，提示该部位无存活心肌。

脉冲序列：结合心电门控降低心脏自身运动带来的伪影，反转准备脉冲产生强 T_1 对比，并且选择在正常心肌纵向磁化矢量（产生 MRI 信号的基础）经过零点的时刻采集图像数据以抑制正常心肌信号，采集脉冲可选扰相梯度回波或平衡式稳态自由进动，采集模式可选分段采集或单次激发采集。

2.2.7　水脂分离成像序列

水脂分离成像：水和脂肪是氢质子 MRI 的主要信号来源，对于心脏脂肪的鉴别，譬如致心律失常性右室心肌病患者心肌脂肪浸润及占位性病变的定性等，利用水脂分离成像直接识别出脂肪对疾病的诊断大有裨益。

脉冲序列：利用水和脂肪中的氢质子进动频率的差异获得水和脂肪的同反相位图像，然后通过计算得到去除脂肪的纯水像和去除水的纯脂肪像（图 2 - 11、2 - 12）。CMRI 中常用的方法是 modified DIXON，即 mDIXON。

2.2.8　相位对比血流动力学测量序列

相位对比血流动力学测量：在常规扰相梯度回波的基础上采用双极梯度场对流动进行编码，让运动的质子群积累相位位移，相位位移的正负、大小均跟运动速度的方向、大小密切相关，这样用图像上的灰度值表示相位位移就得到了相位对比速度图（phase contrast velocity mapping）。相位对比图中各像素的不同灰度值表示了不同的速度大小、范围（－VENC，＋VENC）。VENC 即速度编码（velocity encoding），由操作者设置，和双极梯度场的大小和作用时间有关。

脉冲序列：血流测量序列分为血液流动方向在成像层面内（in-plane）的血流测量和通过平面（through-plane）的血流测量序列（图 2 - 13）。

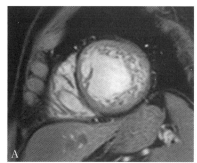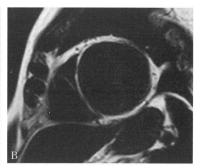

图 2 - 11　心脏短轴位 mDXION 水脂分离序列图像

注：A. 纯水像；B. 纯脂肪像，室间隔线状高信号提示脂肪变（A 中对应位置为低信号）。

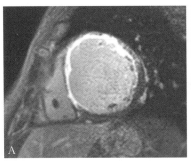
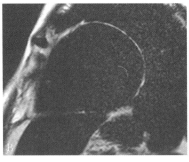
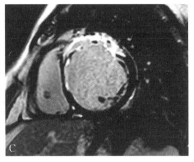

图 2－12　冠心病患者钆对比剂延迟增强成像联合 mDIXON 水脂分离技术

注：A. 心脏短轴位纯水像去除了脂肪的信号，显示左室前壁和室间隔高信号，提示心肌梗死；B. 常规延迟增强图像高信号与 A 一致，但心包下、胸壁脂肪亦为高信号，容易与真正的延迟增强信号混淆；C. 纯脂肪像进一步佐证了脂肪位置，排除了脂肪对心肌瘢痕显示的影响。

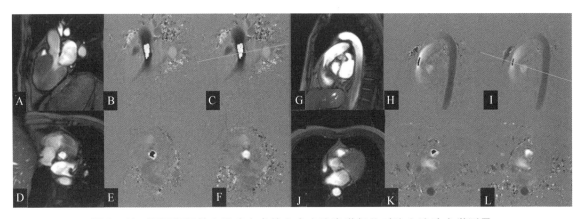

图 2－13　肥厚梗阻性心肌病患者的左右室流出道相位对比血流动力学测量

注：A. 层面内血流测量序列的解剖图，显示了左室流出道的解剖；B. 相位对比速度图，其中各像素的灰度值表示速度的大小和方向；若设定 VENC 为 150 cm/s，则表示的速度范围为（－150 cm/s 至＋150 cm/s）；图中流出道灰度出现伪影（aliasing，相位混淆），则说明了该处的速度值超出了 VENC；C. 定位此处流出道的横截面；D. 通过平面的血流测量序列的解剖图，显示了流出道截面的解剖；E. 相位对比速度图（设定 VENC 为 150 cm/s）中出现了相位混淆，说明速度高于150 cm/s；F. 相位对比速度图（设定 VENC 为 250 cm/s）无相位混淆现象，各像素的灰度值表示速度的大小和方向；G. 层面内血流测量序列的解剖图，显示了右室流出道的解剖；H. 相位对比速度图中设定 VENC 为 150 cm/s，图中流出道灰度发生了相位混淆，说明该处的速度值超出了 150 cm/s；I. 定位此处流出道的横截面；J. 通过平面的血流测量序列的解剖图，显示了流出道截面的解剖；K. 相位对比速度图（设定 VENC 为 150 cm/s）中出现了相位混淆，说明速度高于150 cm/s；L. 相位对比速度图（设定 VENC 为 250 cm/s）无相位混淆现象。

2.2.9　MR 血管成像序列

（1）对比剂增强 MR 血管成像

静脉团注对比剂，在对比剂首次通过成像血管时与周围组织的信号对比最强烈，此时用高空间分辨率三维采集快速成像序列获得 MR 血管影像即为对比剂增强 MR 血管成像（contrast enhanced magnetic resonance angiography，CE－MRA），如图 2－14 所示。

脉冲序列：三维快速扰相梯度回波序列，不同厂家有不同的名称，如 FLASH（Siemens）、T_1－FFE（Philips）、SPGR（GE）。

（2）非对比剂增强血管成像

非对比剂增强血管成像（non contrast enhanced MRA，NCE－MRA）是不使用对比剂，利用血液流动的特性获得 MR 血管影像。

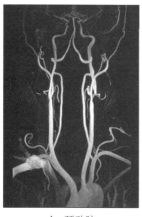
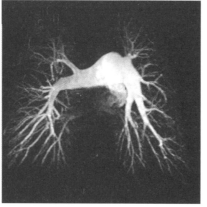
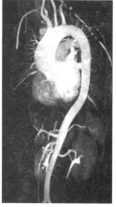
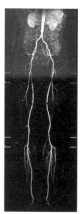

A. 颈动脉　　　　　　　B. 肺动脉　　　　　　　C. 全主动脉　　D. 下肢动脉

图 2‑14　对比剂增强 MR 血管成像

脉冲序列:时间飞跃法(time of flight,TOF) MRA 序列、相位对比血管成像(phase contrast angiography,PCA)序列等。

（3）MR 冠状动脉成像

由于空间分辨率的限制和冠状动脉的解剖特性,MR 冠状动脉成像是 CMRI 最富挑战性的应用之一。然而由于 MR 无电离辐射且无钙化伪影,MR 冠状动脉成像又被期待成为 CT 冠状动脉成像的补充检查。

脉冲序列:最常用的序列是膈肌导航全心容积的梯度回波脉冲序列(图 2‑15)。该序列联合了 3 个准备脉冲,即导航脉冲监测膈顶位置选择采集数据来限制呼吸运动的影响,T_2 准备脉冲增加血液和心肌的信号对比,频率选择脂肪抑制脉冲抑制冠状动脉周围的脂肪信号。一般选用扰相梯度回波作为采集脉冲,多个心跳分段采集 MR 信号。

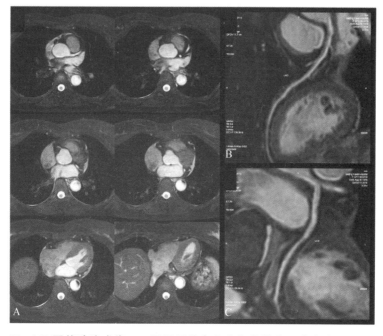

图 2‑15　MR 冠状动脉成像——膈肌导航全心容积的梯度回波脉冲序列冠脉成像

注:A. 横断位图像显示心脏冠状动脉主干及其分支;B. 曲面重建图像显示前降支;C. 曲面重建图像显示回旋支。

（尹　刚　朱燕杰）

主要参考文献

[1] BIGLANDS J D, RADJENOVIC A, RIDGWAY J P. Cardiovascular magnetic resonance physics for clinicians: part Ⅱ [J]. J Cardiovasc Magn Reson, 2012,14(1):66.

[2] LAPINSKAS T, KOUWENHOVEN M, SCHNACK-ENBURG B, et al. Cardiac MRI quantitative tissue characterization of right atrial mass using mDixon and parametric mapping [J]. Clin Res Cardiol, 2017,106 (10):840-845.

[3] RIDGWAY J P. Cardiovascular magnetic resonance physics for clinicians: part I [J]. J Cardiovasc Magn Reson, 2010,12(1):71.

[4] SRINIVASAN S, ENNIS D B. Optimal flip angle for high contrast balanced SSFP cardiac cine imaging [J]. Magn Reson Med, 2015,73(3):1095-1103.

3 胸部 MRI 新技术进展及应用

3.1 扩散加权成像
    3.1.1 DWI 的技术要点
    3.1.2 DWI 的胸部应用
3.2 MR 通气/灌注功能成像
    3.2.1 概述
    3.2.2 成像原理
    3.2.3 临床应用
3.3 扩散峰度成像
    3.3.1 概述
    3.3.2 DKI 的基本原理
    3.3.3 DKI 在肺部的应用
3.4 MR 弹性成像

3.4.1 概述
    3.4.2 基本原理
    3.4.3 临床应用
3.5 超短回波时间成像
    3.5.1 概述
    3.5.2 临床应用
3.6 MR 氨基质子转移成像
    3.6.1 概述
    3.6.2 氨基质子转移成像技术原理
    3.6.3 氨基质子转移成像技术的肺部应用

3.1 扩散加权成像

MR 扩散加权成像(diffusion-weighted imaging, DWI)是 20 世纪 90 年代初中期发展起来的 MRI 新技术。国内于 20 世纪 90 年代中期引进该技术并在临床上推广应用。DWI 是目前唯一能够检测活体组织内水分子扩散运动的无创性方法。

扩散的基本概念详见《原理及技术分册》。

DWI 的原理详见《原理及技术分册》。

3.1.1 DWI 的技术要点

(1) b 值及其对 DWI 的影响

在 DWI 技术中,把施加的扩散敏感梯度场参数称为 b 值,或称扩散敏感系数。在常用 SE-EPI DWI 序列中,b 值 $= \gamma^2 G^2 \delta^2 (\Delta - \delta/3)$,式中 γ 代表磁场比;G 代表梯度场强度;δ 代表梯度场持续时间;Δ 代表 2 个梯度场间隔时间。

b 值对 DWI 的影响很大,b 值越高对水分子扩散运动越敏感。b 值升高也带来一些问题:

1) 随着 b 值的升高,图像的扩散加权增大,使得病变区与正常组织间的对比加大,提高了 DWI 的灵敏度,同时也降低了图像的信噪比,使得图像几何变形、伪影加重,但高 b 值更能反映真实的扩散运动,只要信噪比允许,b 值越高越好。

2) 即便机器硬件和图像的信噪比许可,梯度脉冲对周围神经的刺激也限制了太高的 b 值。b 值愈小,图像的信噪比和对比噪声比愈高,但对水分子扩散运动的检测愈不敏感,而且生物组织信号的衰减受其他运动的影响较大,如生物组织血流灌注造成水分子运动等,这些运动模式相比水分子的扩散运动要明显得多。

b值的选择对于DWI非常重要,其实,b值的合理选择较为困难,临床上应根据设备条件、所选用的序列以及临床目的不同,而适当调整b值。

既往DWI在肺部应用中研究较多的是b值的选择,因为一个合适的b值在很大程度上决定了图像质量,进而影响研究者对病灶的分析。目前DWI在肺结节鉴别诊断方面,有学者选取高b值($1\,000\,s/mm^2$),有部分学者选取中间b值($500、600、700$或$800\,s/mm^2$)以兼顾图像信噪比与灵敏度。

（2）单指数模型

通过对施加扩散敏感梯度场前后的信号强度检测,在得知b值的情况下,可以计算组织的扩散系数。需要指出的是,在DWI上造成组织信号衰减不仅仅是水分子的扩散运动,水分子在扩散敏感梯度场方向上各种形式的运动（或位置移动）都将造成组织信号的衰减,如生物组织血流灌注中的水分子运动及其他生理运动等。

因此,DWI上组织信号强度不是真正的扩散系数,会受到其他形式水分子运动的影响。假设扩散加权信号随着b值的增加呈单指数衰减方式,我们把检测到的扩散系数称为表观扩散系数（apparent diffusion coefficient，ADC）。其计算公式如下:$S_b/S_0 = \exp(-b \times ADC)$。式中,b为扩散敏感因子,$S_b$代表扩散敏感因子为非零b时的信号强度,$S_0$代表未施加扩散梯度时的信号强度。

这个模型优点在于模型简单,计算结果稳定,所以能广泛应用于临床。然而它的缺点是模型背后的假设过于理想,不能反映生物组织内复杂的扩散过程。其扩散运动被近似认为不受任何限制的自由运动,同时每个体素内的扩散为单一成分,因此单指数模型计算的ADC值可近似认为是单体素内包含的各种组织成分平均的扩散系数,反映了扩散的一个总体情况。由于生物体内的水分子运动会受到各种阻碍（如细胞膜）,单体素内包

含的多种组织成分都可能对扩散信号有贡献。随着MRI硬件和序列技术的发展,扩散成像的图像质量近年来得到了极大的提升,研究者们也逐渐开始进一步关注包含在扩散数据中的多成分的微观结构信息,特别是这些信息在临床上的应用,也因此多种扩散模型相继被提出,如近年来大家常常提到的体素内不相干运动扩散加权成像（intravoxel incoherent motion diffusion-weighted imaging，IVIM-DWI）模型、扩散峰度成像（diffusional kurtosis imaging，DKI）模型等。

（3）IVIM-DWI模型

IVIM-DWI模型是由LeBihan等于1986年提出,这是基于双指数模型,可以同时获得灌注和扩散信息。常规扩散成像通常不考虑灌注信息。这是因为:①扩散成像最早应用于神经系统,而大脑的血容量非常小（$2\%\sim4\%$）,灌注信号的贡献较小;②血流是定向流动的,其运动的空间尺度（数十微米）远大于扩散运动（nm）,因此血流的信号通常比扩散信号衰减得快,在常用的b值（$600\sim1\,000\,mm^2/s$）下信号早已完全衰减;③扩散成像测量的是水分子的随机运动,而血流是定向流动的,扩散模型不适用于定向运动血流的测量。

为了获得灌注信息,IVIM-DWI模型假设人体内微血管网络在空间上是随机分布的,所以血液中的水分子也可以看作是在较大空间尺度上进行的随机运动,通常称其为伪随机运动,这样灌注则可以通过我们熟悉的扩散模型求解。同时其宏观扩散速率通常显著快于常规的水分子扩散。也因此,IVIM-DWI模型可以将两种不同的扩散成分分离出来,其双e指数模型计算2个扩散系数,一个快扩散D^*,一个慢扩散D,还有快扩散对应的比例系数f。快扩散对应了灌注信号,慢扩散对应了常规的扩散信号。其计算公式为:$S_b/S_0 = f \cdot \exp(-b \cdot D^*) + (1-f) \cdot \exp(-b \cdot D)$。如图3-1所示,在每个体素内扩散信号衰减曲线（实线）的不同部分与IVIM的定量化参数更密切地联系了起来,其中扩散系数D反映了组织扩散,扩散系数D^*反映了毛细血管的灌注。使用单e指数模型,基于高于$100\,s/mm^2$的b值计算的

最高 ADC(ADC_{high})是 D 的近似。

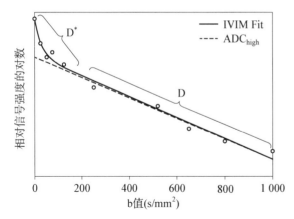

图 3-1 扩散信号衰减曲线与 IVIM 定量参数关系

注:D 为慢扩散,反映了组织扩散;D^* 为快扩散,反映了毛细血管的灌注。

在序列参数设置方面,扩散信号由于衰减快,因此需要采集小 b 值($b<100\sim200 \text{ mm}^2/\text{s}$)的扩散加权数据。同时,b 值的数目需要>4 个才能计算 IVIM 的多个参数,而为了获得稳定的计算结果,通常实际应用的 b 值数据更多,在过去的研究中使用超过 10 个 b 值的并不少见。并且由于灌注效应主要集中在小 b 值上,因此在小 b 值($100\sim200 \text{ mm}^2/\text{s}$)区间内需要采集更多数据以保证计算的准确性。

相比单指数模型,双指数模型也许可以更好地描述这种多指数方式的信号衰减。双指数模型同时考虑到在每个体素内共存的快速扩散质子池和慢速扩散质子池。在实际问题中,这种快慢速扩散质子池至少有两种典型的情况:一种是细胞内水分子(快扩散)和细胞外水分子(慢扩散);另外一种是血管内水分子(快扩散即血液的灌注)和血管外水分子(慢扩散)。

扩散图像采集时需要进行多个 b 值采集,具体 b 值个数和大小需要视实际情况(如检查的部位和患者的情况)。求解时,比较常用的是 Levenberg-Marquardt 算法,使用该算法需要预先设定初始值,不适当的初始值会导致拟合失败或者陷入局部最小值而得到错误的结果;另外,需要拟合的变量越多,初始值的设定越困难。为了让

结果更加稳定,在某些应用中有一些简化的办法,可以假设扩散和灌注的 ADC 有数量级的差别,于是在高 b 值的时候(如 b 值>200 mm^2/s),快速扩散成分已经充分衰减,因此高 b 值部分的曲线可以认为是单指数衰减,经过简单的线性拟合即得到慢速扩散 ADC 和容积率,剩下唯一的未知数,快速扩散 ADC 也就很容易得到了。另一种简化方法是固定不重要的参数,拟合其他 2 个参数。

3.1.2 DWI 的胸部应用

不论 DWI 单指数还是双指数模型,在孤立性肺结节良、恶性鉴别诊断、肺癌病理类型鉴别、肿瘤放化疗疗效预测、提高 CT 引导下经皮穿刺的准确度和肺癌的 N 分期评估等方面已受到很多学者的关注。有研究认为 DWI 对良、恶性肺结节鉴别诊断的灵敏度或特异度明显高于 PET-CT,DWI 有潜能替代 PET-CT。而且,ADC 值对肺癌的病理类型与分化程度有提示意义。由于 ADC 值鉴别诊断阈值、灵敏度和特异度的差异性较大,目前尚无统一的 ADC 阈值标准。有学者对 ADC 值与肺癌组织病理参数的相关性进行研究,包括细胞密度、核质比、坏死分数或病理分级方面,认为 ADC 值与肺癌的某些病理参数存在相关性,可以从病理角度分析影响 ADC 值的微观结构。

3.2 MR 通气/灌注功能成像

3.2.1 概述

目前 MRI 肺通气成像的方法主要有超极化惰性气体(^{129}Xe、^3He)成像、O_2 增强质子成像、氟化气体成像、傅里叶分解 MRI(FD-MRI)等。MRI 肺灌注成像的方法主要有对比剂首过技术(first-pass contrast agent technique)、动脉自旋标记技术(arterial spin labeling,ASL)、ECG-gated 的 FSE MRI 灌注成像、血池对比剂成像等。

3.2.2 成像原理

(1)肺通气成像

1)超极化惰性气体(^{129}Xe、^3He)成像:某些

无放射活性的惰性气体核素含有奇数个电子，如 ^3He 和 ^{129}Xe。由于 MRI 信号是质子密度和极化率的表现，所以通过提高气体极化率就有可能弥补肺内质子密度低造成的信号丢失。由于超极化气体的关键特征是原子核极大的不平衡极化状态，超极化气体在强静磁场中的信号强度可以是处于热平衡状态水质子的 10^5 倍，可以将惰性气体超极化后对肺实质成像。目前，有两种方法可以产生超极化的气体：自旋交换（spin exchange，SE）与亚稳态能级交换（metastability exchange，ME）。

目前，超极化的气体主要应用于静态成像、动态成像、扩散成像等。静态成像指吸入超极化气体后立即屏气扫描进行的肺成像，此方法可用来评价局部肺通气功能。动态成像指利用（超）快速成像序列，自由呼吸状态下动态的观察整个呼吸循环过程（即吸气相、呼气相时超极化的气体在气道及肺实质内的分布情况）。扩散成像是任何气体分子都在做无规则的布朗运动，衡量扩散的一个可靠参数是 ADC。在正常肺组织中由于肺泡壁、细小支气管管壁的限制，使超极化的气体在横向及纵向的扩散度降低。ADC 图谱可以反映肺泡和气道的膨胀程度及肺结构的破坏程度，同时可以对沿气道长轴和短轴的 ADC 进行定量分析。

2）O_2 增强质子成像：O_2 是含偶数（2 个并行）电子的弱顺磁性物质，顺磁性物质对信号的影响主要通过以下 2 条途径。①偶极-偶极弛豫：O_2 中的 2 个并行电子与附近自旋质子直接双极耦合，能量释放加快，使 T1 弛豫加快；②局部磁灵敏度效应：O_2 分子磁化率较低，特别是在肺内，由于气/组织界面大，分子扩散系数大，加上呼吸及心跳运动的伪影，这个决定 T_2 弛豫增强的局部磁敏性较低，所以 O_2 对质子 T_1 弛豫率的影响远较 T_2 弛豫率大。O_2 调节血液和液体的 MRI 信号强度是通过 2 条不同的途径：去氧血红蛋白的顺磁特性和氧分子自身的顺磁性。在去氧血红蛋白中，血红素铁以高速自旋的二价铁（Fe^{2+}）状态存在，由于这种血红素铁上的非成对电子有非常大的磁矩，因而其具有与外源性顺磁性对比剂类似的 MRI 对比特性。在氧合血红蛋白中，由于血红

素铁将一个电子传给了氧分子，它便进入低速旋转状态，从而失去了顺磁性。当氧气通过肺泡壁扩散进入到毛细血管床的血液中，部分与血液中的血红蛋白结合，部分作为游离的氧存在于血液中，通常情况下，溶解氧约占 1.5%。血液中的游离氧分子浓度依赖于肺泡的氧分压。当吸入纯氧时，游离氧分子的浓度将增加大约 5 倍。因为氧分子是顺磁性的，溶解的分子氧将通过偶极-偶极弛豫效应，缩短肺静脉血的 T_1 弛豫时间。同时，氧分子对肺组织的游离水质子也产生 T_1 缩短效应。吸入高浓度氧时，去氧血红蛋白浓度很低，产生的 T_1 和 T_2 效应接近于零。所以，吸入高浓度氧导致的 T_1 时间缩短效应主要由游离氧分子的作用产生，表现为肺实质 MRI 的信号强度增加。所以 O_2 是作为 T_1 加权通气的对比剂，通过吸氧前后图像的减影可获得氧对比的通气图，反映肺的局部通气功能。

3）氟化气体成像：目前用于肺通气 MRI 的氟化气体主要有 CF_4、C_2F_6、SF_6、C_3F_8。^{19}F 不需要极化，价格低，不溶于血液，无不良反应。这是由于这些顺磁性气体自旋弛豫非常快（T_1 值在毫秒级水平），可以使信号强度提高到热平衡状态的 $4\sim6$ 倍，可以弥补肺内质子密度低的影响。

4）傅里叶分解 MRI（FD-MRI）：是利用肺部组织生理过程中某些区域 MRI 信号强度的变化来成像的。在吸气时，肺容积增大，而实质组织密度和信号强度降低；在呼气相时则会相反。肺组织 MRI 信号强度也受到心脏循环的调制。在收缩期中获得的图像的信号强度低于舒张期，因为收缩期时血流速度快，会导致 MRI 信号相移。呼吸的 2 个生理流程分别对应不同的频率，并与光谱时间分辨率相关。通过相关的数据可生成通气加权（VW）和灌注加权（QW）图像。FD-MRI 通过使用 1 个平衡的稳态获得无差脉冲序列，从而获得来自快速自由呼吸的图像，此时会有非刚性图像配准用于呼吸补偿。MRI 谱只受到单独的呼吸和心脏信号的调制。因此，一次检测就可以得到 VW 和 QW 的数据。

（2）肺灌注成像

20 多年来，MR 一直被用于评估肺灌注，已建

立了两种主要技术：动脉自旋标记和对比剂增强灌注。近年来，MR 硬件和软件技术的发展促进了 MR 灌注成像的广泛应用。

1）非增强的灌注成像技术：MR 技术可以通过选择性射频脉冲激发特定部位的质子自旋，从而实现对选定部分血液的特定磁化。该技术被称为 ASL，由于该方法无须使用静脉内注射对比剂，因此被认为是完全非侵入性技术。

一次屏气可以进行区域肺灌注量化的 ASL 技术被称为流速敏感交替反转恢复（FAIR）和具有额外射频脉冲的流速敏感交替反转恢复（FAIRER）技术。灌注加权图像是通过未标记和标记图像的剪影获得的，对于每层来说通常需要在 20～27 s 的屏气期间进行标记与非标记的间隔采集。潜在的图像伪影来源主要是心脏和呼吸运动，降主动脉心脏搏动的流动可分别产生模糊和流动伪影。对照图像之间空间的变化可导致血管的重影，标记与非标记图像之间的空间移动可能导致相邻的明暗血管对的出现。

该技术具有在非常短的时间（s）内进行重复测量的优点。由于无须使用对比剂，也就意味着可以无限次重复测量，而使用对比剂的方法由于对比剂须要从血液内排除干净，因此一般来说每天只能进行 1 次。当然该技术还是存在一些缺陷：①与动态增强成像技术相比，技术难度更大；②须要比较规律的心动周期；③通常都是单层技术，要覆盖整个肺部至少需要 5～8 层；④层面内分辨率通常较差（一般为 5 mm×5 mm）。

原则上说，ASL 可以与许多快速序列相结合，目前稳态自由进动序列非常适合于评估肺灌注。

基于 ASL 技术可以获得肺相对血流量 $[rPBF，mL/(100 g \cdot min)^{-1}]$，为了将肺相对血流量转化成肺部血流量（Pulmonary blood flow，PBF）需要知道肺密度，肺密度通常假设为 0.33 g/mL（功能残留量）。然而，在纤维化或肺气肿等肺部疾病中可能会有差异。据报道，肺血流量正常值在 $5.5 mL/(g \cdot min)^{-1}$ 的范围内。采用快速反转 FLASH 技术，成像层面内的自旋标记方法与简单的双室肺组织模型组合使用，测量获得的

健康的肺实质的灌注值为 $400～600 mL/(100 g \cdot min)^{-1}$，具体取决于受试者实际的成像层面和位置。

2）增强灌注成像技术：对比增强的 MR 肺灌注成像是指经静脉内团注对比剂后首次通过肺循环的快速成像。为了观察到肺的最大强化，MR 时间分辨率须低于对比剂通过肺循环的时间（在 3～4 s）。另外，对于临床使用，通常需要合理的空间分辨率和足够的解剖学覆盖范围以允许在节段水平上观察灌注的变化。使用并行成像技术的 k 空间采样的改进可增加空间分辨率而不降低时间分辨率。因此肺灌注通常采用基于 3D GRE（LAVA，VIBE，THRIVE）的序列进行灌注成像 [重复时间/回波时间（TR/TE）= 2.02 ms/0.84 ms；翻转角度−10°；采集矩阵＝256×135；层块厚度，168～200 mm；42～56 层编码；像素大小，1.76～1.88 mm；图像扫描时间，2.84～3.96 s]。目前，大多数观察肺灌注研究使用 0.1 mmol/kg Gd - DTPA，注射速率（5 mL/s），然后用 20 mL 0.9％氯化碳溶液冲洗。

3）心电门控的 FSE MRI 灌注成像：肺实质信号强度随心动周期的变化而变化，收缩期 SI 最小，舒张期 SI 最大，在同一心动周期分别进行舒张期和收缩期的采集，将两个期相减影得到灌注图像，可以用来评价肺的灌注情况。该方法不使用对比剂。

4）血池对比剂成像：常规对比剂如 Gd - DTPA 为细胞外对比剂，能够很快扩散到组织间隙，增加了背景组织的信号，因此血管成像时机很重要。对比剂对肺的影响非常小，但在血管内存留时间可达数小时，可以进行重复成像，而无须再注射对比剂。目前进入临床使用的是超小、超顺磁性氧化铁微粒（USPIO），能降低 T_1、T_2 值，提高了对比分辨率，结合呼吸导航门控技术无须屏气可以获得高分辨率的灌注图像，以评价肺的血流动力学变化。

5）灌注量化分析：量化必须将感兴趣区域（region of interest，ROI）放置在主肺动脉中来获得动脉输入函数（arterial input function，AIF）。肺实质的组织反应功能可以由多个小 ROI 确定，

或者通过整个肺来反映。假设对比剂浓度与信号之间存在线性关系,那么可以将信号时间曲线转化为浓度时间曲线。其中灌注参数区域 PBF、肺血容量(pulmonary blood volume,PBV)和平均通过时间(mean transit time,MTT)存在以下关系:

$$PBF = \frac{PBV}{MTT}$$

其中区域 PBV 可以通过将组织浓度-时间曲线下的面积归一化为动脉输入函数 AIF 的积分来进行计算:

$$PBV = \frac{\int c(t)dt}{\int AIF(t)dt}$$

考虑到对比剂的注射时间及其向组织中扩散的过程时间有限,AIF 与组织浓度-时间曲线之间的关系通过 AIF 和残差函数的卷积来描述:

$$c(t) = PBF \int AIF(\tau) \cdot R(t-\tau)dr$$

其中 $R(t)$ 是时间 t 时刻残留在组织中的对比剂的量。因此 PBF 是 $R(t_0)$ 的初始高度。在 $AIF(t)$ 和 $c(t)$ 之间延迟情况下 $R(t)$ 的最大值,可以通过去卷积 $AIF(t)$ 和 $c(t)$ 获得。使用奇异值分解来执行最后等式的反卷积。模型无关的非参数反卷积分析,具有通过将合适的阈值应用于奇异值矩阵来降低噪声贡献的作用。该方法在首过灌注的临床研究中已显示可靠结果。

对于灌注的绝对定量通常使用 Toft 模型进行灌注指数的后处理和计算。曲线下面积(area under curve,AUC)可用于计算组织和肿瘤中表观容积分布。AUC 通常作为从 T_1 动态对比增强(dynamic contrast-enhanced,DCE)MRI 数据的药代动力学建模得到参数的补充或者其替代使用。研究证明 AUC 与 Ktrans、Ve、Kep 3 个参数具有相关性。此外,AUC 已经证明不受血管输入函数的影响。

3.2.3 临床应用

肺通气与肺灌注 MRI 相结合是一种空间分辨率较高的肺部功能性成像,能提供不同疾病的功能定量分析,也能提供更多的肺部生理功能信息,将会在评定肺功能和疾病过程(如肺气肿、哮喘、肺移植、肺栓塞)中发挥重要作用。目前,只有动态对比增强 MRI(DCE-MRI)的应用具有足够的临床数据;对于其他技术,只有可行性研究和小规模的病例研究。由于技术原因,超极化气体的临床应用仍受到限制。

(1)肺通气成像

1)超极化惰性气体(^{3}He)成像:肺功能检查(pulmonary function test,PFT)是临床评价肺组织功能状态和治疗疗效的金标准,但只能反映整个肺组织的功能,不能反映局部肺功能;而且须要肺组织被破坏 30% 以上才能检测出,因此是不敏感、不准确的。超激化 ^{3}He 成像没有离子辐射,可以早期检测肺功能的异常改变,还可准确定位病变部位,而且可以动态成像,观察疾病治疗前后动态变化,评价治疗效果。因此有较大的未来应用潜力。

MacFal、Rauczor 等用超极化的 ^{3}He 首次对人体肺部成像取得了成功。健康人得到的 MR 信号是均匀的;哮喘、肺囊性纤维化、慢性阻塞性肺疾病(chronic obstructive pulmonary disease,COPD)和肺移植患者,得到的 MR 信号局部或弥漫性不均匀或有圆形、卵圆形或楔形信号缺损区。^{3}He 的流动速度非常快,在健康人吸入 ^{3}He 后,其肺上、中、下叶的信号几乎同时一致性增加,呼气时信号强度也是几乎同时降低。而对于肺气肿患者,信号是不均匀的,并存有信号缺失区;再呼吸时信号可变为均匀,同时呼气相延长,即有空气捕捉现象。在健康青年人、肺气肿患者及肺纤维化患者的 ^{3}He 扩散成像中,肺气肿患者的 ADC 增大,主要与肺容量的增加及肺泡壁结构的破坏有关;肺纤维化患者则因肺容积变小而使 ADC 减小。

由于 ^{129}Xe 在血液和含液体较丰富的组织中的溶解度很大,人体吸入超极化 ^{129}Xe 后,^{129}Xe 不仅填充于肺泡,还可溶解于肺间质组织和血液中,所以 1 次图像采集得到的数据可同时分析肺通气和血流灌注情况。^{129}Xe 在肺泡、肺实质和红细胞中有 3 种不同化学位移,MR 波谱形成 3 个独立的峰,由于扩散,气相^{129}Xe与溶解态交换,达到动态平衡。因此,^{129}Xe MR波谱可以评估动态平衡相关参数。Wang等研究运用^{129}Xe MR波谱参数图显示特发性肺纤维化患者肺中的气体交换受限,发现与一氧化碳扩散量(DLco)有相关性,可以实现对肺换气功能的局部、特异度的评价,可以肺泡毛细血管膜的厚度和红细胞转换率进行定量。

2)O_2增强质子成像:此方法简单易行,不需要额外装置,用常规质子MRI扫描即可,而且氧较丰富,价格低廉。Chen、Hatabu对志愿者的研究结果表明:吸氧后肺实质的T_1值变短(吸氧前、后T_1值分别为右肺900.9 ms/825.80 ms、左肺924.1 ms/847.9 ms,$P<0.01$),信号强度增加,可以动态观察吸氧后图像信号的变化过程,确认T_1值与动脉血氧浓度呈线性相关性($r^2=0.997$)。杨健、郭佑民等在动物实验及临床基础研究中也有类似研究结果。由于T_1值与血氧浓度有关,所以可以同时分析通气与血液灌注情况。

3)氟化气体成像:通过减小矩阵和使用2D梯度回波序列的方法,可行人体肺部MR动态成像,明确氟化气体吸入和呼出的动力学特点,从而使得对一些复杂的生理指标如残气量或不同时间点的肺容积等的测量成为可能。2005年,Marks等用C_2F_6和C_3F_8对移植肺和肺气肿活体肺进行MRI取得成功,得到了定量分析指标ADC。^{19}F的T_1值与周围氧分压之间存在线性依赖关系,这就意味着可以在活体中测量局部氧分压值。

4)FD-MRI:在评估局部肺通气与肺灌注方面,无媒介、无辐射的FD-MRI与传统SPECT/CT技术相比,成像结果相当。David等为了提高在呼吸和心脏频率变化的情况下使用FD-MRI进行肺通气和灌注加权成像的稳定性,将标准快速傅里叶变换替换为更一般的非均匀傅里叶变换;结果表明采用非均匀傅里叶变换结合频率跟踪可以通过将信号强度收集在单频箱上,显著地提高信噪比并减少频率重叠。

(2)肺灌注成像

1)对比剂首过技术(图3-2):各种肺部疾病如肺动脉栓塞、肺癌、囊性肺纤维化、COPD等都

可以引起局部肺灌注的变化。Kluge等运用MRI肺灌注(3D-FLASH)和SPECT评估可疑肺栓塞患者,结果表明两种方法所示的灌注缺损在肺叶、肺段甚至亚肺段水平有高度一致性,动态增强MRI肺灌注能发现早期肺栓塞的轻微改变。Fink等运用3D部分并行采集技术对健康志愿者及可疑肺癌或转移患者进行对比增强肺灌注扫描,研究结果表明并行采集技术具有很高的时间和空间分辨率,可以评价局部肺灌注,对发现灌注异常的诊断准确性很高。Eichinger等研究了囊性肺纤维化(cystic pulmonary fibrosis, CF)肺结构改变程度与MRI肺灌注之间的相关性,结果表明对比增强的3D MR灌注可以评价CF早期肺血管功能的异常改变。

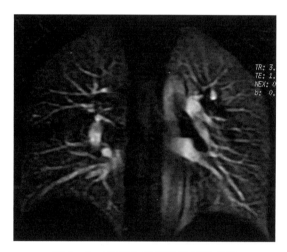

图3-2 健康志愿者的肺灌注成像

注:对比剂首过技术肺灌注成像,示双肺实质明显均匀灌注。

Morino等研究认为,肺灌注与FEV_1间有很好的相关性;PFT不能反映小气道的功能,因此不能检测早期的肺功能变化,而MRI肺灌注可以反映早期肺功能的轻微异常改变,灵敏度较高。Ley-Zaporozhan等评估了45名重度COPD患者(GOLD Ⅲ和Ⅳ)在肺叶水平上肺实质破坏与肺灌注缺损的相互关系,结果表明重度肺气肿患者CT扫描的气肿区和MRI扫描的灌注缺损有高度一致性。除了主观发现灌注异常外,还可以进行客观定量分析。Levin等的研究结果表明:肺尖较肺

底部的 MTT 减小，PBF 减小，PBV 减小；肺外围较肺中央 MTT 减小，PBF 减小，PBV 减小。Jang 等运用 MRI 灌注定量评估了 14 名 COPD 患者，所得 MR 灌注缺损参数与肺功能指标所示气流受限的严重程度和 CT 显示的气肿指数相关。Ohno 等报告了增强（contrast-enhanced，CE）- MRI 肺灌注对原发性肺动脉高压严重性的定量分析价值。

2）动脉自旋标记技术（图 3 - 3）：Wang 等在 1.5 T 设备上利用 ASL 技术对 10 例健康志愿者及 3 例 CF 患者进行肺灌注研究，发现健康志愿者的灌注均匀，灌注量与静息状态下的心输出量有较好的相关性；CF 患者的灌注明显减少。Mai 等对肺动脉栓塞（pulmonary embolism，PE）和 COPD 患者进行 O_2 通气/ASL 灌注研究。PE 时，通气正常，灌注异常，V/Q 不匹配；COPD 患者通气与灌注均异常，但 V/Q 匹配。O_2 通气/ASL 灌注扫描，与以往的放射性核素通气/灌注扫描及超极化惰性气体联合 Gd - DTPA 增强扫描相比，具有无离子辐射、完全无创、价格低廉、重复性高及分辨率高的优点，此方法很适用于 PE 及 COPD 的诊断及疗效评价，能准确地评价各种疾病状态下局部的 V/Q，但在临床的实际应用有待于进一步研究。

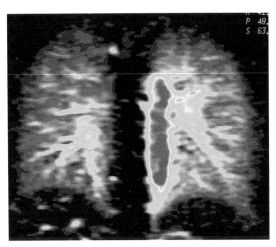

图 3 - 3　健康志愿者的动脉自旋标记技术肺灌注成像

注：与图 3 - 2 为同一健康志愿者，未使用对比剂即可显示双肺实质明显均匀灌注。

3）ECG - gated FSE 的 MRI 灌注成像：Ogasawara 等用 ECG - gated FSE 对 MRI 灌注成像的可行性研究结果表明，健康志愿者的灌注均匀且存在重力相关性的灌注梯度，患肺所见的灌注缺损区几乎与 SPECT 完全一致，FSE 与 SPECT 有明显的相关性（$r = 0.753$，$P < 0.0001$）。可见 ECG - gated FSE 这种非侵入性技术可以定量、定性地评价肺灌注，而且可以很好地显示 PE 和 COPD 的局部肺灌注的异常改变。

4）血池对比剂成像：目前已报道的血池对比剂有 Gd - DTPA -白蛋白、Gd - DTPA -右旋糖酐、Gd - DTPA - polysine 等。Fink 等用血池对比剂 Gadomer 和 Gd - DTPA 对 PE 模型进行对照研究，发现 Gadomer 获得的肺实质 SNR 明显高于 Gd - DTPA（21 ± 8 *vs* 13 ± 3）。

3.3　扩散峰度成像

3.3.1　概述

扩散峰度成像（diffusional kurtosis imaging，DKI）是由 Jensen 等于 2005 年提出的，其初衷是为了定量扩散偏离高斯分布的程度。常规单指数模型假设水分子扩散是不受阻碍的自由运动，水分子在随机运动的情况下其扩散运动位移满足高斯分布（Gaussian distribution），即正态分布。若水分子在各个方向上扩散程度相同，则表现为高斯分布，称为各向同性扩散；若水分子在各个方向上扩散程度不同，则表现为非高斯分布，也称各向异性扩散。在人体组织中，水分子的扩散因组织结构的不同而异。而对于真实的生物组织，水分子的扩散实际上是在细胞间隙或细胞内运动，其运动必然不是自由运动，因此真实的水分子扩散的运动轨迹是非高斯分布的。水分子扩散受周围环境的限制程度越大，体素内组织成分越混杂，扩散的非高斯性越显著。

3.3.2　DKI 的基本原理

详见《原理及技术分册》。

3.3.3　DKI 在肺部的应用

目前 DKI 在肺部的临床研究较少,但获取高质量 DKI 序列并应用于肺部疾病的诊断是可行的。有关肺癌的研究表明表观峰度系数(Kapp 值)与 PET - CT 标准摄取值(standard uptake value,SUV)具有较好的相关性。DKI 成像与 DWI 成像相比,能更好地提高恶性和良性肺结节鉴别诊断的可信度。有关肺部 IVIM 和 DKI 成像定量鉴别小细胞肺癌(small cell lung cancer,SCLC)和非小细胞肺癌(non small cell lung cancer,NSCLC)方面以及探究它们和肺癌标志物间关系的研究表明,在鉴别 SCLC 和 NSCLC 方面,基于 DKI 和 IVIM 的 Kapp 值和 D 值比传统 ADC 值具有更高的诊断价值,在鉴别 SCLC 和 NSCLC 中 K 值也表现出了较高的诊断价值。Trampel 等认为小气道病变患者与健康者相比,ADK 值存在明显差异,而 ADC 值差异不明显,表明 DKI 可以反映气管及支气管功能异常,对小气道病变有诊断价值。

DKI 对组织细微结构变化更易观察,可提供丰富的量化参数,DKI 在肿瘤良、恶性评价、鉴别诊断、疗效评估等方面具有巨大应用潜力,可为临床医师对患者的诊治提供更多有价值的信息。

3.4　MR 弹性成像

3.4.1　概述

MR 弹性成像(magnetic resonance elastography,MRE)作为一种新的、无创性评估软组织弹性的功能 MR 诊断手段,反映的是组织生物力学的特性参数。MRE 作为传统触诊机械化、定量化的一种手段,具有客观且图像分辨力高的优势,不受限于诊断部位,因此被称作"影像触诊"。

3.4.2　基本原理

详见《原理及技术分册》。

3.4.3　临床应用

自旋回波序列 MRE(SE - MRE)提供高剪切波运动敏感度和短 TE,可以改善肺实质的可视化,无损伤地测量人体内肺实质的剪切刚度,并能定量测量由于呼吸引起的剪切刚度的变化。

自旋回波平面成像 MRE 序列(SE - EPI MRE)具有非常短的回波时间,可以测量呼吸引起的刚度变化,并且与前面所述 SE - MRE 方法产生的值相等。在临床实践中平面回波成像序列可以代替自旋回波成像序列行 MRE。

运用三维平面回波序列的 MRE 的肺实质剪切刚度测量具有可重复性,与正常对照组相比,从残余肺容量到总肺活量(total lung capacity,TLC)呼吸状态下,纤维化性间质性肺疾病患者的肺实质剪切刚度均有升高。该技术对间质性肺部疾病的检测具潜在意义。

国内学者将 MRE 用于纵隔肿瘤的鉴别诊断,以及肿瘤活性成分的判断;也用于非小细胞肺癌,尤其是鳞癌的鉴别。由于鳞癌细胞黏附分子的缺失、细胞骨架的改变、细胞外基质产生的增加等一系列上皮间质转化特征,使得癌组织的弹性与纤维化程度增加,硬度值增加。因此有利于肿瘤活跃区域的判断,对病变的检出及组成成分检测灵敏度更高。MRE 对肺部肿瘤的临床治疗和预后随访有一定临床意义。

3.5　超短回波时间成像

3.5.1　概述

人体组织多种多样,有部分人体组织的横向弛豫时间(T_2)非常短,激发后 MR 信号衰减迅速,如软骨、骨骼、肺、钙化病灶等,其 T_2 值从几十微秒至几毫秒。一般认为,$T_2 < 10$ ms 的成分为短 T_2 成分。对于这些超快速弛豫组织因其 T_2 时间极短,传统 MRI 方法无能为力。这是由于传统的 MRI 脉冲序列回波时间(time of echo,TE)远大于超快速弛豫组织的 T_2 时间,在信号采样时,快速弛豫组织的 MR 信号已衰减至难以检测。

对于超快速弛豫组织的成像,需要采用有别于常规 MRI 方法的超短回波时间脉冲序列。目前,比较流行的超短回波时间脉冲序列包括单点成像(single point imaging,SPI)、零回波时间成像(zero echo-time imaging,ZTE)、傅里叶变换扫描成像(sweep imaging with Fourier transformation,SWIFT)和超短回波时间(UTE)成像等。其中,SPI 在一次扫描中仅采集三维 k 空间中的一个点,需要漫长的扫描时间,即使利用其加速形式——SPRITE(single-point ramped imaging with T_1 enhancement),扫描时间在临床应用中依然不可容忍。ZTE 是一种三维射线采样序列,其在编码梯度稳定后施加射频脉冲并立即进行采样,由于 ZTE 采用短而强的射频脉冲,使其比吸收率(specific absorption rate,SAR)很高。SWIFT 引入绝热脉冲进行激发,可以降低比吸收率,但须在脉冲激发期间采样,对射频线圈和接收系统的要求很高。相比于以上脉冲序列,UTE 是一种潜在的可能应用于临床的超短回波时间脉冲序列,其具有成像速度较快、成像比吸收率值较低、对硬件系统要求较低等优点。

胸部 MRI 的困难之一是空气中质子含量低和信号丢失导致 T_2^* 短。减少 TE 可以减少磁灵敏度的影响。由于受到梯度场强度、切换率、脉冲宽度、采集带宽及序列结构的制约,常规序列中最短 TE 时间大多在毫秒量级,因此对于弛豫时间小于 1～2 ms 的组织成分,在常规 MR 技术下是不可见的。超短 TE 成像技术利用高性能的谱仪系统,采用特殊的脉冲序列,可以实现 TE 时间短到几十微秒的成像。该序列主要依托快速发射/接收切换,半脉冲激发,径向 k 空间采集等技术。目前 UTE 胸部超短 T_2 成分等方面显示出应用潜力。

UTE 成像的原理详见《原理及技术分册》。

3.5.2 临床应用

1999 年,Hatabu 等运用 1.5 T MRI 的 2D 快速梯度回波序列对健康志愿者的肺实质进行 UTE 成像,结果表明随着 TE 的延长,肺实质 MR 信号呈指数衰减;Stock 等研究认为当 TE＞2.5 ms,背景噪声与肺实质信号强度相似。Yu 等分别在 1.5 T 及 3.0 T MR 设备中,采用 UTE 序列对 5 名健康志愿者肺组织进行扫描,分别测定其肺组织的 T_2^*,揭示了 3.0 T MR UTE 技术对肺组织短 T_2 成分研究的可行性。双回波 UTE 不仅在自由呼吸状态下进行肺高分辨率成像,还可重建出两种不同的呼吸状态的图像。

肺组织含气量发生改变的疾病,如肺气肿或慢性支气管炎等疾病会导致肺组织的 T_2^* 值发生改变。较多学者运用 UTE-MR 对 COPD 患者肺实质进行成像,且量化参数 T_2^* 值与肺功能指标及 CT 量化参数具有相关性,且在轻、中度 COPD 患者与重度 COPD 患者、极重度 COPD 患者间差异有统计学意义,提示 T_2^* 值可以反映 COPD 患者不同气流受限的严重程度;T_2^* 值在 COPD 患者的不同 CT 表型组间是有差异的,且不同组间的平均 T_2^* 值具有较大的不同。

随着 MRI 技术的不断发展,近期肺部 UTE 序列研究热点之一是 k 空间采集轨迹的优化,大大提高了数据采集效率。Pereira 等开发一种 3D MRI 技术来评估自由呼吸和不使用对比剂情况下的肺通气,研究结果表明库什球轨迹(Koosh ball trajectory)采集可以在 3D 中评估肺部的形态和功能信息;与 2D 方法相比,3D-UTE 提供了分辨率更高、信噪比更高、通气伪影更少的通气图。

Matthew 等研究运用 FLORET 轨迹(Fermat looped,orthogonally encoded trajectories)采集对健康志愿者及囊性纤维化患者进行 UTE 成像,在不牺牲信噪比、图像质量或肺组织/疾病量化值的情况下,更快地获取了高诊断质量的肺部图像及其短 T_2^* 量化值。对于囊性纤维化患者,UTE-MRI 是一种有前途的胸部 CT 替代方法。在不使用对比剂的情况下,MRI 黑血成像有助于识别小气道的黏液堵塞与邻近血管。Delacoste 等研究成功地实现了肺部三维各向同性分辨率成像的黑血超短回波时间成像,并在无对比剂注射的情况下获得了具有高空间分辨率的全肺图像。另有学者将人工智能用于 UTE 成像,实现快速、自动及稳定的肺段分割,能进行准确的局部肺功能的评估。

3.6 MR氨基质子转移成像

3.6.1 概述

化学交换饱和转移（chemical exchange saturation transfer，CEST）技术作为一项能够提供MRI图像对比的新技术而受到广泛关注，这种新技术较传统MRI技术能够提供更多的人体生理和功能方面的信息。化学交换是指两个不同化学偏移的基团，如氨基质子或羟基等与自由水质子之间的交换效应。CEST技术与磁化传递技术密切相关，从某种意义来说，CEST技术是特异度预饱和的磁化传递技术，而临床上应用的磁化传递成像是非特异度的磁化传递技术。尽管CEST成像目前还有许多问题尚待解决，特别是在体CEST成像主要会有直接水饱和（溢出效应）、大分子交换池（磁化传递）和核奥氏效应（nuclear Overhauser effect，NOE）等方面。由于CEST成像具有高空间和时间分辨率的优点，可检测蛋白质和代谢物中的可交换质子，用于无创伤的酸碱度（pH值）成像、内源性蛋白分子成像、代谢物成像、细胞标记、报告基因等研究，目前是MRI研究的热点。

MR氨基质子转移（amide proton transfer，APT）成像技术是CEST技术的一个种类。APT成像在模型、动物和人体层面有过非常多的研究，目前认为在优化技术的前提下，在人体层面上可以获得APT加权像。

3.6.2 氨基质子转移成像技术原理

详见《原理及技术分册》。

3.6.3 氨基质子转移成像技术的肺部应用

APT技术对探索蛋白质代谢及有关疾病的研究具有重要意义。APT技术作为目前唯一的能无创、无辐射的定量研究游离蛋白质的MR分子影像技术，具有广阔的研究及应用前景。

由于氨基的氢质子与水的氢质子之间的交换速率不仅依赖于组织内运动蛋白质的浓度，还受

组织的pH和温度等因素的影响，APT技术还可以用来研究在体组织的酸碱度和温度等信息。

在肿瘤的研究中，由于肿瘤核心区域比周围水肿区及正常组织具有更高的蛋白质浓度及种类，其APT效应明显。APT技术已被用于鉴别肿瘤的复发与组织的放射性损伤。

（1）人体器官组织的pH测定

APT成像技术的应用之一是器官组织的pH测定。相对于MR波谱方法的pH成像，APT成像方法具有更高空间和时间分辨率。人体组织pH的改变提示病理的变化。肿瘤细胞内pH（pHi）及细胞外pH（pHe）存在梯度差。与正常组织相比，pHe通常较低，而pHi可以较高或基本无变化。因此，通过检测pH值的变化可评估肿瘤患者的预后及治疗效果。对于pH的测定，目前的研究是全面考虑影响pH测定的各种因素，进而精准无损伤地在体量化器官组织的pH值，不仅量化pHi值，结合外源性对比剂，也量化pHe值，有助于良性肿瘤与恶性肿瘤的鉴别，也有助于肿瘤异质性的判定。

（2）器官组织的温度测定

结合外源性对比剂，应用APT在体测定pH值的同时，可以测定组织的温度。结合水交换谱（water exchange spectrum，WEX），不应用外源性对比剂也可以获得相似的pH和温度信息。该技术也有在人体应用的潜力，无损伤地对体器官组织MR温度测定相较于红外线温度测定，更能清楚地了解内部结构，此技术有望应用于肿瘤射频治疗的温度监测。

（3）肺部的应用

Salhotra等研究发现APT信号在肿瘤组织内较正常组织高，并将此归因于细胞的异常增殖和随之产生的缺陷蛋白的累积。在肺腺癌成像中，APT成像技术也逐渐受到重视。Osamu等研究和比较了不同类型小鼠肺腺癌模型，验证了APT成像技术定量测量肺部肿瘤的可行性，认为APT成像技术可以作为潜在的特征性分析方法用于肺癌的分型和分期。Yoshiharu等的研究表明，肺部恶性肿瘤APT信号明显高于良性肿瘤，且肺腺癌的APT信号明显高于鳞癌，表明APT成像技术

可以帮助鉴别肿瘤的性质。

（吴华伟　夏　艺　范　丽）

主要参考文献

［1］王向阳,杨正汉,周诚.MR 弹性成像及其临床应用[J].中国医学影像学杂志,2013,21(5):392-394.

［2］王金良,DAS S K,张川.MR 扩散峰度成像对肺结节恶性和良性鉴别诊断[J].中国 CT 和 MRI 杂志,2018,16(2):68-73.

［3］成小芳,吴仁华.基于 MR 技术的脑肿瘤 pH 检测方法的现状及临床应用前景[J].赣南医学院学报,2011,31(4):506-509.

［4］伍康伟,吴仁华,张苗苗.基于氨基转移机制的乳腺癌 MR 成像初步研究[J].功能与分子医学影像学(电子版),2013,2(1):35-39.

［5］阮伟伟.超极化(129)Xe 扩散 MRI 对 COPD 的可视化探测应用研究[D].武汉:中国科学院大学(中国科学院武汉物理与数学研究所),2017.

［6］吴仁华.磁共振氨基质子转移成像技术原理和应用[J].磁共振成像,2016,7(4):254-258.

［7］张凤,路青,赵子周,等.孤立性肺病灶的病理参数与表观扩散系数值的相关性及其定性诊断价值[J].同济大学学报(医学版),2017,38(5):46-51;57.

［8］范丽.肺实质 MR 灌注成像方法及其应用研究[D].上海:第二军医大学,2008.

［9］夏艺,范丽,管宇,等.肺癌 MR 功能成像的研究进展[J].国际医学放射学杂志,2018,41(4):422-426.

［10］夏艺,管宇,刘士远,等.超短回波时间(UTE)肺部 MR 成像对慢性阻塞性肺疾病的初步应用[J].临床放射学杂志,2018,37(3):401-405.

［11］郭悦,许峰.肺功能成像:猪肺的傅里叶分解 MR 成像和 SPECT/CT 成像的定性比较[J].中国医疗设备,2011,26(8):2-9.

［12］黄遥.MRI 在肺结节/肿物检出与诊断中的应用进展[C].第四届亚洲胸部影像学大会暨中华医学会放射学分会第十五届全国心胸影像学术大会.2019.

［13］BONDESSON D, SCHNEIDER MJ, GAASS T, et al. Nonuniform Fourier-decomposition MRI for ventilation- and perfusion-weighted imaging of the lung [J]. Magn Reson Med, 2019,82(4):1312-1321.

［14］COOLEN J, VANSTEENKISTE J, DE KEYZER F, et al. Characterisation of solitary pulmonary lesions combining visual perfusion and quantitative diffusion MR imaging [J]. Eur Radiol, 2014,24(2):531-541.

［15］DELACOSTE J, CHAPTINEL J, BEIGELMAN-AUBRY C, et al. A double echo ultra short echo time (UTE) acquisition for respiratory motion-suppressed high resolution imaging of the lung [J]. Magn Reson Med, 2018,79(4):2297-2305.

［16］DELACOSTE J, FELICIANO H, YERLY J, et al. A black-blood ultra-short echo time (UTE) sequence for 3D isotropic resolution imaging of the lungs [J]. Magn Reson Med, 2019,81(6):3808-3818.

［17］FAN L, LIU SY, SUN F, XIAO XS. Assessment of pulmonary parenchyma perfusion with FAIR in comparison with DCE-MRI — initial results [J]. Eur J Radiol, 2009,70(1):41-48.

［18］HENZ CONCATTO N, WATTE G, MARCHIORI E, et al. Magnetic resonance imaging of pulmonary nodules: accuracy in a granulomatous disease-endemic region [J]. Eur Radiol, 2016,26(9):2915-2920.

［19］HEUSCH P, KOHLER J, WITTSACK HJ, et al. Hybrid [18F]-FDG PET/MRI including non-Gaussian diffusion-weighted imaging (DWI): preliminary results in non-small cell lung cancer (NSCLC)[J]. Eur J Radiol, 2013,82:2055-2060.

［20］LEDERLIN M, BAUMAN G, EICHINGER M, et al. Functional MRI using Fourier decomposition of lung signal: reproducibility of ventilation- and perfusion-weighted imaging in healthy volunteers [J]. Eur J Radiol, 2013,82(6):1015-1022.

［21］LIU H, LIU Y, YU T, et al. Usefulness of diffusion-weighted MR imaging in the evaluation of pulmonary lesions [J]. Eur Radiol, 2010,20(4):807-815.

［22］MARIAPPAN YK, GLASER KJ, HUBMAYR RD, et al. MR elastography of human lung parenchyma: technical development, theoretical modeling and in vivo validation [J]. J Magn Reson Imaging, 2011,33(6):1351-1361.

［23］MARIAPPAN YK, GLASER KJ, LEVIN DL, et al. Estimation of the absolute shear stiffness of human lung parenchyma using (1) H spin echo, echo planar MR elastography [J]. J Magn Reson Imaging, 2014,40(5):1230-1237.

[24] MARINELLI JP, LEVIN DL, VASSALLO R, et al. Quantitative assessment of lung stiffness in patients with interstitial lung disease using MR elastography [J]. J Magn Reson Imaging, 2017, 46 (2): 365 - 374.

[25] MENDES PEREIRA L, WECH T, WENG AM, et al. UTE-SENCEFUL: first results for 3D high-resolution lung ventilation imaging [J]. Magn Reson Med, 2019, 81(4): 2464 - 2473.

[26] OHNO Y, YUI M, KOYAMA H, et al. Chemical exchange saturation transfer MR imaging: preliminary results for differentiation of malignant and benign thoracic lesions [J]. Radiology, 2016, 279(2): 578 - 589.

[27] TRAMPEL R, JENSEN JH, LEE RF, et al. Diffusional kurtosis imaging in the lung using hyperpolarized 3He [J]. Magn Reson Med, 2006, 56 (4): 733 - 737.

[28] UTO T, TAKEHARA Y, NAKAMURA Y, et al. Higher sensitivity and specificity for diffusion-weighted imaging of malignant lung lesions without apparent diffusion coefficient quantification [J]. Radiology, 2009, 252(1): 247 - 254.

[29] WANG JM, ROBERTSON SH, WANG Z, et al. Using hyperpolarized ^{129}Xe MRI to quantify regional gas transfer in idiopathic pulmonary fibrosis [J]. Thorax, 2018, 73(1): 21 - 28.

[30] WILLMERING MM, ROBISON RK, WANG H, et al. Implementation of the FLORET UTE sequence for lung imaging [J]. Magn Reson Med, 2019, 82(3): 1091 - 1100.

[31] ZHA W, FAIN SB, SCHIEBLER ML, et al. Deep convolutional neural networks with multiplane consensus labeling for lung function quantification using UTE proton MRI [J]. J Magn Reson Imaging, 2019, 50(4): 1169 - 1181.

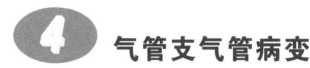

4 气管支气管病变

4.1 支气管源性囊肿
    4.1.1 概述
    4.1.2 病理
    4.1.3 临床表现
    4.1.4 MRI 表现
    4.1.5 诊断要点
    4.1.6 鉴别诊断
    4.1.7 新技术应用拓展

4.2 大气道常见肿瘤性病变
    4.2.1 概述
    4.2.2 病理
    4.2.3 临床表现
    4.2.4 MRI 表现
    4.2.5 诊断步骤和要点
    4.2.6 鉴别诊断
    4.2.7 新技术应用拓展

4.1 支气管源性囊肿

4.1.1 概述

支气管源性囊肿(bronchogenic cyst，BC)，又称先天性支气管囊肿，是一种少见的肺发育性疾病，同时也是呼吸系统最常见的先天性疾病。根据其发病位置不同可分为纵隔型、肺内型和异位型，其中纵隔型最多见，肺内型次之，异位型罕见。BC 的临床及影像学表现均没有特异度，容易误诊。

4.1.2 病理

BC 系胚胎发育时期前肠腹侧的支气管芽的异常发育，来源于气管及支气管的副芽反复分支而形成各级支气管，异常支气管的胚芽或原始支气管的组织细胞脱落游走到其他部位，常发生于纵隔及肺内，也可异位于胸腔外。组织学上为含

支气管成分的囊性病变，囊肿衬以呼吸道上皮，由充满黏蛋白的杯状细胞及假复层纤毛柱状上皮构成，囊壁可有透明软骨、平滑肌和支气管腺体等。

在疾病发展过程中，其内黏液不能排出，可逐渐增大，形成以支气管组织为囊壁、内含黏液的囊肿。囊肿不与支气管相通则形成含液囊肿，与支气管相通时黏液部分或全部排出，则形成含气液囊肿或含气囊肿，如发生感染、出血等，囊壁受刺激可增厚、毛糙，囊液可黏稠，或者分泌的黏液含高蛋白、钙乳样物质等，导致囊肿密度增高。

4.1.3 临床表现

BC 大多数自幼年起病，可见于任何年龄，但多以中青年多见，无明显性别差异，大多在体检或进行胸部检查时发现。临床症状缺乏特异度，病灶小时通常无症状，随着年龄增长，病灶增大压迫周围组织或并发感染时可导致相应症状，如咳嗽咳痰、胸闷、胸痛，少见症状如咳血、吞咽不适，异

位者视其发病部位的不同而出现相应症状。

　　BC 通常被认为是良性病变，但也有研究报道可以恶变形成支气管腺癌。囊肿较小或无症状者作观察即可，肺内型易伴感染，对于伴有反复感染或病灶较大造成周围组织压迫者，建议手术切除为宜。

4.1.4　MRI 表现

　　MRI 图像典型的支气管囊肿表现为边缘锐利、圆形或类圆形的结节或肿块，常为单发、薄壁、单房。自旋回波 T_2 加权 MRI 上，典型囊肿为均匀高信号，与脑脊液等信号或高于脑脊液信号，化学位移成像或脂肪抑制序列上，病变信号无明显反转，反映了囊内的液体成分。T_1 加权像上病变的信号强度表现不一，相对于肌肉可为低信号、等信号或高信号。当囊液含水较多类似浆液性囊肿时，T_1WI 囊肿一般为较均匀的低信号；若囊液蛋白质含量较高或存在其他顺磁性物质（主要是出血），则 T_1WI 信号升高，呈等信号或高信号。有时囊内同时存在两种以上不同性质成分，还可出现液-液分层改变。囊壁多为均匀菲薄的低信号环，T_2WI 较 T_1WI 显示清晰，分隔少见。DWI 信号主要与囊液的成分及黏稠度有关，信号可低亦可高。增强扫描后囊内及囊壁多无强化，部分病变囊壁可有轻度强化；当囊肿合并有感染时，囊壁可增厚并较明显强化。不同病变分型影像表现可有少许差异。

　　（1）纵隔型

　　BC 可发生于纵隔的任何位置，以中纵隔为主，多位于气管旁及隆突下，右侧多见。囊肿多紧贴气管或支气管生长，极少与支气管相通，交界面囊肿边缘呈扁平状或"D"字形，此具有一定特征。

　　（2）肺内型

　　下肺较上肺多见，左肺较右肺多见。此型可与支气管相通，因此可表现为液性、气性或液气混合。单纯 BC 通常囊壁光滑菲薄，继发感染则囊壁增厚、周围渗出性改变或囊内气液平面形成，含气囊肿易并发曲菌感染而形成曲霉球。囊壁弧线状钙化及囊肿周围局限性气肿是其有价值的

征象。

　　（3）异位型

　　此型罕见，指发生于肺及纵隔外的 BC，可见于躯干皮下表浅组织、颈部、腹膜后、大脑实质、鞍区、鼻旁窦、椎管、脊髓等部位，常位于躯干及头颈部等近中线区域，部位变异较大，缺乏特异度。

4.1.5　诊断要点

　　MRI 因其成像特点能够很好地反映囊液的成分，对病变的定性诊断具有很大帮助，诊断支气管囊肿较 CT 具有优势。BC 的影像学表现有一定的相对特征：纵隔气管或支气管周围或肺内囊性肿块；边界清楚，囊壁菲薄单发或多发的圆形或类圆形肿块；T_2WI 呈明显高信号，T_1WI 可呈低、等、高信号，增强扫描无强化或囊壁轻度强化。

4.1.6　鉴别诊断

　　（1）纵隔型

　　纵隔型 BC 误诊率较高，主要见于前纵隔和后纵隔者（图 4-1）。前纵隔 BC 常误诊为胸腺瘤、胸腺囊肿及心包囊肿，后纵隔 BC 常误诊为神经源性肿瘤或食管来源病变，分析其原因笔者认为主要源于对 BC 的不典型部位认识不足，认为 BC 多位于支气管周围；其次是对 BC 密度或信号的多样性认识不足，增强扫描病灶无强化或仅见壁强化有助于囊肿的诊断，胸腺瘤、神经源性肿瘤及食管来源性肿瘤增强后均有不同程度强化，而胸腺囊肿、心包囊肿及食管囊肿与前后纵隔 BC 鉴别较困难，确诊依赖于病理。

　　（2）肺内型

　　肺内型 BC 易伴感染，可致囊肿壁增厚伴周围渗出性改变，或囊肿内伴有气液平面，易误诊为单纯感染性病灶，抗感染治疗后复查渗出性病变或气液平面有吸收而肿块未见明显缩小有助于 BC 伴感染的诊断；多房状或葫芦状 BC 常误诊为支气管囊样扩张伴感染，咳脓臭痰或咳血多见于后者。

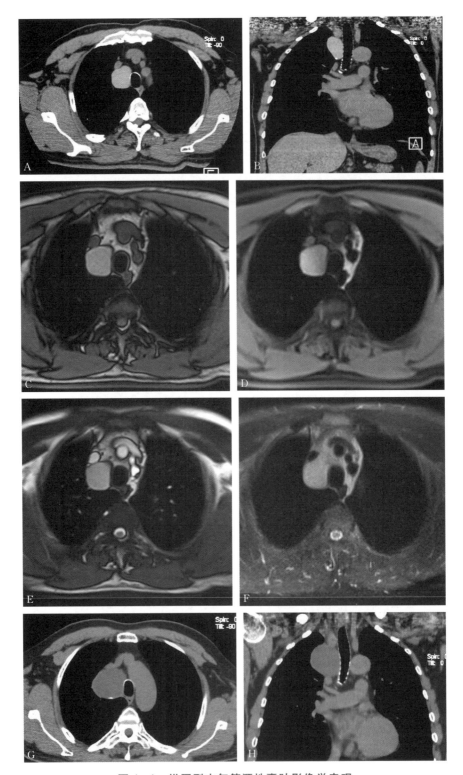

图 4-1　纵隔型支气管源性囊肿影像学表现

注：A. 平扫横断面；B. 冠状面 CT 软组织窗，可见中纵隔气管旁肿块，边界清楚、形态规则，与气管交界面平直，平扫呈高密度，边缘有钙化；肿块柔软，见腔静脉压迹。C～F 为同一患者 MR 图像。C. 平扫 T_1WI 为均匀高信号；D. T_1WI 压脂不能抑制；E. T_2WI 亦为均匀高信号；F. T_2WI 压脂亦不能抑制，说明其内含黏液蛋白成分较多。G、H 为该患者 1 年 4 个月后 CT 复查的结果。G、H. 平扫呈水样低密度，说明其内黏液蛋白被吸收。

4.1.7　新技术应用拓展

BC 的术前诊断目前主要依靠影像学手段,尚不能达到病理诊断。国内曾有学者考虑能否从分子水平解释本病的发病机制,并找到一种安全、早期、精确的诊断方法提高术前诊断率,认为 BC 作为一种先天性疾病,是否与一些基因的异常表达有关,尚有待进一步的研究证实。

4.2　大气道常见肿瘤性病变

4.2.1　概述

气管和主支气管的原发肿瘤少见,占所有呼吸道肿瘤的 1%～2%。儿童期的气管肿瘤绝大部分(90%)为良性,成人恶性占多数。气管肿瘤多发生于成人,这些肿瘤中大多数(60%～90%)是恶性。大气道良性肿瘤包括乳头状瘤、腺瘤、平滑肌瘤、脂肪瘤、软骨瘤、神经纤维瘤、错构瘤、血管瘤等。恶性者包括上皮来源的鳞状细胞癌、腺癌、腺样囊性癌、类癌、黏液表皮样癌、小细胞癌等,以及间叶来源的平滑肌肉瘤、软骨肉瘤、淋巴瘤、恶性纤维组织细胞瘤、横纹肌肉瘤等。本病缺乏特异的临床症状,发病较隐匿,早期症状无特异度,容易导致误诊。咳嗽、痰中带血或咯血、胸闷、发热、呼吸困难等,听诊可闻及哮鸣音,可怀疑本病。

4.2.2　病理

原发性气管、支气管肿瘤起源于黏膜上皮的有鳞状细胞癌、腺癌、乳头状瘤;起源于黏膜腺体或黏膜下腺体的有腺样囊性癌、黏液表皮样癌;起源于黏膜上皮嗜银的 Kulchitsky 细胞的有分化不良型癌和类癌;起源于间质组织的有平滑肌瘤、血管瘤、软骨瘤、神经纤维瘤、错构瘤、癌肉瘤等。气管肿瘤患者常见的症状是干咳、气短、哮喘、喘鸣、呼吸困难、发绀等,体力活动、体位改变、气管内分泌物均可使症状加重,恶性病变者可有声音嘶哑、吞咽困难等。

（1）良性肿瘤

原发性气管、支气管良性肿瘤大多来源于黏膜上皮、腺体和间叶组织,呈膨胀式生长,缓慢,病程长,有恶变的可能,尤其是腺瘤和畸胎瘤。各种气管良性肿瘤的特点如下。

1）乳头状瘤:是最常见的气管良性肿瘤。2004 年 WHO 肺肿瘤组织学分类良性乳头状瘤被分为鳞状上皮乳头状瘤、腺性乳头状瘤、混合性(鳞状上皮和腺样)乳头状瘤 3 型;肿瘤由结缔组织基质构成,常伴有淋巴细胞浸润,表面被覆纤毛柱状上皮细胞和间变的鳞状上皮。气道乳头状瘤可以是多发或单发。乳头状瘤常见于喉部,起源于支气管树的乳头状瘤罕见。病因是由 6 型和 11 型人乳头状瘤病毒感染引起,通常在受感染的母亲分娩过程中从阴道获得,并存在于儿童早期。乳头状瘤原发于气管、支气管黏膜,呈不规则的乳头绒毛样突起,以血管性结缔组织为核心,被覆数层分化成熟的上皮细胞,放射状排列,表层为鳞状上皮细胞,可有角化。乳头状瘤呈菜花样、淡红色、质脆易出血,基底部宽或有细蒂。支气管内传播可导致远端气道和肺部的累及。5% 的喉乳头状瘤患者发生中央气道的介入,并且在 1% 的患者中发生小气道和肺的累及。

2）错构瘤:由软骨、脂肪、骨骼、平滑肌细胞和结缔组织组成。通常发生于肺部,在无症状患者中表现为偶发肺结节。支气管内错构瘤占所有错构瘤的 1.4%～3%,气管错构瘤更为罕见。肿瘤呈圆形或卵圆形,包膜完整,一般有细小的蒂与气管支气管壁相连,肿瘤表面光滑、坚硬,纤维支气管镜活检钳不易取得肿瘤组织。组织学上,与实质错构瘤相比,支气管内错构瘤含有更多的脂肪和更少的软骨成分。

3）脂肪瘤:气管内脂肪瘤极罕见,起源于分化成熟的脂肪细胞或原始的间质细胞。纤维支气管镜下可见淡红色或黄色圆形肿物,阻塞管腔,表面光滑,多为广基,有时有短蒂,被覆支气管黏膜,质较软。

4）纤维瘤:气管内纤维瘤很少见。肿瘤表面被覆正常气管黏膜,支气管镜下肿瘤呈圆形、灰白色、表面光滑、基底宽、瘤底固定、不易出血,多次活检均可阴性。

5）血管瘤:可分为海绵状血管瘤、血管内皮细胞瘤、血管外皮细胞瘤等,可原发于气管,或由纵隔的血管瘤伸延入气管。血管瘤可弥漫性浸润气管黏膜并使气管管腔狭窄,亦可突入气管腔内引起梗阻。纤维支气管镜下可见突入腔内的血管瘤质软、色红、息肉样,一般禁止活检,以免引起出血,导致窒息。

6)神经纤维瘤:气管内神经纤维瘤是良性的神经源性肿瘤,常为孤立性,有包膜、质硬,肿瘤可带蒂突入气管腔内。纤维支气管镜下,可见气管壁上圆形、质硬、表面光滑的肿物。组织学上,肿瘤组织主要由施万细胞和成纤维细胞组成,肿瘤细胞排列呈束状或波浪状,间质常见黏液变性。

7)纤维组织细胞瘤:气管内纤维组织细胞瘤罕见,肿瘤常位于气管上1/3,呈息肉样、质软、灰白色、向管腔内突出。组织学上很难鉴别良、恶性,主要根据肿瘤有无外侵、转移及较多的细胞核分裂象来判断。

8)软骨瘤:气管软骨瘤极少见,肿瘤圆形、质硬、色白,部分位于气管壁内,部分突入气管腔内。体积小的软骨瘤一般可经纤维支气管镜切除。

9)平滑肌瘤:气管平滑肌瘤常发生于气管下1/3,起源于气管黏膜下层,呈圆形或卵圆形,表面光滑,突入腔内,黏膜苍白。组织学上,肿瘤由分化良好、排列成交错状的梭状细胞束构成。

(2)气管恶性肿瘤

1)气管鳞状细胞癌(squamous cell carcinoma,SCC):SCC是气管最常见的原发性恶性肿瘤,占所有原发性气管恶性肿瘤的近50%。它也是老年人支气管内肿块的常见原因。SCC主要发生于50~60岁有吸烟史的男性。SCC倾向于涉及气管下部2/3的后壁。肿块可为溃疡型,呈浸润性生长,易侵犯喉返神经和食管,在气管内散在的多发性鳞状上皮癌偶可见到,表面溃疡型SCC亦可累及气管全长。大约1/3的原发性SCC患者在初诊时已有纵隔淋巴结和肺转移,SCC的播散常累及到邻近的气管旁淋巴结,或直接侵犯纵隔结构。当肿瘤同时累及气管和食管时,经支气管镜活检的组织很难从病理形态学上鉴别肿瘤来自气管或食管。

2)腺样囊性癌(adenoid cystic carcinoma,ACC):是第二常见的气管肿瘤。为低度恶性肿瘤,与吸烟无关,多发于女性。腺样囊性癌约2/3发生于气管下段,靠近隆突和左右主支气管的起始水平。ACC是大气道中最常见的唾液型肿瘤,肿瘤起源于腺管或腺体的黏液分泌细胞,可呈息肉样生长,但多沿气管软骨环间组织呈环周性浸润生长,阻塞管腔,亦可直接侵犯周围淋巴结。突入管腔内的肿瘤一般无完整的黏膜覆盖,但很少形成溃疡。隆突部的腺样囊性癌可向两侧主支气管内生长。

腺样囊性癌在组织学上分为假腺泡型和髓质型,细胞内外含PAS染色阳性的黏液是其主要特征。腺样囊性癌临床上有生长缓慢的特性,病程可以很长,即使发生远处转移,其临床行为亦表现为相对良性。较大的气管腺样囊性癌往往先引起纵隔移位。气管的腺样囊性癌可沿气管黏膜下层浸润生长,累及长段气管,而在大体组织上辨别不出。腺样囊腺癌生长缓慢,很少发生区域淋巴结转移,远处转移罕见。

3)黏液表皮样癌(mucoepidermoid carcinoma,MEC):MEC来源于罕见的气管支气管树内衬的小唾液腺,发病年龄通常在40岁以下的患者。MEC由分泌黏液的柱状细胞和杯状细胞组成。它倾向于发生在更远端的气道中,例如肺叶或节段性支气管,而不是气管。组织学上,黏液表皮样癌与不同比例的鳞状细胞、黏液分泌细胞,以及有丝分裂、核多形性和细胞坏死程度不同的中间细胞相关联,分为低、中、高等级肿瘤。肿瘤可以是低度恶性的,具有界限分明或带蒂的病变或高等级,则预后较差。

4)类癌:支气管内类癌是青少年和年轻人中最常见的气道肿瘤,是一种罕见的神经内分泌肿瘤,从低度典型肿瘤到中度非典型侵袭性类癌和高级别小细胞癌。气管类癌很少见,大多数情况下(80%),类癌位于主支气管、叶支气管和节段支气管,类癌肿块部分包裹在支气管壁,形成一种冰山生长模式。支气管类癌来自Kulchitsky细胞,可以分泌生物活性化的肽激素和神经胺,如ACTH、5-羟色胺、生长抑素等,并且可以引起类癌综合征（腹泻、心悸、间歇性腹痛和潮红等）。该综合征发生率<5%，支气管镜检查中表现为光滑、息肉状、樱桃红色的支气管内肿块。虽然组织学诊断可以用内镜活检完成，但活检后咯血的风险很高。支气管类癌可能引起阻塞，导致远端肺不张。部分阻塞可引起呼气气体捕捉，患者通常出现咳嗽、喘息、咯血或并发阻塞性肺炎。类癌的淋巴结转移在非典型类癌更常见。

4.2.3　临床表现

　　气管肿瘤的临床症状按肿瘤的部位、大小和性质而异。常见的早期症状为刺激性咳嗽、痰少或无痰，有时痰中可带血丝。肿瘤长大逐渐阻塞气管腔50%以上时，则出现气短、呼吸困难、喘鸣等，常被误诊为支气管哮喘而延误治疗。常见的症状包括干咳、气短、哮喘、喘鸣、呼吸困难、发绀等；体力活动、体位改变、气管内分泌物均可使症状加重。恶性病变者可有声音嘶哑、吞咽困难等。反复单侧或双侧发作性肺炎。除气管梗阻症状外，持续性顽固的咳嗽也是原发性气管肿瘤的临床表现。支气管肿瘤无论良性、恶性，当不完全阻塞管腔时，常表现为肺的化脓性感染、支气管扩张、肺脓肿等；当管腔完全被梗阻时，则表现为肺不张。气管恶性肿瘤晚期病例可呈现声音嘶哑、

吞咽困难、气管食管瘘、纵隔器官组织受压迫以及颈部淋巴结转移等症状。

4.2.4　MRI表现

　　1）SCC：MRI通常表现为息肉状腔内肿块，边缘不规则、分叶状或光滑，也可能发生局部或周壁增厚。肿瘤可以定位在气管或支气管壁内，但也可以具有相邻纵隔结构（如食管）的腔外延伸，导致瘘管形成。约1/3的患者出现纵隔淋巴结或肺转移，或两者都出现。鉴于其与吸烟有很强的关联性，40%的气道SCC患者会出现同步或异时性头颈部或肺部癌症。SCC通常在PET成像上具有高FDG摄取。

　　2）ACC：ACC在气管或主支气管中沿支气管黏膜下纵向侵犯、向外周浸润性生长，MRI上表现为腔内软组织肿块以及气道壁弥漫性或周围性增厚，伴有或不伴有管腔狭窄，它可能涉及气道周长的一半以上，纵向范围通常大于横截面积，影像学主要展示其管壁特征而非肿块和气道梗阻。肿瘤甚至可能涉及整个气管并延伸到主支气管。MRI可发现较早期的中央气道轻度狭窄，冠状和矢状图像显示肿瘤的纵向范围更好，若肿瘤较大引起管腔狭窄时可出现支气管阻塞的相应改变（图4-2）。

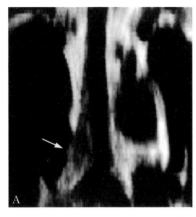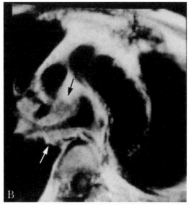

图4-2　腺样囊性癌MRI表现

注：72岁男性。A. MRI冠状位图像，显示肿瘤从气管右侧延伸至右主支气管周围（箭头）；B. MRI横断位图像，病变沿右侧主支气管纵轴浸润生长。

3）类癌：支气管类癌在 MRI 上表现为稍长
T_1、稍长 T_2 的球形或椭圆形肿块，边界轻度分叶
状，增强扫描后明显强化。MRI 可清晰显示管腔
内外情况。高达 26% 的支气管内类癌可钙化。
MRI 还可显示支气管内肿瘤或肺门肿块伴有阻
塞性肺不张。

4）MEC：MRI 表现为支气管腔内界限分明或
带蒂的软组织结节。MEC 可呈轻度至明显的不
均匀增强。

5）乳头状瘤：MRI 显示气管和支气管腔内大
小不等的多个息肉样结节。肺部受累表现为肺结
节，经常出现空洞并且可能含有气液平面。

6）错构瘤：多发生于段支气管，气管罕见受
累，病变圆形或类圆，边界清楚，直径大多 0.5～
3.0 cm。病变内部可见脂肪和钙化信号。MRI 可
以帮助检测错构瘤瘤体中脂肪相关的 T_1 和 T_2 高
信号，这是诊断关键。

7）脂肪瘤：病灶大小不等，边缘光整，较大时
可引起肺不张。瘤体信号均匀，在 T_1WI、T_2WI
上均表现为高信号，压脂序列上呈低信号。

8）腺瘤：气道内边缘光整的软组织信号结
节，早期易引起所辖肺组织气肿，肿瘤较大时可引
起一侧肺、肺叶或肺段阻塞性肺炎或肺不张。管
外型或混合型瘤体在肺门区可形成圆形或椭圆形
肿块。

9）肺纤维瘤：多为单发结节，边缘光滑整齐，
无分叶或有浅分叶，信号均匀。

10）血管瘤：增强扫描与血管同步强化或病
灶内有扩张迂曲的血管与肺门相连，大多数病变
很有特征型。

11）平滑肌瘤：病灶呈圆形或类圆形，边缘光
滑或有轻度分叶，信号均匀，缺乏特征性征象（图
4-3）。

4.2.5　诊断步骤和要点

（1）诊断步骤

大气道肿瘤或肿瘤样病变可从以下 3 步着手
诊断与鉴别。第 1 步是确定累及哪些气道（表
4-1）。累及气管的病变与支气管内的病变不同，
肿瘤可以是良性或恶性的，但大多数中央气道肿

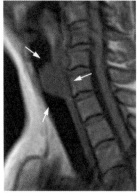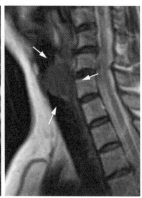

图 4-3　气管平滑肌瘤 MRI 表现

注：MRI 表现为软组织信号影，沿气道壁生长，呈宽
基底，中等信号。

表 4-1　累及气道的病变

气　道	病变分类
气管	鳞状细胞癌，腺样囊性癌，转移瘤等
支气管	鳞状细胞癌，类癌，错构瘤，黏液表皮样癌，转移
气管和支气管（弥漫性）	复发性多软骨炎，气管支气管疾病，骨软骨瘤，韦格纳肉芽肿病，感染，乳头状瘤病，淀粉样变性，转移

瘤是恶性的。

第 2 步是确定病变是局灶性还是弥漫性（表
4-2）。局灶性病变是指单个短节段气道受影响
的病灶。弥漫性病变是指病变累及多个节段或范
围较长气道。大气道的大多数局灶性病变是肿
瘤，而大多数弥漫性病变是肿瘤样病变。

表 4-2　病变分布分类

病变分布	病变分类
局限	鳞状细胞癌、腺样囊性癌、类癌、错构瘤、黏液表皮样癌、异物、转移灶等
弥漫	复发性多软骨炎、气管支气管扩张症、骨软骨瘤、韦格纳肉芽肿病 腺样囊性癌、转移、感染、淀粉样变性、乳头状瘤病

第 3 步是通过病变的影像特征和临床特点缩
小鉴别诊断范围（表 4-3、4-4）。

表 4-3 肿瘤样特征

支气管膜部	病变分类
未累及 累及	复发性多软骨炎、气管支气管软骨增生 淀粉样变性、韦格纳肉芽肿病、乳头状 瘤病

表 4-4 肿瘤与肿瘤样特征鉴别

诊 断	肿瘤特征
肿瘤	局灶,恶性肿瘤病史,不规则的腔内边 缘,纵隔入侵
肿瘤样病变	弥漫性、多灶性、完全气道累及,多个相 等大小的结节

（2）诊断要点

良性气道肿瘤通常表现为局限性软组织肿块,边缘光滑,没有腔外或纵隔累及。恶性肿瘤倾向于呈现不规则的形状或边缘。钙化可见于气道类癌、错构瘤和软骨肿瘤。脂肪和钙化的存在指示错构瘤。明显增强提示类癌或来自富血管原发性肿瘤如肾细胞癌的转移等（表4-5）。

表 4-5 良、恶性气管肿瘤的 MRI 鉴别要点

项 目	良性肿瘤	恶性肿瘤
基底部宽度	小于瘤体最大横径	大于瘤体最大横径
与气管内壁的 夹角	锐角	钝角
蒂	可有	无
基底部邻近的 气管	正常	僵直、增厚
向周围纵隔 侵犯	无	可有
纵隔淋巴结 增大	无	可有
管壁厚度	多无明显	多有

4.2.6 鉴别诊断

气管肿瘤早期出现的喘憋极易误诊为支气管哮喘,因为肺和胸部的 X 线检查难以观察到气管腔内的病变,直至患者出现喘鸣、呼吸困难、发绀等症状才明确诊断。可行 CT、MRI 或气管镜检查以明确。

4.2.7 新技术应用拓展

MSCT 轴位与 MPR 结合应用,能清晰显示气管肿瘤的部位、形态特征、内部结构,管腔狭窄程度及范围,以及向管腔外侵犯的情况。这对外科制订手术方案和治疗计划非常重要。虚拟现实（virtual reality,VR）技术能获得真实的三维图像,有利于气管表面形态的显示以及更好地了解肿瘤所在部位气管狭窄的程度、形态及范围。VR 能模拟纤维内镜检查,获得与纤维内镜观察相似的仿真效果,得到气管腔内的仿真立体图像。

氟-18-氟脱氧葡萄糖（^{18}F-FDG）PET 已越来越多地用于评估各种肿瘤。PET 特别有助于远处转移的检测,从而防止不必要的手术。

生长抑素受体的表达是类癌肿瘤细胞的一个显著特征,放射性标记的生长抑素类似物通常用于闪烁显像,作为诊断和随访的补充。

（彭德昌）

主要参考文献

［1］郑红,彭东红.支气管源性囊肿的研究进展［J］.国际儿科学杂志,2016,43(12):945-948.

［2］胡浩,彭俊红,吴恩福.支气管源性囊肿的 CT 诊断与误诊分析［J］.临床放射学杂志,2017,36(1):65-68.

［3］秦明,傅瑜,于大平,等.气管、支气管腺样囊性癌的诊断与治疗［J］.中国肺癌杂志,2010,13(6):628-631.

［4］鲁昌立,许霞,张尚福,等.孤立性支气管乳头状瘤的临床病理特点［J］.临床与实验病理学杂志,2010,26(1):67.

［5］AKATA S, OHKUBO Y, PARK J, et al. Multiplanar reconstruction MR image of primary adenoid cystic carcinoma of the central airway: MPR of central airway adenoid cystic carcinoma ［J］. Clin Imaging, 2001,25(5):332-336.

［6］BARNES L, EVESON J W, REICHART P, et al. World Health Organization classification of tumours. Pathology and genetics of head and neck tumours ［M］. Lyon: IARC Press, 2005:144.

〔7〕 CHA M J, PARK H J, PAEK M Y, et al. Free-breathing ultrashort echo time lung magnetic resonance imaging using stack-of-spirals acquisition: a feasibility study in oncology patients〔J〕. Magn Reson Imaging, 2018,51:137 – 143.

〔8〕 CHOWDHURY M M, CHAKRABORTY S. Imaging of congenital lung malformations〔J〕. Seminars Pediatr Surg, 2015,24(4):168 – 175.

〔9〕 FERRETTI G R, BITHIGOFFER C, RIGHINI C A, et al. Imaging of tumors of the trachea and central bronchi〔J〕. Radiol Clin North Am, 2009,47(2):227.

〔10〕 MACCHIARINI P. Primary tracheal tumours〔J〕. Lancet Oncol, 2006,7(1):83.

〔11〕 MCADAMS H P, KIREJCZYK W M, ROSADO-DE-CHRISTENSON M L, et al. Bronchogenic cyst: imaging features with clinical and histopathologic correlation〔J〕. Radiology, 2000,217(2):441 – 447.

〔12〕 SHAH H, GARBE L, NUSSBANM E, et al. Benign tumors of the tracheobronchial tree endoscopic characteristics and role of laser resection〔J〕. Chest, 1995,107(6):1744 – 1751.

〔13〕 XU Y K, HUANG Q L. Diagnosis of bronchogenic carcinoma with MRI〔J〕. Zhonghua Jie He He Hu Xi Za Zhi, 1990,13(3):138 – 140.

5 肺血管性病变

5.1 肺隔离症
    5.1.1 概述
    5.1.2 病理
    5.1.3 临床表现
    5.1.4 MRI 及其他影像学表现
    5.1.5 诊断要点
    5.1.6 鉴别诊断
    5.1.7 治疗
    5.1.8 新技术应用拓展
5.2 肺动静脉畸形
    5.2.1 概述
    5.2.2 病理
    5.2.3 临床表现
    5.2.4 MRI 表现

5.2.5 诊断要点
5.2.6 鉴别诊断
5.2.7 治疗
5.2.8 新技术应用拓展
5.3 肺栓塞
    5.3.1 概述
    5.3.2 肺栓塞分类
    5.3.3 病因学及病理生理学
    5.3.4 临床表现
    5.3.5 MRI 及其他影像学表现
    5.3.6 诊断要点
    5.3.7 鉴别诊断
    5.3.8 治疗
    5.3.9 新技术应用拓展

5.1 肺隔离症

5.1.1 概述

肺隔离症(pulmonary sequestration)又称为支气管肺隔离症,是胚胎时期一部分肺从正常肺组织中分离,并由体循环供血的一种畸形。肺隔离症属于先天性前肠畸形,较罕见,占先天性肺发育异常的 $0.15\% \sim 6.4\%$。

肺隔离症可分为肺叶内型(占 $75\% \sim 80\%$)和肺叶外型。肺叶内隔离症,发生在正常肺组织的同一脏层胸膜腔内,隔离的肺组织与正常肺组织相连续。由于叶内型与正常肺组织包裹在同一胸膜下,解剖关系密切,与支气管相通,因此患者通常有症状。常在青春期和青年期首次发现,也可在中老年时偶然发现。肺叶内隔离症很少伴有其他先天性异常。肺叶外隔离症绝大部分是先天性的,肺叶外隔离症与正常肺组织隔离,有自身胸膜包绕,为正常胸膜外形成的独立肺叶。由于叶外型隔离症与正常肺相对独立,因此患者常无症状。但 50% 的肺叶外肺隔离症可合并其他畸形,如同侧膈肌膨出、左侧膈疝、先天性心脏病和先天性囊性腺瘤样畸形等,因此肺叶外隔离症常在新生儿期诊断。

肺隔离症的临床特点是异常体循环动脉供

血,治疗方法主要是手术切除。

5.1.2 病理

肺隔离症为先天性、非遗传性疾病。有研究认为肺隔离症为支气管分支发育停滞期间,部分气管支气管与邻近气管分离所致。肺隔离症的形成与肺循环及体循环血管的进一步发育有关。也有研究认为肺隔离症为肺发育过程中,连接原始主动脉与原始肺的血管未退化,高压血流压迫部分肺而影响肺发育,使肺发生囊性变和纤维性变。

病理上,肺叶内隔离症位于正常肺内,但与周围肺实质分界清楚。大多发生在左肺下叶(2/3),常见于下叶后基底段,肺叶内隔离症通常有一个或数个囊腔,中间有数量不等的软组织成分。囊肿类似于扩张的支气管,囊内填充黏液,出现感染时填充脓液。肺内隔离症多数病例异常血管来自胸主动脉。供血动脉一般为单发,20%的病例为多支血管供应,通常经过肺韧带下部入肺,而静脉则回流至正常肺静脉。

肺叶外型肺隔离症是发生在正常肺组织外的肺隔离症,有独立的胸膜包绕,大约90%与左侧横膈相关,位于下叶表面和横膈之间,少数病变位于横膈内或横膈下。外表似肺段、肺叶或迷走肺,可呈圆形。肺叶外隔离症通常包含不成熟肺组织和少量气道,畸形血管来源除胸、腹主动脉外,尚可为胃左动脉、脾动脉或肺动脉发出的分支。静脉引流通过体静脉。肺叶外型肺隔离症常伴有其他畸形。

5.1.3 临床表现

肺隔离症继发感染后才会有症状,尤以叶内型明显,多表现为反复发作的呼吸道感染症状,如发热、咳嗽、咳痰,有时可有咯血。肺炎不吸收和反复发作下叶肺炎的年轻人应怀疑肺叶内隔离症。由于肺叶外型隔离症不与肺组织交通,通常很少发生感染,因此常无症状,可于体检胸部 X 线片和 CT 扫描时偶然发现。

5.1.4 MRI 及其他影像学表现

(1)肺叶内型肺隔离症

1)最常见的 X 线表现是下叶后基底段的均匀密度影,为圆形或椭圆形,边缘光滑清楚,几乎与横膈相连。多位于脊柱旁沟,左下叶后基底段多见,少数位于右下叶后基底段。

2)当病变与支气管相通时,因空气滞留引起充气过度,形成单发或多发囊腔,可见液平面,表现为囊性肿块。反复感染后病变边缘模糊,周围支气管扩张。肺叶内隔离症的最常见 CT 表现为局限性不规则囊腔,伴有或不伴有液体。较少见的表现包括囊腔和结节,多发的扩张血管,软组织肿块,黏液嵌塞和钙化灶。

3)血管造影、MRA 和 CTA 示异常血管从体循环动脉发出。供血动脉 70% 来自胸主动脉,引流静脉多至肺静脉。增强 CT 扫描在降主动脉显影后立即出现隔离肺强化,多平面重建和血管成像可以准确评价绝大部分病灶的体循环供血。

4)MRI:在鉴别肿块的囊性、实性、出血和黏液成分等方面,MRI(图 5 - 1)优于 CT。MRA 也可准确显示血供。

(2)肺叶外型肺隔离症

1)多位于左下叶脊柱旁沟处,也可位于膈下或纵隔内。一般表现为后肋膈角处边界锐利的三角形阴影,与左侧横膈相邻。少数病灶表现为左侧横膈小肿块。

2)肺叶外隔离症 CT 表现为密度均匀、边界清楚的软组织密度影,偶可见囊性区。无论肺叶内或肺叶外隔离症,周边肺组织都会有局限性肺气肿和空气捕捉。

3)肺叶外型肺隔离症常合并其他畸形,如合并左膈疝、同侧膈肌膨出、先天性心脏病和先天性囊性腺瘤样畸形等。因此肺叶外隔离症常于新生儿期诊断。

4)血管造影、CT 增强造影和 MRA 显示供血动脉来自主动脉、静脉多回流至体循环静脉或门静脉。血管成像可清晰显示供血动脉及引流静脉,对于肺隔离症的诊断以及治疗前后的评价具有重要意义。

5.1.5 诊断要点

肺隔离症为一部分肺从正常肺叶隔离出来的一种疾病。肺叶内隔离症与邻近肺相邻,而肺叶

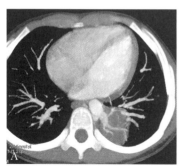
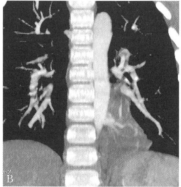
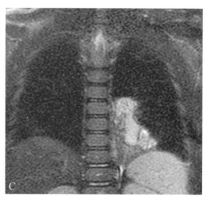

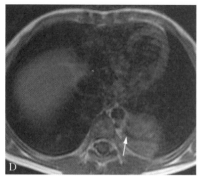
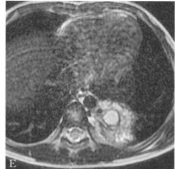
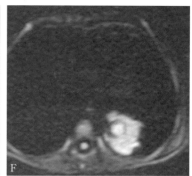

图 5-1　肺叶内型隔离症影像学表现

注：A. CT 横断位 MIP 图像，左肺下叶后段均匀密度影，CT 血管造影示异常血管从胸主动脉发出；B. CT 冠状位重建 MIP 图像；C. T_2WI 冠状位图像，呈不均匀长 T_2 信号，为囊性黏液成分；D. T_1WI 轴位图像，呈等 T_1 信号，其内可见供血动脉的流空信号（箭头所示）；E. T_2WI 轴位图像，呈不均匀长 T_2 信号；F. DWI 轴位图像，可见扩散受限。

外隔离症为独立胸膜包绕。肺叶内和肺叶外隔离症的动脉血供来源于主动脉，肺叶内隔离症静脉引流途径为肺静脉，而肺叶外隔离症引流途径为体循环静脉。肺叶内隔离症较为常见，占所有肺隔离症的 80%。临床上可无症状，也可表现为反复发作肺部感染，发热、咳嗽、咳痰甚至咯血。影像学上常表现为肺下叶，尤其是左下胸膜邻近横膈处囊腔样或团块状不规则阴影。充分抗感染治疗后病灶不吸收。增强 CT 和 MRI 显示体循环供血，可诊断肺隔离症。

5.1.6　鉴别诊断

肺隔离症的鉴别诊断主要包括支气管扩张、肺脓肿、反复发作性肺炎、后下纵隔椎旁肿瘤（如儿童神经母细胞瘤、其他神经源性肿瘤）、异物继

发支气管阻塞、复发性肺不张、先天性囊肿或囊性腺瘤样畸形。显示病变体循环供血为鉴别肺隔离症的诊断关键。同时需要观察是否合并其他畸形。

5.1.7　治疗

肺隔离症的治疗方法包括手术切除以及栓塞治疗。

如果肺隔离症伴有炎症或由于正常肺组织受压而引起症状，可行手术切除治疗。叶内型肺隔离症即使无症状，大多数研究者仍建议手术治疗，因为若反复感染，隔离症转化为慢性炎性病变，则须切除更大范围；而且由于合并感染导致粘连严重和血管迂曲，单纯病灶切除常常不能完全消除患者症状，需要做肺叶切除。本病手术治疗预后

良好,不手术切除或不治疗者可引发感染并反复加重,少数患者可发生肠肺瘘,或者出血(囊内出血、血胸)。

肺叶外型常伴有其他发育异常。叶外型隔离症患者须手术切除病变肺、安全结扎异常动静脉,矫正可能合并的畸形,但若无任何症状,可暂不行手术。

若产前超声扫描发现肺隔离症,大多数可在产后根据病情进行治疗,伴羊水过多者,需进行产前治疗。

5.1.8　新技术应用拓展

当患者出现肺下叶邻近横隔处均匀致密影和囊性肿块时,应考虑肺隔离症的可能。在临床实际工作中,通常使用 CT 增强扫描及三维成像对肺隔离症进行诊断及评价。因为 CT 可进行薄层扫描,多平面重建技术能清晰地显示隔离肺、异常血管和周围肺实质异常,对于支气管扩张症、肺脓肿也能起到很好的鉴别作用。

MR 血管造影对隔离肺供应血管能准确显示,出于尽量避免 CT 对儿童和青年人造成辐射风险的考虑,MRI 可作为此类人群诊断的首选方法。尤其对于胎儿肺隔离症诊断,MRI 具有独特优势。

5.2　肺动静脉畸形

5.2.1　概述

肺动静脉畸形(pulmonary arterio-venous malformation, PAVM)又称肺动静脉瘘(pulmonary arterio-venous fistula),是肺部动脉和静脉直接相通而引起的血流短路。PAVM 可为任何大小,直径大多数为 1～5 cm,可单发也可多发,可见于肺内任何部位,但下叶较为常见。

PAVM 常为先天性,少数也可由于胸部创伤累及肺血管而形成。肺动静脉畸形的胚胎学发育尚不清楚,其原因可能为血流动力学、激素及遗传等因素。大多数肺动静脉畸形患者(约 70%)可合并有遗传性出血性毛细血管扩张症(Osler-

Weber-Rendu 综合征),在这种综合征中,这些病变出生时已存在,通常直到成年,临床症状才明显。Osler-Weber-Rendu 综合征是一种累及皮肤黏膜和内脏血管的常染色体显性遗传病,典型三联症为:毛细血管扩张、复发性鼻出血和家族性发病。因此当发现患者存在肺动静脉畸形时,需排除患者是否合并 Osler-Weber-Rendu 综合征。

5.2.2　病理

PAVM 的基本病理改变为扩张的动脉经过只有菲薄囊壁的动脉瘤样囊腔直接通入扩张的静脉。动、静脉之间的畸形血管经常处于肺动脉压力及血流的作用下,通过畸形处的血流量增加,病灶逐渐扩大。体内血容量增多(妊娠后 4 周)是导致肺动静脉畸形体积增大的一个原因,并且并发破裂的危险也增加,这些血流动力学的因素也解释为何肺动静脉畸形常见于肺下叶。

根据肺动静脉瘘的输入与输出血管的数目可分为两型。①单纯型:输入的肺动脉与输出的肺静脉各一支,交通血管呈瘤样扩张,瘤囊无分隔,动-静脉直接相连;②复杂型:输入的动脉与输出的静脉为多支(通常动脉为单支,静脉为多支),交通血管呈瘤样扩张,瘤囊常有分隔,或为迂曲扩张的血管,也可为相互连通的多支小血管,形成一个"鸟巢样"肿块。

5.2.3　临床表现

PAVM 临床症状的轻重与肺动脉畸形的大小及血液右向左分流量有关。通常无临床表现,患者可在行常规胸 X 线片时偶然发现。当分流量较大时,可出现端坐呼吸、发绀、心慌气短、杵状指、红细胞增多症、感染(如脑脓肿)等。当肺动静脉瘘破裂时则常见咯血,血量多少不等。约 1/3 患者可伴有短暂性缺血或脑卒中(静脉血栓),或脑脓肿形成(通过肺毛细血管分流)。若合并 Osler-Weber-Rendu 综合征,患者可出现胸外表现(皮肤黏膜、胃肠道、大脑、肝脏),如鼻出血、便血或血尿等症状,可见颜面、口唇、耳部和甲床血管扩张等。

5.2.4 MRI 表现

显示供血动脉与引流静脉通过动脉瘤样囊腔相连即可诊断 PAVM。影像学评估主要适用于：①治疗前评估 PAVM 的血管结构；②外科或栓塞术后评估治疗效果；③PAVM 患者的随访观察。对于每团畸形血管，都必须描述每一条供血动脉的起源、通路（直的、弯曲的）、方向、长度、直径，还要鉴别那些没有参与动脉瘤囊供血的肺动脉分支（尽量在栓塞治疗期间区分开，以减少不必要的损伤）。一个单纯的肺动静脉畸形仅有一条供血血管蒂。应该测量它的直径，按照直径来选择合适大小的血管栓塞材料。复杂的肺动静脉畸形有多条血管供血。弥漫的肺动静脉畸形涉及至少 1 个肺叶的每条亚段动脉。三维重建影像对于提供畸形有关的血管结构的综合性信息是非常有用的。若在术前获得这些信息，与介入放射科医生交流，以便更好地制订 PAVM 治疗计划，加快血管内操作的速度，减少对比剂的用量和放射剂量。

目前 CT 检查对于 PAVM 的诊断具有更高的敏感度和特异度，CT 增强扫描加三维成像技术，可以清晰地显示供血血管和引流静脉，即使病灶较小（＜1 cm）或位置比较靠近外周。CT 被认为是目前检测 PAVM 诊断准确性最高且创伤性最小的检查。CT 平扫显示 PAVM 为圆形或轻度分叶的致密影，多位于肺门附近的肺内带。在不少病例中可见到输入动脉的血管和引流静脉。注入对比剂后可见典型的血管状结构强化，供应动脉及引流静脉亦更加清楚，三维重建可以更加直观地显示供血动脉、囊状扩大的畸形血管团及引流的静脉（图 5-2）。

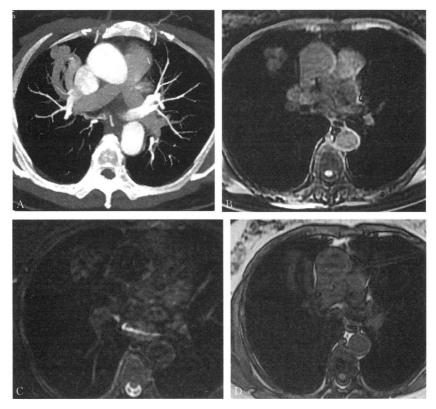

图 5-2 右肺中叶 PAVM 影像学表现

注：A. CT 增强扫描轴位 MIP 图像，可显示出 PAVM 增粗的供血动脉与引流静脉；B. MR 平扫 T_1WI 轴位图像，PAVM 呈等 T_1 信号，可见迂曲的血管团；C. MR 平扫 T_2WI 轴位图像，PAVM 呈稍高信号，可见迂曲的血管团；D. MR-反相位成像可见增粗的供血血管和引流静脉。

MRI 图像上,由于流空效应,肺动静脉瘘内的血液信号表现为低信号,梯度回波快速成像技术,其内的血液可表现为高信号。如动静脉瘘内血流较慢,T_1WI 呈中等信号,T_2WI 呈高信号,信号不均匀。增强扫描呈明显强化,亦可清晰显示血管团以及供血动脉、引流静脉。MRA 对于直径大于 3～5 mm 的 PAVM 的筛查和术前评估也具有一定价值,但 MRI 显示微小畸形的详细信息不理想。MR 无电离辐射,在术后评估及随访中选择使用对患者有益的 MR。

5.2.5 诊断要点

患者大多无症状,严重者出现呼吸困难、端坐呼吸、发绀、感染(脑脓肿)或血栓栓塞,支气管和胸膜出血,Osler-Weber-Rendu 综合征家族史。影像上若能显示出供血动脉以及引流静脉即可诊断该疾病。

5.2.6 鉴别诊断

PAVM 的影像鉴别诊断主要包括肺结节、支气管囊肿、异常的肺内静脉通路、肺动脉和肺静脉与体循环动脉之间的交通。肺结节,无典型的血管样结构强化,供血血管无功能性扩张。支气管囊肿增强扫描无明显强化。异常的肺内静脉通路以及肺动脉和肺静脉与体循环动脉之间的交通可通过血管成像对血管来源进行分析和鉴别。

囊状肺动静脉瘘平扫可表现为结节状,有浅分叶,密度均匀,边缘清楚,增强扫描可见供血动脉及引流静脉。MRI 血流呈流空信号,其影像学表现典型,结合病史,诊断多无困难。弥漫性肺小动静脉瘘仅表现为肺叶或肺段分布的肺纹理增粗、扭曲、紊乱时,应注意纤维性病灶鉴别。

5.2.7 治疗

对动静脉畸形都必须进行事件预防及治疗处理。若血管畸形的供血动脉直径超过 3 mm,患者即使无症状,也应采取积极的治疗方案,以预防脑脓肿等潜在的严重并发症。预防性治疗不仅可以减少右向左分流,还能减少动脉瘤囊破裂的风险。PAVM 患者治疗方法主要分为两种:血管内治疗

(球囊栓塞)或外科疗法(手术切除)。在决定哪一种治疗方法时,畸形血管结构的重建。对于 Osler-Weber-Rendu 综合征患者,其病程及预后取决于基础性疾病的有无和轻重。

5.2.8 新技术应用拓展

MRA 也是一种准确检查 PAVM 的方法,最近的研究表明,MRA 可作为栓塞前计划的辅助手段。无电离辐射是 MRI 的主要优点。四维(4D)时间分辨 MRA 具有更高的空间分辨率和时间分辨率,可以进行三维重建。通过 MRA 技术分析动脉和静脉血流动力学,可评估 PAVM 血流的通畅性,因此 MRA 是可行有效的评估 PAVM 通畅性的无创工具。

5.3 肺栓塞

5.3.1 概述

肺栓塞(PE)是内源性或外源性栓子阻塞肺动脉及其分支造成肺循环障碍的临床和病理生理综合征,栓子类别包括血栓、脂肪、羊水、空气、瘤栓等,其中 99% 是血栓。肺栓塞发病率占常见心血管疾病第 3 位,仅次于冠心病和高血压,且有潜在生命危险,需要及时准确的诊断及治疗。肺栓塞因症状、体征缺乏特征性,临床容易误诊和漏诊。仅在美国急性肺栓塞的每年新发病例 65 万人,导致至少 30 万人死亡。肺栓塞的死亡原因主要归咎于诊断失误,近期研究表明 10 万名患者中仅 43～53 名患者能准确诊断,70% 以上的肺栓塞诊断来源于尸检。若及时合理的行溶栓和/或抗凝治疗则能显著降低患者的死亡率,并提高生存质量。

因此,肺栓塞的预后主要取决于能否及时发现栓塞并进行治疗。目前肺栓塞的诊断和治疗方面都取得了很大进展,更加简便、经济的诊断模式和有效的治疗方法不断面世。心电图、胸部 X 线、超声心动图对于诊断肺栓塞具有一定价值,但特异度较低,仅可用作提示肺动脉栓塞的可能性。肺动脉造影一直以来被认为是肺栓塞诊断的"金

标准",但肺动脉造影为有创性检查,费用较高,且存在一定的并发症甚至有死亡风险,故不适合在临床广泛推广使用,只用于小部分无创检查不能确诊的病例。近几年由于影像学快速图像获取技术的进步,CT 在肺栓塞的诊断中越来越重要。多排螺旋 CT 肺动脉血管成像(CT pulmonary angiography, CTPA)对于诊断肺栓塞具有无创、准确可靠、易获得的特点,目前已成为疑诊肺栓塞患者的成像首选,并可作为诊断肺栓塞的参考标准。但 CTPA 也存在一些局限性,如电离辐射、静脉注射含碘对比剂以及扫描时需屏气配合等。

MR 肺动脉血管成像(MR pulmonary angiography, MRPA)是无创性诊断肺动脉栓塞的可靠方法,可以准确显示肺栓塞的部位及范围,具有较高的灵敏度和特异度。该技术的主要不足在于屏气及图像获取时间相对较长,第二是钆对比剂的使用有致肾系统性纤维化的风险。近年来无对比剂增强的血管成像技术受到广泛关注,尤其是空间标记多反转脉冲(spatial labeling with multiple inversion pulses, SLEEK)序列,无须注射对比剂即可清晰显示肺动脉,扫描时间较短且无须患者配合屏气。已有文献比较 SLEEK 与 MRPA 对于肺栓塞诊断的相对准确性,发现这两种成像方式对于诊断肺栓塞均具有较高的灵敏度和特异度,且观察者间一致性好。增加了患者的适用范围,为临床提供了另一种可能的诊断方式。

5.3.2 肺栓塞分类

(1)**按血栓的部位分类**

1)中心型,即血栓位于主肺动脉、左右肺动脉及叶肺动脉主干。

2)外围型,即血栓位于肺段及以下肺动脉。

3)混合型,即中心及外围肺动脉内均有血栓。

(2)**按发病时间以及栓子性质分类**

1)急性肺栓塞:指发病时间较短,一般在 14 d以内,新鲜血栓堵塞肺动脉者。

2)亚急性肺栓塞:若发病时间超过 14 d,在 3个月以内者,为亚急性肺栓塞。

3)慢性肺栓塞:发病时间超过 3 个月,肺动脉血栓已机化者。

4)非血栓栓塞:如脂肪栓塞、羊水栓塞、肿瘤栓塞、空气栓塞、滑石、淀粉及纤维素栓塞、液体丙烯酸盐类和骨水泥、碘化油栓塞等。

(3)**按肺栓塞的临床可诊断范围分类**

1)临床隐匿性肺栓塞或伴有一过性某种临床症状的肺栓塞:临床难以诊断。

肺血管床有较大的储备能力,而且肺功能的作用之一具有血液的滤过功能,防止小血栓流入体循环。肺组织对血栓的自溶作用较强,对小血栓有溶解作用。所以临床上部分患者,当小血栓堵塞肺血管床时,由于肺组织的自身溶解作用,临床症状并不持续出现,也称为临床非显性肺栓塞,因此难以做出临床诊断。

2)临床显性肺栓塞:临床可以诊断,包括以下几种。

A. 急性广泛性肺栓塞:指血栓堵塞了两支以上肺叶动脉或同等肺血管床范围。

B. 急性亚广泛性肺栓塞:指血栓堵塞了一支以上肺段或两支以下肺叶动脉或相同范围的肺血管床。

C. 伴有肺动脉高压的慢性肺栓塞。

(4)**按是否合并肺梗死分类**

1)肺梗死型:急性肺栓塞合并肺组织的坏死称为肺梗死,病理学称为出血性坏死。

2)非梗死型:直径粗大的肺动脉干发生不完全堵塞后,不易发生肺梗死。

急性肺梗死的重症程度决定于堵塞肺动脉的范围,堵塞血管床的范围愈大,病情愈重。肺梗死的发生概率较低,有人认为合并肺梗死的肺栓塞患者占肺栓塞患者总数的 10%~15%。

5.3.3 病因学及病理生理学

(1)**血栓性肺栓塞**

栓子的形成与三大因素(Virchow 三角)相关:高凝状态(获得性、遗传性)、血流淤滞以及血管损伤。血流淤滞静脉损伤和血液高凝状态等因素综合作用易引起血栓形成,栓子主要来源于下肢的深静脉血栓,也可来自如骨盆静脉、下腔静脉、右心房,少数可源于颈静脉和上臂静脉。长期卧床、慢性心肺疾病、手术史(特别是心脏及骨科手术)、下肢静脉曲张、静脉炎、创伤、恶性肿瘤都是可能的病因,妊娠及口服避孕药也是主要的病因之一。

血栓脱落常与血流突然改变有关,如久病或术后卧床者突然活动或用力排便。栓子堵塞肺动脉导致肺血管阻力增加及肺小动脉收缩,造成肺部通气/血流灌注比例失调,肺动脉压力增高,右心室不同程度扩张、室壁肥厚,右心负荷增加甚至右心功能不全。增高的肺动脉压力超过右室负荷极限后,则引起循环衰竭,严重时造成心源性休克死亡。部分肺栓塞患者的死亡原因可归结于栓塞导致肺动脉压力急剧升高,严重的肺栓塞患者循环衰竭发展得极为迅速,肺栓塞后的数小时内即可发生。

大部分情况下,肺栓子会被纤维蛋白溶解酶降解。其次,它们可以破碎成小碎片,以分散的形式进入肺动脉,从而栓塞周围的动脉分支。几天内,血栓栓子机化并且牢牢附着于血管壁。在4~6周后,栓子会变成薄纤维带,或腔内血栓内产生多个小血管性通道,延迟再通。

若血栓未完全溶解,则形成慢性肺栓塞。2%~18%的患者会向慢性栓塞演变。慢性肺血栓栓塞导致肺动脉内启动复杂的重构过程。包括不同阶段的栓子机化;肺动脉压力的长期增高,严重者可引起肺心病和右心功能衰竭。另外,血栓栓塞对患者的影响与肺循环阻碍的程度、基础肺疾病、栓塞范围和患者纤维蛋白溶解系统的状态相关。

(2)非血栓性肺栓塞

非血栓性肺栓塞是以非血栓性栓子阻塞肺动脉系统为基本病因的疾病或临床综合征,比较少见,其症状及治疗方法因栓塞类型而异。

脂肪栓塞:是指在肺血管内存在自由脂肪球。常见于长骨骨折、骨盆骨折以及严重脂肪组织挫伤等创伤。脂肪栓塞的后果取决于脂滴的大小和量的多少,以及全身受累的程度。少量脂滴入血,可被巨噬细胞吞噬吸收,或由血中脂肪酶分解清除,无不良后果。若大量脂滴(9~20 g)短期内进入肺循环,使75%的肺循环受阻时,可引起窒息和因急性右心衰竭死亡。

羊水栓塞指在分娩过程中羊水突然进入母体血液循环引起急性肺栓塞,过敏性休克,弥散性血管内凝血,肾衰竭或猝死的严重的分娩期并发症。35岁及以上产妇、剖宫产、设备辅助阴道生产、羊水过多、宫颈撕裂或子宫破裂、胎盘前置或破裂、子痫、胎儿宫内窘迫会增加羊水栓塞的风险。羊水栓塞少见,是妊娠严重的并发症。一旦发生羊水栓塞,即使积极地抢救,死亡率仍然十分高。由于该情况在分娩前也常常不能预计,所以在分娩的过程中要严密地观察产妇,尤其在死胎、巨大儿、前置胎盘、胎盘早剥、子宫收缩过强等情况存在时更要倍加小心。

空气栓塞多数为医源性疾病,内科穿刺、正压通气和外科手术的严重并发症。

其他栓塞还包括肿瘤栓塞,滑石、淀粉及纤维素栓塞,液体丙烯酸盐类和骨水泥,碘化油栓塞等。

5.3.4 临床表现

症状主要为劳累后呼吸困难,可有胸痛,烦躁不安、咳嗽、咯血、晕厥以及心悸等,也可无明显临床症状。体检应注意患者有无胸部干、湿啰音,胸膜摩擦音,胸腔积液征及休克,发绀等表现。询问病史时须注意有无下肢深静脉血栓引起的浮肿,外伤、手术、介入治疗术后制动的病史。

慢性肺栓塞相关的临床表现取决于受累肺动脉的比例及肺动脉高压的进展情况。若不存在肺动脉高压,慢性肺栓塞临床表现就没有特异度,诊断往往不及时。

肺功能测定在急性肺栓塞诊疗中的作用不是太大,可正常或表现为肺功能受限制。肺功能测定结果不仅受可疑急性肺栓塞患者的临床背景影响,而且受是否存在呼吸系统基础疾病的影响。

5.3.5 MRI及其他影像学表现

传统肺动脉造影是诊断肺动脉病变的金标准,CTPA可直接显示肺动脉分支内的充盈缺损,成为疑诊肺栓塞患者的首选影像学检查方法和诊断肺栓塞的参考标准。

CT可显示栓塞部位、形态、与管壁关系等,直接征象是腔内充盈缺损和/或附壁充盈缺损,以及肺动脉主干及分支的狭窄和阻塞。当管腔内血凝块被两边的对比剂包围时,这一表现被描述为轨道征,多提示新鲜血栓。间接征象为主肺动脉及左右肺动脉扩张,右心扩大,栓塞远端血管截面细小、缺失,肺内灌注不均匀,呈"马赛克征",肺出血或梗死造成的周围肺实变或磨玻璃及胸膜胸腔积液等。

　　MR肺动脉血管成像最初因呼吸伪影和血流与栓塞对比度欠佳的影响而未被关注,随着MR技术的发展以及序列和后处理的进步,显著提高了MR增强血管造影的质量。如今MR已成为肺栓塞诊断策略的一个重要组成部分。Matthij等的前瞻性研究发现,MRPA诊断亚段、段和肺叶动脉栓塞的灵敏度分别为40%、84%和100%。MRA对于肺段或肺叶动脉栓塞的诊断具有很高的灵敏度和特异度,但对诊断(孤立的)亚段肺动脉栓塞可靠性不高。研究者们尝试使用抗凝药来治疗亚段肺动脉栓塞,出现严重出血等并发症的发生率为4%~8%。有数据显示,美国近年来对肺栓塞的诊断数量明显增高,但肺栓塞死亡率并没有明显减低。因此,MRPA可能更适合于发现有临床意义的需要抗凝治疗的肺栓塞。

　　MRPA与CTA相比具有无电离辐射、无须使用含碘对比剂的优势,适合于治疗后需多次复查肺动脉栓塞情况,特别对于产妇、小儿、肾功能不全、对比剂过敏的患者,能有效减少电离辐射及对比剂对患者的损害。

　　此外,非对比增强MRPA是近年来出现的无创性诊断肺动脉栓塞的可靠方法,SLEEK MRA通过呼吸触发选择性对血液进行标记,通过饱和带的抑制和流入增强效应,可清晰显示肺动脉主干及分支,而不受静脉及背景的干扰。不仅能直观反映栓子的大小、形态、部位,还能定量分析栓塞程度及治疗后的变化,具有无电离辐射、无须对比剂、无须屏气的优势。SLEEK MRA具有广阔应用前景和极大的临床应用价值。SLEEK序列扫描过程中不受时间限制,可反复多次扫描,即使患者在一次扫描过程中配合不佳,也可再次扫描进行弥补(图5-3、5-4)。

　　(1)慢性肺栓塞的诊断

　　大多数慢性肺栓塞的病例有多发及累及双侧的倾向,动脉狭窄或成网状,提示可能为慢性肺栓塞。有研究指出,慢性血栓的平均CT密度值高于急性血栓,这可能与栓子机化及强化有关。少数患者可见到慢性栓子内的钙化,但常常被周围的对比剂所掩盖。若栓子偏心性且触及血管壁,栓子有再通的证据目前采用CT能谱分析以及MR各序列成像(包括T_1WI、T_2WI、DWI等),有可能对栓子的成分进行分析,从而鉴别急性肺栓塞与慢性肺栓塞,对于指导治疗方法的选择具有临床意义。但目前尚处于研究阶段,仍需大数据支持。

　　(2)肺动脉高压的诊断

　　肺动脉主干扩张(肺动脉主干直径>2.8 cm或肺动脉主干直径/升主动脉直径>1)即可怀疑肺动脉高压。左右肺动脉直径的正常上限为1.6 cm。目前临床上主要通过超声对肺动脉高压进行评价。CTPA、MR多平面成像也可评价肺动脉的扩张程度,为临床提供更多信息。

　　(3)肺栓塞指数的评估

　　肺栓塞指数根据肺动脉内有无栓子、阻塞程度以及栓子数量计算。定量CTPA栓塞负荷有多种方法,其中使用相对较为广泛的是Qanadli栓塞指数,该指数采用半定量化评分法,能相对客观地评估栓塞范围及梗阻情况,方法简便且具有可重复性,即使存在解剖变异,该指数也易于计算。不仅能对患者进行危险分级,还能为评估患者病情严重程度及治疗效果提供可靠依据,对预后判断具有重要价值。CT肺动脉阻塞指数可作为监测肺栓塞治疗效果的指标,但考虑到CTPA的内在局限性,如须使用对比剂以及存在辐射,不能反映连续的变化,影响了该指数临床应用价值,因此我们需要新的无须对比剂、没有辐射、准确、可重复的检查方法来评估阻塞指数。MRPA可成为计算阻塞指数、评价治疗效果的更好的影像学选择。

　　(4)心功能评价

　　除阻塞指数外,一些心血管参数对于观察患者肺动脉栓塞严重程度、治疗效果、预后等方面也具有重要临床意义。其中研究较多的包括右/左室内径比(RV/LV),右室射血分数(RVEF)以及肺动脉/升主动脉内径比(PA/AO)等。40%血压正常的急性肺栓塞患者超声心动图示右室功能不全,这些患者存在潜在的血流动力学受损,这类患者中10%出现肺栓塞相关性休克,而5%在住院期间死亡。血压正常且不存在右室功能不全的患者早期预后较好,在一些研究中该类患者未出现肺栓塞相关休克及院内死亡。因此临床医师面临的挑战在于及时发现存在右室功能不全的患者。超声心动图作为诊断右室功能不全的常用检查方法,但是可靠准确的超声心动图诊断依赖有经验的医生完成。

MDCT技术的进步已经能在胸部CT检查的同时进行心功能评价。心脏功能的信息可以根据心电门控CT扫描获取的数据资料以及收缩期和舒张期的重建资料计算出来,这样可以计算出包括右室射血分数在内的几个心功能参数。虽然这些检查可控制在合理的剂量内,但辐射剂量依然较大。另外也可在轴位CT上对右心功能进行简单评价,左右室比率用于评价右室扩大(右室/左室长轴)。左右室直径通过冠状位CT图像测量,右室心内膜至室间隔最大径/左室长轴。RV/LV界值为0.9。

MR肺动脉扫描后,可以对心脏进行短轴位白血序列扫描,通过后处理软件可准确计算出右心室射血分数,以达到全面评价肺栓塞及观察患者临床预后的目的。心脏MR短轴电影序列可多层面全方位清晰显示心室结构,评价心室功能,与超声心动图以及CTPA相比,对于评价肺栓塞患者的右室功能更具优势(图5-5)。

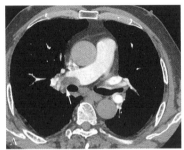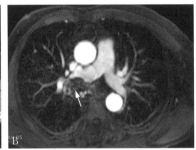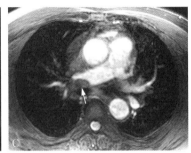

图5-3 肺动脉栓塞影像学表现

注:A. CTPA,右肺动脉主干内充盈缺损(箭头);B. MRPA,与CTPA图像一致,亦可显示右肺动脉主干内栓塞(箭头);C. SLEEK序列,在不用对比剂,无须屏气的情况下成像,也可清晰显示右肺动脉主干栓塞(箭头)。

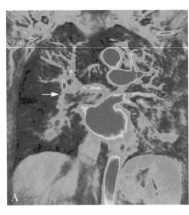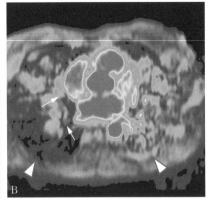

图5-4 肺动脉栓塞MR灌注图像

注:A. MR灌注图像(冠状位),可见右肺动脉主干及分支内充盈缺损(白箭头),右肺灌注较左侧减低;B. MR灌注图像(轴位),示右肺中下肺动脉内栓子形成(白箭头),右肺下叶灌注较左侧明显减低(三角箭头)。

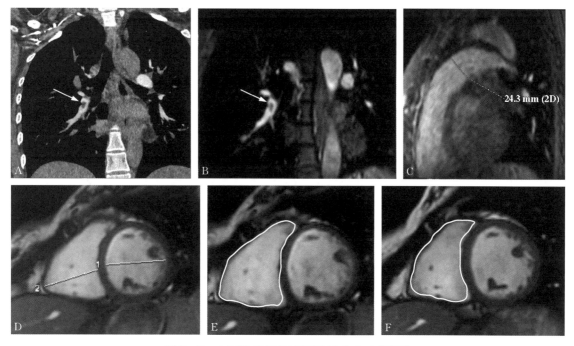

图 5-5　右下肺动脉栓塞显示及右心功能评价

注:A. CTPA 冠状位重建图,示右下肺动脉栓塞(箭头);B. MR SLEEK 冠状位重建图像亦可显示右下肺动脉栓塞(箭头),与 CTPA 一致;C. MR SLEEK 图像进行重建,于右室流出道位测量肺动脉主干直径;D. 心脏短轴位白血序列扫描,于心脏舒张末期,测量左心室直径(线条1)与右心室直径(线条2);E. 心脏短轴位白血序列右心室舒张末期;F. 心脏短轴位为右室收缩末期,通过后处理工作站进行勾画,计算出右室射血分数,对右心功能进行评价。

5.3.6　诊断要点

定义:是内源性或外源性栓子阻塞肺动脉及其分支造成肺循环障碍的临床和病理生理综合征。

症状:胸痛、呼吸困难、咯血为肺栓塞典型三联征,仅见于5%的患者。大部分患者症状无明显特异度或无症状。

病因:栓子通常来源于盆腔或下肢深静脉血栓,随血液流动进入肺动脉,阻塞肺动脉。

影像学检查:CT 以及 MR 可无创诊断肺栓塞,定位栓子部位,评价栓塞指数,MR 可评价右心功能,对于评价栓塞患者的预后具有积极意义。

影像学表现:纵隔窗显示肺动脉内部分充盈缺损(中央的、边缘的)、完全充盈缺损或突然截断。肺窗显示肺内灌注不均匀,呈"马赛克征",肺梗死灶及胸膜改变等。

5.3.7　鉴别诊断

1) 急性肺栓塞的临床症状与急性冠脉综合征及急性主动脉综合征相似,但治疗方法不同,此须早期作出鉴别诊断。注入对比剂后肺动脉内有无充盈缺损有利于鉴别。

2) 先天性肺动脉狭窄常见于儿童,而慢性肺血栓栓塞常见于成人,狭窄伴附壁栓子,可伴有钙化,没有狭窄后扩张。

3) 肺栓塞所致肺动脉高压须与继发左向右分流的先心病所致肺动脉高压相鉴别。

4) 纤维纵隔炎,可见于结核、组织胞浆菌病及其他的肉芽肿性疾病病史、环境暴露和矽肺的患者,增大的和钙化的肺门淋巴结可导致近端肺动脉狭窄。但肺动脉内无充盈缺损。

5) 大动脉炎:血管壁增厚,密度增高,注入对比剂后延迟强化,肺动脉尖段变尖光滑,没有腔内血栓,全身动脉炎。

5.3.8　治疗

急性肺栓塞的治疗是为了肺血流再通,挽救生命,同时为防止进展为慢性肺栓塞。急性期使用抗凝治疗和溶栓治疗,纠正右心功能不全和低血压为主体,同时纠正低氧血症、止痛和抗心律失常。当内科治疗难以奏效时选择介入治疗或外科治疗。

(1)一般治疗及对症治疗

肺栓塞发病后的1～3 d内最危险,患者应收入监护病房,连续监测血压、心率、呼吸、心电图和动脉血气等。对症治疗包括镇静止痛、治疗急性右心功能不全、抗休克治疗、改善呼吸等。

(2)抗凝治疗

对血液循环稳定的患者,都建议肝素治疗,除非肝素是他们的禁忌证。其目的在于:①预防肺动脉血栓的周围出现血栓延伸;②抑制由血栓所致神经、体液因素的分泌;③阻止静脉血栓的进展;④预防肺栓塞复发。抗凝治疗的初期使用肝素,以后用华法林维持。抗凝治疗最大的不良反应是出血。脑出血、消化系统出血的急性期、恶性肿瘤、动静脉畸形为抗凝治疗的绝对禁忌证。

(3)溶栓治疗

急性肺栓塞的治疗,其最终目标是去除血栓。近年来采用的溶栓治疗方法安全且有效。溶栓治疗能改善肺毛细血管的扩散能力,增加肺毛细血管的容积。对血液循环不稳定的患者应进行溶栓治疗,尤其是对存在全身低血压的患者。

溶栓治疗的适应证:①广泛型急性肺栓塞。②非广泛型急性肺栓塞合并重症心肺疾病,抗凝疗法无效。③深静脉血栓形成。

禁忌证:①消化道溃疡伴有出血。②近期脑血管疾病或脑脊髓术后。③颅内肿瘤等。

溶栓治疗的主要并发症是出血,为减少其出血,可采用小剂量(25万～50万单位)尿激酶直接经导管注入肺动脉血栓处,溶栓效果更好。在溶栓治疗中,应因人因病程度和肺栓塞的临床类型而异,重视治疗的个体化。

(4)手术治疗

第1个小时溶栓治疗无反应或溶栓治疗禁忌的大面积肺栓塞患者存在血流动力学功能不全可以考虑行肺血管内膜剥除术,可以减少肺血管阻塞的程度,从而降低肺动脉压及改善心功能。现在的外科技术能够去除主、叶及段肺动脉的慢性

栓子,更远段的栓子内膜剥除术不能到达,因此确定栓子的位置是决定性因素。肺血栓内膜剥除术治疗后,慢性肺血栓肺动脉高压患者的肺血流动力学可恢复正常或接近正常。

(5)预防

采取适当预防措施可以降低肺栓塞的发生率和死亡率。主要方法有两种:①药物治疗,应以防止深静脉血栓形成为目的。②放置下腔静脉过滤器,其优点为既能防止较大栓子脱落引起致死性肺栓塞,又不致明显影响静脉回流,并发症也较少。如安置得当,98%以上患者可长期保持下腔静脉通畅,肺栓塞复发的发生率也较低。一旦放置下腔静脉过滤器,就须长期口服抗凝药物。放置下腔静脉过滤器存在滤器脱落、移行和静脉穿孔的风险。

5.3.9　新技术应用拓展

肺动脉 MR 血管成像无电离辐射的风险,且能减少对比剂引起的并发症,特别是新的非增强 MR 血管成像技术的应用,彻底消除了对比剂对人体的影响。现有的关于肺栓塞 MRI 的研究主要从以下几个方面进行。

(1)MR 扫描序列

目前已有多种序列可用于协助肺栓塞诊断。最常用的序列为 MRPA,即以 2 mL/s 速度静脉注射 0.1 mmol/kg 的钆钡葡胺,并用 30 mL 0.9%氯化钠溶液冲管。当检测到对比剂至下腔静脉,要求患者吸气后屏气进行扫描,1 次呼吸间隔后马上进行第 2 次扫描,参数与第 1 次完全一致。扫描后对 3D MRPA 冠状位数据进行后处理重建,可获得多层面最大密度投影。

SLEEK 是一种能够产生"亮血"信号的梯度回波序列,它具有扫描速度快、信噪比和空间分辨率高的特点。选择性地对血液进行标记,通过流入增强效应清晰显示肺动脉主干及远端细小分支,并避免了左心室及主动脉对肺动脉成像的影响。结合呼吸触发技术,可有效减少呼吸伪影对图像质量的干扰。采集所得图像经过最大密度投影处理后,可清晰显示感兴趣区的动脉血管。SLEEK 序列无对比剂、无辐射、采用呼吸门控技

术无须屏气即可清晰显示肺动脉。SLEEK MR 与 CTPA 相比诊断肺栓塞具有较高的准确性。对于无法屏气的患者可减少运动伪影,清晰显示血管壁及局部栓塞。

此外,MR 肺灌注成像(MR pulmonary perfusion,MRPP)可通过观察肺灌注信号缺失、低灌注及时间峰值曲线的峰值减低或峰值时间延迟等间接征象判断是否存在肺动脉栓塞。MR 肺动脉血流成像应用 Argus 分析软件初步半定量分析肺血流动力学变化,得出主肺动脉血流平均流速、血流峰值及单位时间内的流量等参数,粗略评估肺动脉高压程度,具有很好的发展潜能。

(2)MRI 不同场强的影响

研究发现三维对比增强 3 T MRPA 对于发现肺动脉栓塞具有高的灵敏度、特异度、准确性,且观察者间一致性良好,增强的血管与 1.5 T 相比能获得相同或更佳的信噪比,可能提高肺动脉栓塞诊断率。

(3)MRI 不同对比剂的影响

MRI 常用的钆螯合物对比剂是一种细胞外间隙对比剂,容易快速扩散至实质,导致不易获取真正的灌注图。更重要的是它们的增强动力学在首过期时间窗过短,限制了可获得的最大空间分辨率以及准确性。最近推出的 MRI 血池对比剂,在血管内循环持续时间更长,不会从脉管中溢出至实质,进而提高 MRI 诊断肺栓塞的能力。

(4)MRI 诊断肺栓塞的局限性

MRI 在肺栓塞的诊断中有几点不足:体内有金属或幽闭恐惧症的患者不能接受 MRI 检查;MRI 肺动脉血管成像需要患者配合且比 CTPA 需要更长的屏气时间是 MRI 检查固有的限制。病情危重及呼吸困难的患者会明显影响图像质量。MRI 扫描室与各种生命支持设备不兼容,对临床上不稳定的患者来说是个不利环境。MR 含钆对比剂虽较含碘对比剂不良反应少,但仍有致系统性肾纤维化的风险。医疗机构对肾功能不全的患者应尽量避免使用对比剂,非增强 MR 扫描至关重要。从安全、节省 MRI 检查成本、提高检查成功率的角度考虑,呼吸触发非增强 MR 血管成像在临床上受到了极大关注。

(5)MRI 诊断的发展方向

综上所述,在肺栓塞的影像诊断中,MR 为无创性检查且无电离辐射,为临床普查提供很好的参考价值,特别是对年轻的女性患者及肾功能不全的患者更为有利。相信随着新的 MR 技术的不断发展,MRI 的应用前景会更加广阔。影像技术与临床指标相结合的研究以及非对比增强肺栓塞 MRI 可能会成为将来的热点。

(夏黎明)

主要参考文献

[1] CHOWDHURY M M, CHAKRABORTY S. Imaging of congenital lung malformations [J]. Semin Pediatr Surg, 2015,24(4):168-175.

[2] DIMAS V V, DILLENBECK J, JOSEPHS S. Congenital pulmonary vascular anomalies [J]. Cardiovasc Diagn Ther, 2018,8(3):214-224.

[3] GHUYSEN A, GHAYE B, WILLEMS V, et al. Computed tomographic pulmonary angiography and prognostic significance in patients with acute pulmonary embolism [J]. Thorax, 2005,60(11):956-961.

[4] GILL S S, RODDIE M E, SHOVLIN C L, et al. Pulmonary arteriovenous malformations and their mimics [J]. Clin Radiol, 2015,70(1):96-110.

[5] GOLDHABER S Z, ELLIOTT C G. Acute pulmonary embolism: part Ⅱ: risk stratification, treatment, and prevention [J]. Circulation, 2003, 108 (23): 2834-2838.

[6] INÖNÜ H, ACU B, PAZARLI A C, et al. The value of the computed tomographic obstruction index in the identification of massive pulmonary thromboembolism [J]. Diagn Interv Radiol, 2012,18(3):255-260.

[7] LACOMBE P, LACOUT A, MARCY P Y, et al. Diagnosis and treatment of pulmonary arteriovenous malformations in hereditary hemorrhagic telangiectasia: an overview [J]. Diagn Interv Imaging, 2013,94(9):835-848.

[8] SABOO S S, CHAMARTHY M, BHALLA S, et al. Pulmonary arteriovenous malformations: diagnosis [J]. Cardiovasc Diagn Ther, 2018,8(3):325-337.

6 肺部感染性疾病

6.1 肺结核
　　6.1.1　概述
　　6.1.2　病理
　　6.1.3　临床表现
　　6.1.4　MRI表现
　　6.1.5　诊断要点
　　6.1.6　鉴别诊断
　　6.1.7　新技术应用拓展

6.2 肺脓肿
　　6.2.1　概述
　　6.2.2　病理
　　6.2.3　临床表现
　　6.2.4　MRI表现
　　6.2.5　诊断要点
　　6.2.6　鉴别诊断
　　6.2.7　新技术应用拓展

6.1　肺结核

6.1.1　概述

肺结核(pulmonary tuberculosis，PTB)约占所有结核病例的80%，是由结核分枝杆菌复合群(MTBC)引起的一种以慢性肉芽肿性炎为病理特征的慢性传染性疾病。绝大多数因吸入携带有结核分枝杆菌的飞沫而感染。近年来，其发病率有所上升。肺结核最常见的症状是咳嗽，高达95%，其他主要症状包括发热、体重下降及盗汗。约20%活动性肺结核病例无明显症状。痰检找到结核分枝杆菌或痰培养阳性及纤维支气管镜检查发现结核性病变是诊断肺结核的可靠依据。结核菌素反应阳性是诊断小儿肺结核的可靠依据。肺结核是可治愈的疾病，如果不给予治疗，涂阳患者10年死亡率为70%，培阳(涂阴)患者为20%。

6.1.2　病理

(1) 渗出性病变

主要为局部小血管充血扩张，浆液及炎性细胞向血管外渗出，充盈肺泡和细支气管所引起。病灶的发展过程多样，可好转愈合或转化为增生性或坏死性病变。其演变与治疗因素、病菌数量和毒力及患者免疫力有关。

(2) 增生性病变

为结核病病理特征性的病变，主要表现为坏死性和非坏死性肉芽肿，有时产生结核结节，形成结核性肉芽组织。增殖性病灶则须经纤维化才能愈合。

(3) 坏死性病变

结核性坏死属凝固性坏死，也称干酪样坏死。可产生液化，并沿支气管播散，形成空洞性结核，并成为结核病的重要传染源。

上述3种病理改变常混合存在，在不同阶段，多以某一种为主且可相互转化。

6.1.3 临床表现

肺结核起病缓慢,病程长,可无明显临床症状。或有持续性咳嗽、午后低热、盗汗、消瘦、食欲缺乏、咳嗽、胸痛、咯血等。急性血行播散者,可有高热、寒战或昏睡等症状。少数患者可有结核变态反应引起的过敏表现:结节性红斑、疱疹性结膜炎和结核风湿症等。肺结核可伴有肺外结核,如颈淋巴结结核、骨与关节结核及脑膜结核等。

肺结核缺乏特异度体征。病变范围小时,常无体征;渗出病变范围大时可有肺实变体征;纤维病变大量形成时,可出现气管向患侧偏移、患侧胸廓塌陷;伴胸膜炎时可出现胸腔积液体征。

肺结核病分类:①原发性肺结核,包括原发综合征和胸内淋巴结结核;②血行播散型肺结核,包括急性粟粒型肺结核和亚急性或慢性血行播散型肺结核;③继发性肺结核,包括浸润型、纤维空洞型、结核球和干酪样肺炎。④结核性胸膜炎。

6.1.4 MRI 表现

不同性质的结核病变在 MRI 图像上表现各异:干酪病变在 T_1WI 上显示为低信号;在 T_2WI 上,多数显示为高或稍高信号,DWI 信号与干酪样坏死、纤维化或钙化成分有关;干酪样坏死 DWI 显示为高信号,对应区域 ADC 值明显低于实性部分。MRI 较 CT 对于薄环状强化更易检测出,但在纤维化及钙化方面不及 CT。由于在

MRI 上纵隔内血管及肺门血管血流的流空效应,显示纵隔或肺门淋巴结较 CT 平扫有优势。典型病例一影像见图 6-1、6-2,典型病例二影像见图 6-3、6-4。

6.1.5 诊断要点

咳嗽、低热、盗汗、痰抗酸杆菌涂片镜检或分枝杆菌培养阳性或结核分枝杆菌核酸检查阳性。肺结核的影像学表现多样,薄环状强化是球形结核的特征性表现。

6.1.6 鉴别诊断

(1)结核球

1)与周围型肺癌鉴别:后者多为分叶状肿块,周围可见短细毛刺,钙化及"卫星灶"少见,可有胸膜凹陷征。

2)与炎性假瘤鉴别:后者多位于肺表浅部位,轮廓光滑,周围血管纹理受牵拉移位,肿块或结节边缘可见尖角,如病变靠近胸膜可有粘连。

(2)结核性空洞

1)与癌性空洞鉴别:后者多为厚壁空洞,常为偏心性,内缘不光整,可有壁结节;外缘多为分叶状,可有毛刺征,常无"卫星灶"。

2)与肺脓肿鉴别:肺结核空洞多发生在上叶,壁较薄,很少有气-液平面。肺脓肿多见于肺下叶,脓肿周围炎症浸润较重,空洞内常有液平面。

3)与肺炎鉴别:后者常局限于一个肺叶或肺段,表现为大片炎症浸润阴影或实变影,在实变阴影中可见支气管充气征。

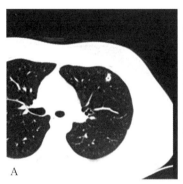
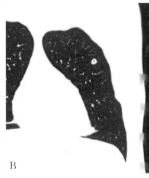
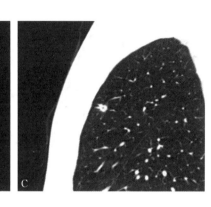

A　　　　　　　　　B　　　　　　　　　C

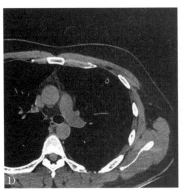

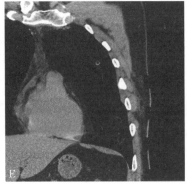

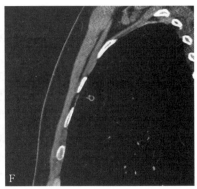

图 6-1　肺结核病例一的胸部 CT 表现

注:A~C.肺窗横断面、冠状面、矢状面;D~F.纵隔窗横断面、冠状面、矢状面。影像表现为左肺上叶前段结节,内可见小空洞,内壁光整。

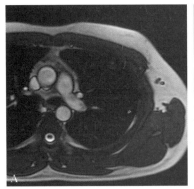

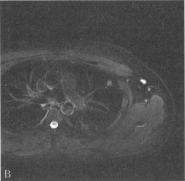

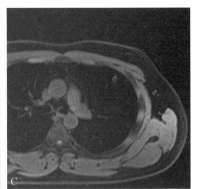

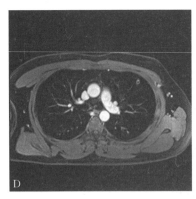

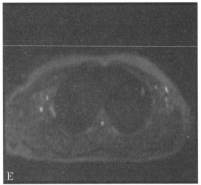

图 6-2　肺结核病例一的 MRI 图像

注:A. T_2WI 呈等稍高信号;B. T_2WI FS 呈高信号;C. T_1WI FS 呈等信号;E. DWI 呈高信号;D. 增强扫描呈环状均匀强化。MRI 表现为左肺上叶环状小结节。

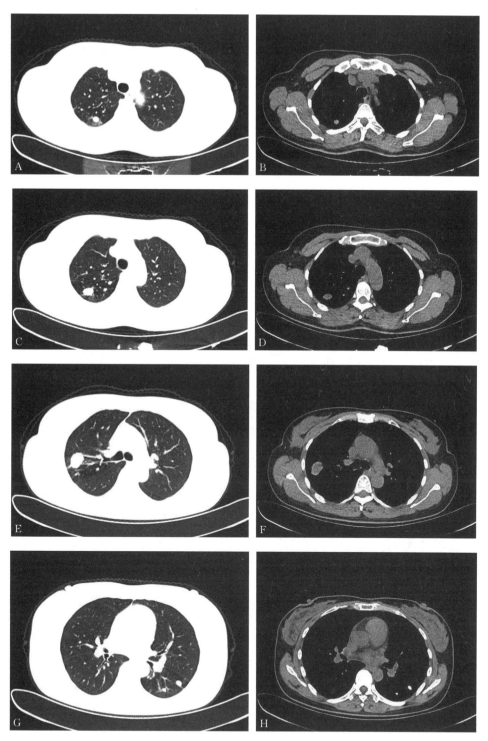

图 6-3　肺结核病例二的 CT 表现

注：A～H. CT 表现为两肺多发结节，边缘光整，部分见钙化。

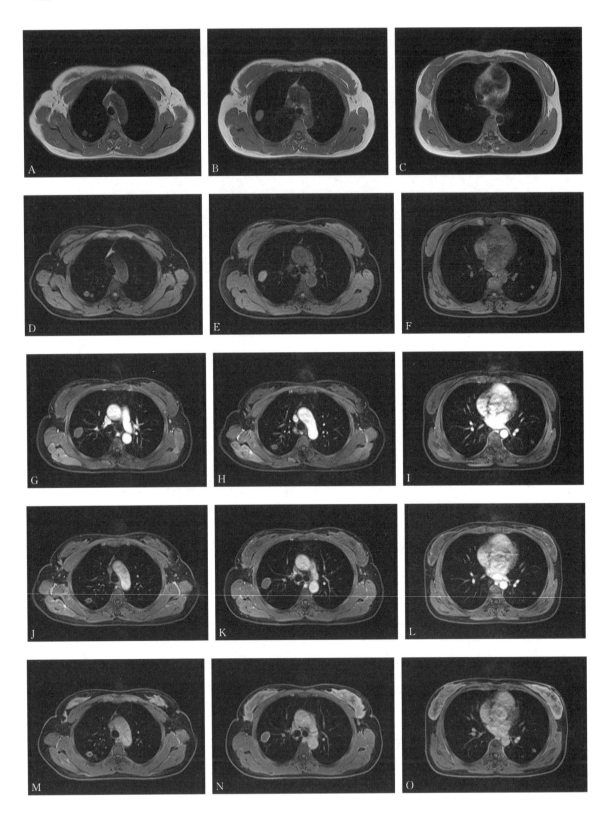

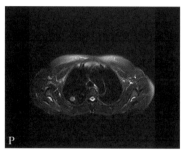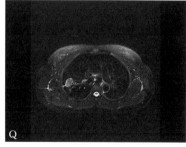

图 6‒4　肺结核病例二的 MRI 图像

注：A～C. T$_1$WI 呈等稍高信号；D～F. T$_1$WI FS 呈高信号；P～Q. T$_2$WI FS 示外周环状高信号，内部为低信号；G～O. 增强扫描动脉期轻度环形强化，延迟扫描（40 min）呈明显环形强化。

6.1.7　新技术应用拓展

CT 灌注成像不但应用在传统肿瘤以及卒中方面，也应用在肺结核的诊断。国内已有学者开展研究，对活动性肺结核应用 CT 灌注技术扫描，以肺动脉干作为输入动脉，获得肺动脉血流量（PF）、支气管动脉血流量（BF），并按 PF/(PF＋BF) 计算血流灌注指数（perfusion index，PI）。从结果来看，PF 明显超过 BF，而肺癌是通过支气管动脉供血，因此具有极大差异，从而表明 PI 可能作为鉴别结核与肺癌的有效标志。

6.2　肺脓肿

6.2.1　概述

肺脓肿（lung abscess）是常见的肺部疾病，主要由多种化脓性细菌感染导致的肺组织化脓性病变。早期表现为化脓性肺炎，随着病程发展，可发生坏死、液化，形成充满脓液或伴有气-液平面的脓腔。其特征性临床表现主要为高热、咳嗽及咳大量脓痰。近年来由于抗生素的应用，肺脓肿的发病率已明显得到改善，但其在免疫力低下人群中死亡率仍然较高。

6.2.2　病理

根据感染途径的不同，肺脓肿可分为吸入性肺脓肿、血源性肺脓肿及继发性肺脓肿，其中吸入性肺脓肿最常见。各种带有化脓性细菌的分泌物或异物一旦进入呼吸性细支气管或终末细支气管，细菌可在其内繁殖、生长，引起局部组织炎症或坏死改变；随着病情发展，病灶开始液化并穿透细支气管蔓延至肺实质，引起相应区域肉芽组织及纤维组织的不断增生，从而引发肺脓肿。如果病变区与支气管相通，则坏死物可排出，脓腔形成。肺脓肿起病急、发展迅速，容易引起败血症。如肺脓肿引流不畅，病情长期得不到有效治疗，空洞壁将会有大量纤维组织或肉芽组织形成，洞壁不断增厚，最终形成慢性肺脓肿。肺脓肿多贴近胸膜，在发展过程中可演变成局限性纤维性胸膜炎而造成胸膜粘连。若肺脓肿发展迅速，脓腔压力过高，一旦脓液破溃到胸腔则引发脓胸。

6.2.3　临床表现

肺脓肿好发于 30～40 岁的青壮年，男性多于女性。急性肺脓肿起病急骤，患者畏寒发热，高热伴咳嗽、咳脓痰、胸痛。慢性肺脓肿表现为慢性咳嗽、咳脓痰、反复咳血。血源性肺脓肿表现为原发病灶引起的畏寒发热等全身脓毒血症状。脓肿好发部位为右肺下叶背段及上叶后段，这可能与平卧时这些肺段的支气管开口处于最低位置，容易吸入呼吸道异物及分泌物有关。引起肺脓肿的细菌一般是上呼吸道、口腔的常驻菌群，以口腔厌氧菌最多见。90％肺脓肿患者合并厌氧菌感染，咳大量脓臭痰是其最具特征性的临床症状。

6.2.4 MRI表现

肺脓肿多为单发,好发部位为上叶后段或下叶背段,靠近胸膜,其MRI表现与病理阶段相关。病变早期,T_1WI为片状中等信号,T_2WI表现为中高信号,病灶边缘模糊不清。由于含有血管及支气管的黑色低信号影,病灶信号强度不均匀。病灶进一步发展,可形成脓腔,脓肿壁T_1WI呈等信号,T_2WI呈低信号,脓腔T_1WI上呈低信号,T_2WI呈高信号。因脓腔内为黏稠液体,水分子活动受限而表现为DWI明显高信号。增强检查脓肿壁呈环形强化,脓液不强化。肺脓肿形成空洞后,可见片状模糊中等信号中有极低信号含气空洞影,空洞内见气-液平面。典型病例见图6-5~6-7。

6.2.5 诊断要点

典型肺脓肿表现为肺内空洞性病变,充满脓液或者伴气液平面,脓肿壁完整、光滑、均匀,增强扫描呈明显环形强化,结合临床上典型的高热、咳嗽、咳脓痰等表现,可提示肺脓肿的诊断。非典型肺脓肿须结合临床实际情况,动态观察分析。

6.2.6 鉴别诊断

在肺脓肿早期尚未形成空洞前,应与大叶性肺炎进行鉴别。前者病灶按肺叶分布,后者则可跨叶生长,增强扫描环形强化有助于鉴别。慢性肺脓肿形态不规则,洞壁较厚,须与肺癌空洞、肺结核空洞鉴别。肺癌空洞壁厚薄不均匀,内壁凹凸不平,病灶整体形态可呈分叶状,DWI高信号区域为空洞壁。肺结核空洞一般无气-液平面,周围常有卫星病灶,同侧和/或对侧伴有结核灶,临床上患者常有发热、盗汗等症状。当肺囊肿合并感染时,也须与肺脓肿进行鉴别,有时肺脓肿须与继发感染的肺囊肿鉴别,肺囊肿一般无明显临床症状。多发性肺脓肿须与转移瘤鉴别。

6.2.7 新技术应用拓展

高分辨MRI图像具有较高分辨力,可清晰显示胸膜外脂肪线、肋间肌、肋间血管和肋间神经等结构,对胸膜及胸壁病变的范围及浸润情况显示得更清楚。

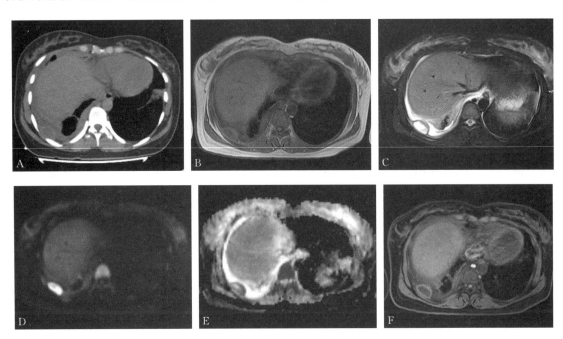

图6-5 右肺下叶肺脓肿病例一影像学表现

注:A. CT平扫,脓肿壁呈等密度,脓液呈稍低密度;B. MRI上脓肿壁T_1WI呈等信号,脓液T_1WI呈低信号;C. T_2WI脓肿壁呈低信号,T_2WI脓液呈高信号;D、E. DWI呈明显高信号;F. 增强扫描呈明显环形强化,脓液不强化,脓肿壁光滑、均匀、完整。

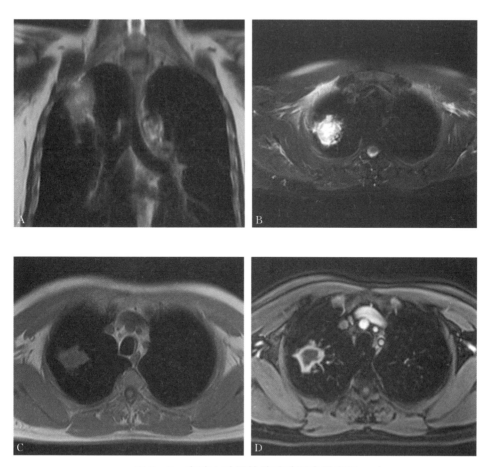

图 6 - 6　右肺上叶慢性肺脓肿影像学表现

注：A. MRI 平扫冠状面 T_2WI 示病灶形态略不规则，邻近胸膜粘连增厚，病灶边缘模糊；B. T_1WI 脓肿壁呈等信号，脓液低信号；C. T_2WI 脓肿壁呈稍低信号，脓液为高信号；D. 脓肿壁较厚，内壁光滑，增强扫描为明显环形强化。

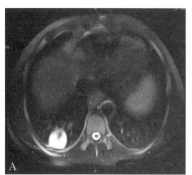
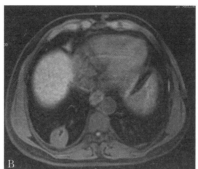
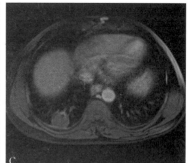

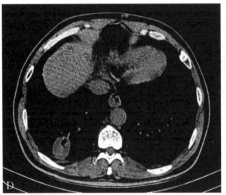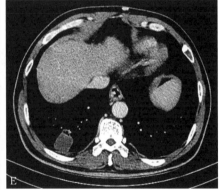

图 6-7　右肺下叶肺脓肿病例二影像学表现

注：A. T$_2$WI呈高信号，病灶内可见斑片状极低信号气体影，脓肿壁菲薄、光滑；B. MRI平扫病灶表现为T$_1$WI略高信号；C. 病灶增强呈薄环样强化；D. CT平扫病灶低密度囊性为主，内可见小片状气体密度；E. CT增强可见边缘轻度强化的菲薄脓肿壁。

（彭德昌）

主要参考文献

［1］邹庆,明兵,张勇,等. MRI在痰菌阴性不典型肺结核中的应用价值［J］.中华临床医师杂志（电子版）,2017,(9):1489-1492.

［2］周新华,陈冀.不典型肺脓肿的放射影像学诊断［J］.中华结核和呼吸杂志,1998,21(6):361-363.

［3］暴福君.肺脓肿临床表现与X线诊断［J］.中国现代药物应用,2010,4(20):47-48.

［4］COOLEN J, VANSTEENKISTE J, KEYZER F, et al. Characterisation of solitary pulmonary lesions combining visual perfusion and quantitative diffusion MR imaging［J］. Eur Radiol, 2014, 24(2):531-541.

［5］HILL-CAWTHORNE, GRANT A. Population monitoring for drug-resistant tuberculosis: is genomics the answer? ［J］. Lancet Infect Dis, 2018, 18(6):S1473309918301610.

［6］SEO H, CHA S I, SHIN K M, et al. Focal necrotizing pneumonia is a distinct entity from lung abscess［J］. Respirology, 2013,18(7):1095-1100.

［7］TANAKA T, SEKINE A, TSUNODA Y, et al. Central nervous system manifestations of tuberculosis-associated immune reconstitution inflammatory syndrome during adalimumab therapy: a case report and review of the literature［J］. Intern Med, 2015,54(7):847-851.

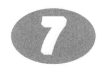

肺部恶性肿瘤

7.1　肺癌
　　7.1.1　概述
　　7.1.2　病理
　　7.1.3　临床表现
　　7.1.4　MRI 表现
　　7.1.5　诊断要点
　　7.1.6　鉴别诊断
　　7.1.7　新技术应用拓展
7.2　淋巴瘤
　　7.2.1　概述
　　7.2.2　病理
　　7.2.3　临床表现

7.2.4　MRI 表现
7.2.5　诊断要点
7.2.6　鉴别诊断
7.2.7　新技术应用拓展
7.3　肺转移瘤
　　7.3.1　概述
　　7.3.2　病理
　　7.3.3　临床表现
　　7.3.4　MRI 表现
　　7.3.5　诊断要点
　　7.3.6　鉴别诊断
　　7.3.7　新技术应用拓展

7.1　肺癌

7.1.1　概述

　　肺癌(lung cancer)是最常见、致死率最高的恶性肿瘤。过去 30 年间我国肺癌死亡率上升了 465%,成为世界第一肺癌大国,近 10 年增长最快,目前我国肺癌发病率每年增长 26.9%,预计到 2025 年,我国新发肺癌患者将达到 100 万/年。目前肺癌的主要治疗手段仍然是以手术为主的综合治疗,肺癌的预后与确诊时的临床分期密切相关。根据国际肺癌研究学会(IASLC)第 8 版的分期,对非小细胞肺癌的生存分析显示,肿瘤大小是影响肺癌患者预后的重要因素,肿瘤越大,预后越差。对

于直径≤5 cm 的患者,肿瘤每增加 1 cm,其预后明显下降($P<0.001$),而对于肿瘤最大直径>5 cm,≤7 cm 的患者生存率变化不大。因此,早期诊断是提高肺癌生存率的关键。肺癌的影像诊断与鉴别诊断已成为胸部影像学研究的重点和难点。

　　肺癌按起源位置分为周围型肺癌和中央型肺癌,周围型肺癌为起源于肺段支气管以下的支气管上皮或肺泡上皮的恶性肿瘤。病理上以肺周边部形成肿块或结节为主要特征,瘤体直径<3 cm 为结节,直径≥3 cm 称为肿块。中央型肺癌是指发生于肺段及肺段以上较大支气管黏膜上皮或腺体的恶性肿瘤。

7.1.2　病理

　　周围型肺癌组织学上分为非小细胞性及小细

胞性肺癌,非小细胞性肺癌中腺癌(adenocarcino-ma)最多,恶性程度高;其次是鳞癌(squanmous carcinoma),多见于男性,生长慢,转移相对较晚;小细胞癌(small cell carcinoma)恶性程度最高,生长、转移快;其他发病率较低的包括大细胞癌(large cell carcinoma)及类癌等。

中央型肺癌组织病理学上一般分为4型:鳞癌、腺癌、小细胞癌、大细胞未分化癌。鳞癌最常见,其次是腺癌和小细胞癌。病理上早期中央型肺癌是指病变局限于管壁或管腔内,尚未突破管壁。主要表现为支气管腔局限性狭窄,狭窄远端发展为梗阻或突然截断。在狭窄、梗阻部位的支气管管壁有不规则增厚并常形成明显肺门肿块,还可形成癌性淋巴管炎。

7.1.3 临床表现

(1)早期肺癌

早期周围型肺癌往往缺乏症状,少数患者可有间断性痰中带血,实验室检查没有特异度,痰细胞学常常阴性,临床发现较困难。近年来,随着肺癌筛查的广泛开展,越来越多的早期肺癌被检出,部分病灶缺乏典型的影像学征象,定性诊断困难。早期中央型肺癌可无任何症状,典型症状则为刺激性干咳,但通常的症状则是一般的呼吸道症状如咳嗽、咳痰,可伴有断断续续的痰中带血,合并阻塞性炎症时可出现感染症状,反复同一部位的炎症应警惕存在中央型肺癌可能。

(2)中晚期肺癌

中晚期肺癌以咳嗽、咳痰、痰中带血,甚至大咯血为主要表现,合并阻塞性炎症时出现感染症状;当肿瘤发生邻近脏器的侵犯或发生转移后,可出现相应部位的临床症状和体征。如胸膜受累致胸腔积液可出现憋气、呼吸困难和胸痛;肺癌侵犯上腔静脉,可引起上腔静脉阻塞综合征,出现颈静脉、上肢静脉、胸壁静脉怒张,头颈部水肿和气短;侵犯喉返神经可引起声音嘶哑;迷走神经受累时出现同侧软腭瘫痪、咽喉感觉丧失及吞咽、呼吸困难;交感神经受侵可使汗腺分泌减少或无分泌;颈上交感神经受侵可发生霍纳(Horner)综合征;肺尖部肺癌可引起特征性临床表现,如臂丛侵犯

出现肩背部和上肢疼痛、感觉丧失及运动障碍等;肺外副肿瘤综合征,即由肿瘤引起的一系列异位激素性和代谢性的综合征,包括肿瘤的异位内分泌症状、过多分泌5-羟色胺引起的类癌综合征及肺性骨关节病等。纵隔淋巴结转移压迫食管可引起吞咽困难;肋骨或其他部位骨转移可出现相应部位疼痛;心包转移可出现心悸、胸闷;脑转移可导致头晕、头痛及相应的神经定位体征。

7.1.4 MRI表现

(1)周围型肺癌

MRI对周围型肺癌,特别是早期周围型肺癌形态学征象,如分叶、毛刺、空泡征等的显示价值有限。但是MRI可直接三维成像,对肺尖、颈胸交界处、膈周围等部位肿瘤与邻近脏器结构的关系显示具有优势。另外,MRI对胸壁软组织、纵隔淋巴结及心脏大血管等结构的侵犯或转移显示优于CT。因此,MRI对中晚期周围型肺癌的临床分期起到重要的补充作用。

1)发现及定位:MRI检出直径$\geqslant$5 mm实性结节的灵敏度和特异度较高,但是,对部分亚实性结节和纯磨玻璃结节,MRI检出能力有限。由于MRI不能显示肺的叶间裂,对段以下的支气管及其伴行的血管也显示不好,所以MRI对周围型肺癌的定位准确度不如CT。

2)病灶形态、瘤-肺界面:MRI对病灶大体形态及分叶征的显示与CT相似。由于空间分辨率的问题,MRI对周围型肺癌的瘤-肺界面信息丢失严重,但对于光整界面的显示没有差别。

3)内部及瘤周结构:MRI软组织对比度好,显示瘤灶内的坏死、纤维化、区分肿块与不张的肺组织等比CT更敏感,但对空泡、细支气管充气征、钙化的显示不如CT。MRI对瘤周继发改变显示的优势主要在于判断胸膜凹陷征是否存在,其位置、形态及凹陷处内容物等方面,尤其是在判断内容物方面明显优于CT。胸膜凹陷征被牵拉的是脏层胸膜,其内容物为胸膜腔内液体,所以在T_2WI脂肪抑制序列为高信号,具有一定的特征性(图7-1)。

4）信号及强化方式：肺癌在 MRI T_1WI 多为等信号，T_2WI 多为稍高信号，坏死区为更高信号；增强扫描病灶强化方式与 CT 相仿。

（2）中央型肺癌

中央型肺癌表现为支气管管壁增厚，管腔狭窄、阻塞以及肺门肿块，远肺肺组织"三阻征"，即阻塞性肺气肿、阻塞性肺炎、阻塞性肺不张。MRI 对叶及叶以上支气管管壁增厚及管腔狭窄可以作出明确诊断（图 7-2）；但由于空间分辨率低，对叶以下支气管管壁的增厚和/或管腔狭窄的显示不如 CT。MRI 有助于区分阻塞性肺不张内的肺门肿块（图 7-3），T_2WI 肺不张信号与肿瘤有差异，且增强后肺不张强化较肿瘤明显。MRI 还可以区别肺肿瘤与肿瘤放疗后的纤维化，肺癌在 T_1WI 多为等信号，T_2WI 为稍高信号，而纤维化在 T_1WI，T_2WI 上均为低信号。

MRI 上，正常纵隔大血管、气管和支气管周围常有一层高信号脂肪带，且血管因流空效应而呈黑影，与肿瘤很容易区分，从而有助于显示肺癌对心脏大血管的侵犯。另外，MRI 较易显示肿瘤对胸壁、肋骨的侵犯及纵隔、肺门淋巴结肿大。对于肺癌的分期尤为重要。MRI 对中央型肺癌的表现和诊断基本同 CT，在区分肺门肿块与不张肺组织，显示淋巴结、血管等方面优于 CT，但空间分辨率不及 CT，对一些细小病变显示不佳。

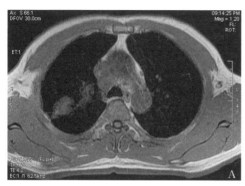
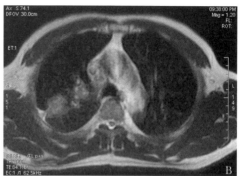

图 7-1　右肺上叶后段周围型肺癌，近胸膜侧可见胸膜凹陷征 MRI 表现

注：男性，56 岁。A. T_1WI 上胸膜凹陷内容物为低信号；B. T_2WI 上胸膜凹陷内容物为高信号。

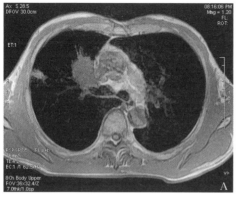
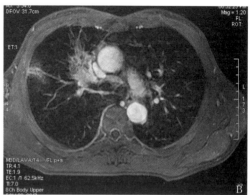

图 7-2　右肺上叶中央型肺癌 MRI 表现

注：男性，59 岁。A. 横断面 T_1WI 平扫，示右上叶支气管狭窄、管壁增厚，并见软组织肿块影，远端可见片状的阻塞性肺炎；B. 横断面增强见肿块明显强化。

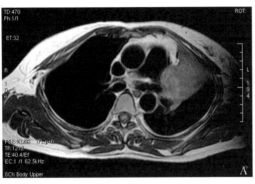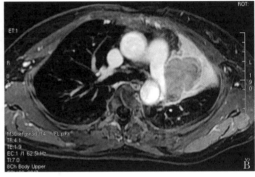

图 7-3 左肺上叶中央型肺癌 MRI 表现

注:女性,43 岁。A. Double-IR 示肿块与远端不张的肺组织分界清楚,肿块呈稍高信号;B. 增强后示病灶与不张的肺组织有明显的信号差异。

7.1.5 诊断要点

出现支气管截断、管壁增厚,肺门肿块,增强扫描中度-明显均匀/不均匀延迟强化,提示中央型肺癌。周围型的结节或肿块,出现分叶、胸膜凹陷、支气管截断等征象,增强扫描中度-明显均匀/不均匀延迟强化,提示周围型肺癌。

7.1.6 鉴别诊断

应注意与肺结核、肺部良性肿瘤等鉴别。肺结核多为肺内多发病变,结核肉芽肿的强化常较明显,以动脉期强化明显;结核球典型的 MRI 表现为增强扫描呈现包膜样强化,MRI 由于软组织分辨率高,对包膜样强化的显示明显优于 CT。肺部良性肿瘤,如硬化性肺泡细胞瘤等,常常边界清楚光整,增强扫描明显强化,多在病灶周围见到正常的肺血管,即血管贴边征。肺错构瘤则多数强化不明显,有助于鉴别诊断。

7.1.7 新技术应用拓展

近年来,随着快速采集技术和去伪影技术等的发展,如快速弛豫增强序列(rapid acquistion with relaxation enhancement,RARE)、鸡尾酒技术(controlled aliasing in parallel imaging results in higher acceleration,CAIPIRINHA)等,信号采集时间显著缩短,伪影减少,对比度和图像信噪比显著提高,小病灶的检出率增加,MRI 检出、诊断肺结节成为可能。研究发现,扩散加权成像(DWI)、DCE-MRI 等功能成像方法,对病变良、恶性判断和疗效评估具有重要的临床意义。

MRI 检出肺结节常用的扫描序列包括快速自旋回波(turbo spin echo,TSE)序列、半傅里叶采集单次激发快速自旋回波(HASTE)序列、平衡稳态式自由进动(bSSFP)序列、三维容积内插屏气检查(three-dimensional volume interpolated breath-hold examination,3D-VIBE)等。采用以上扫描序列能检出 3~4 mm 的实性小结节。MRI 对检出实性小结节有较高的灵敏度和特异度,但对亚实性结节,MRI 显示能力有限,其检出率与实性成分百分比密切相关。相关研究发现,超短回波时间(UTE)序列可以清晰地显示亚实性结节及纯磨玻璃结节,检出结节的灵敏度分别为 57.7%、90.9%,特异度分别为 97.6%、98.0%。但是,显示结节边缘较 CT 更加平滑,最大长径与 CT 测量值变异较大。

不同序列的联合应用可进一步提高结节的检出率和特异度。1.5 T MRI T_2W MultiVane XD、bSSFP 和 T_1 高分辨各向同性容积激发序列(enhanced-T_1 high resolution isotropic volume examination,THRIVE),检出直径为 4~5、6~7、8~14、≥15 mm 实性结节的灵敏度分别为 69.3%、95.2%、100.0%、100.0%,特异度分别为 96.4%、99.6%、99.6%、100.0%。对于直径<20 mm 的亚实性结节,其灵敏度和特异度

分别为 72.7%、99.2%。并且,MRI 显示结节的最大直径与 LDCT 一致。3.0T MRI 联合 T₂W FSEFS 和 3D T₁WI VIBE,总灵敏度为 93.2%,直径 >5 mm 的结节灵敏度增加至 97.9%。综上所述,MRI 检出直径 >5 mm 的结节,灵敏度较高。根据美国放射学会(American College of Radiology,ACR)2017 年版肺癌指南,只有直径 ⩾6 mm 的结节存在超过 1% 的恶性风险,需要短期随访。因而,无放射损害的 MRI 有望作为 CT 的可替代检查方法,用于肺结节的检出。

MR 功能成像如 DWI、IVIM、DKI 和 DCE-MRI 等,通过定性、定量的评估,能够为疾病的鉴别诊断、分期分型、疗效评估提供参考。

恶性肿瘤由于细胞密度高、增殖细胞体积大以及细胞外空间减少,导致水分子扩散受限,DWI 呈高信号,表观扩散系数(ADC)降低。相关文献荟萃分析显示 DWI ADC 值鉴别良、恶性病变的灵敏度和特异度分别为 80%~88% 和 89%~93%。肺癌的 ADC 值显著低于良性病变。尽管 ADC 值具有一定的鉴别诊断价值,但由于磁敏感效应、病变内部坏死等因素的影响,测量的准确率和重复性减低。研究发现,直径 ⩽2 cm 的结节,ADC 值的变异系数较高,但对于直径 ⩾2 cm 的结节,ADC 值的重复性较高。并且,病变的平均 ADC 值容易受 b 值参数的影响,最佳的诊断 b 值存在诸多争议。DWI 病灶/脊髓信号比率(lesion-to-spinal cord ratio,LSR)的定量评估方法几乎不受 b 值的影响,重复性和准确性更好,鉴别良、恶性病变的灵敏度、特异度和准确率分别为 88.8%、96.7% 和 93.9%。

DWI 获得的扩散信息并非水分子的真实扩散,而是包括了组织的微灌注。IVIM 在 DWI 的基础上,采用多 b 值的检查、双指数模型分析的方法,获得快扩散系数 D、慢扩散系数 D* 及比例系数 f,其中 D 主要反映组织扩散,D* 反映毛细血管的灌注,f 为灌注信号的比例。研究发现炎性反应的 f 值显著高于肺癌,诊断灵敏度和特异度为 80% 和 75%,而 D 和 D* 无明显差异。另有研究发现恶性肺结节的 ADC 值和 D 值明显低于良性结节,D 值较 ADC 值评价效果更好,灵敏度和特

异度可达 92.16% 和 81.82%。ADC、D 和 f 值鉴别肺癌与阻塞性肺不张具有重要意义,而 D* 值诊断的准确率较低。

DCE-MRI 能连续、快速地获取注射对比剂前后的图像,将病变的形态学特征与灌注、渗透信息结合。恶性结节的最大信号强化率(maximum enhancement,ME)、早期峰值(early peak,EP)、初始斜率(initial slope,SI)及第 4 min 最大强化值均高于良性病变,其中 EP>15%,ME>40% 检出恶性病变的特异度达 100.0%。研究发现,当第 4 min 最大增强率 ⩽65% 时,鉴别活性炎性结节与肺癌的灵敏度和特异度可达 93% 和 100%。EP、ME 及廓清率对肺癌和富血供的良性结节也具有较高的鉴别诊断价值。ME(0.13)和强化斜率(0.016/s)能进一步诊断高、低生物学活性的良性病变,为选择干预治疗或随访提供临床依据。肺癌的容积转运常数(Ktrans)和速率常数(Kep)数值高于良性病变,灵敏度分别为 90.6%、87.5%,特异度为 82.4%、76.5%,明显优于 PET/CT(灵敏度 75.0%,特异度 70.6%)。通过不同功能成像方法如 DCE-MRI 和 DWI/IVIM 的联合应用,可以进一步提高良、恶性病变诊断的效能。呼吸运动是影响 DCE-MRI 的主要因素,与屏气扫描相比,自由呼吸扫描结果重复性更好,同时,采用 3D 非刚性运动校准方法也可以大大减少呼吸运动导致的图像形变,减少漏诊和误诊机会。

MRI 诊断肺结节具有独特的优势,其功能成像方法有助于良、恶性病变的诊断、组织学分类、肿瘤治疗效果评估和预后预测,从而指导临床治疗。随着放射组学和放射基因组学的研究和发展,MRI 新技术,如 DKI、IVIM、动脉自旋标记(ASL)等能提供更多灵敏的影像标志物,将图像特征与基因表达、蛋白质水平等联系起来,促进精准化医学的进展。

7.2　淋巴瘤

7.2.1　概述

淋巴瘤是一种淋巴组织的恶性肿瘤,根据组

成肿瘤的细胞成分和组织结构分为霍奇金淋巴瘤（Hodgkin's lymphoma，HL）和非霍奇金淋巴瘤（non-Hodgkin's lymphoma，NHL）。肺淋巴瘤是指淋巴瘤对肺的侵犯。发病机制：肺淋巴瘤主要侵犯肺的间质和支气管黏膜下组织。侵犯肺间质的淋巴瘤常自肺门的淋巴组织沿支气管、血管周围的间质蔓延向外围扩展。侵犯肺泡间隔时，先使肺泡间隔增厚，以后逐渐形成实变。支气管黏膜下淋巴瘤侵犯，可以引起支气管狭窄，以致完全阻塞。

根据始发部位和病因不同分为3类：①原发性肺淋巴瘤（少见）；②继发性肺淋巴瘤（较常见）；③免疫缺陷相关的肺淋巴瘤。

原发性肺淋巴瘤（primary pulmonary lymphoma，PPL）是指原发于肺内淋巴组织的恶性淋巴瘤（占肺部恶性肿瘤的0.5%～1%），占所有淋巴瘤的0.34%～4%，其中大部分为NHL。PPL是结外淋巴瘤的一种罕见类型，大多数起源于支气管黏膜相关的淋巴结组织。仅表现为肺的淋巴浸润而不伴有纵隔肺门及其他部位的淋巴结病变，临床极为罕见。1940年由Sugarbaler和Craver首次报告，欧美国家发病率略高。本病以老年人多见，男女发病率相等。病理上分为NHL和HL两大类。原发性肺NHL较HL相对多见，占所有结外NHL的3%～4%，占所有NHL的1%。发病高峰40～70岁。大多数为B细胞淋巴瘤。本病主要沿支气管黏膜下浸润生长，多不引起支气管的阻塞，所以早期临床症状较少。纤维支气管镜检查不易发现肿瘤，痰细胞学检查往往阴性，经支气管或经皮肺穿刺活检可得到确诊。

继发性肺淋巴瘤（secondary pulmonary lymphoma，SPL）：肺内淋巴瘤同时伴纵隔和肺门淋巴结病变或胸部以外的淋巴瘤。SPL分为HL和NHL。在我国SPL则以NHL居多，是一种少见的临床疾病。HL肺受累的发生率为11.6%～14.3%，NHL肺受累的发生率为2.81%～3.7%，低于HL。HL多见于青年人，NHL多见于儿童和老年人，男性多于女性。SPL很少单独侵犯肺实质，多伴有纵隔、肺门淋巴结、胸膜和心包等部位的病变。肺内病变的生长有多种方式，

最常见的是纵隔、肺门的淋巴结病变直接侵犯蔓延至肺内，形成肿块或结节；其次为瘤组织浸润破坏肺泡间隔进入肺泡间隙，肺内出现渗出或实变；也可为瘤细胞沿淋巴管及血管播散，侵犯肺间质，形成网状间质性病变。

免疫缺陷相关的肺淋巴瘤：免疫抑制是发病的高危因素，肺淋巴瘤在AIDS患者中的发病率＞2%，是正常人群的200倍。淋巴瘤在AIDS患者合并存在的恶性肿瘤中占第2位，9%～31%的患者可出现胸部受累。AIDS相关的肺淋巴瘤常表现为单发或多发的肺部肿块，可不表现为纵隔和肺门淋巴结肿大。肺实质受累的其他形式包括间质网状、网状结节影或气腔实变。与卡氏肺囊虫肺炎、淋巴样间质性肺炎、真菌感染或卡波济肉瘤等疾病的鉴别较为困难。AIDS相关的肺淋巴瘤所表现的淋巴结肿大常不典型，很少表现为大块状融合或多发分隔。胸膜渗出较多见，PPL亦有1/3患者可出现胸膜渗出。

7.2.2 病理

（1）大体病理

淋巴瘤肺内病变主要是侵犯肺的间质和支气管黏膜下组织，病变呈浸润性发展，可侵犯支气管壁，但更倾向于侵犯管壁外的肺间质，因而支气管腔通常仍保持通畅或仅轻度的狭窄；支气管黏膜下淋巴瘤侵犯可形成管腔内的结节状凸起，或环绕支气管壁生长造成局限或广泛的支气管管腔变窄甚至管腔完全阻塞，并发肺的实变和不张。侵犯肺泡间隔时，先使肺间隔增厚，随着病变发展，肺泡腔逐渐变小以致完全闭塞。侵犯胸膜时表现为胸膜的增厚、斑块或结节，并趋向分散而非聚集。

（2）镜下病理

PPL起源于肺内淋巴组织，病理学上分为NHL和HL两大类，其中绝大部分为NHL。PPL病理类型以黏膜相关淋巴组织边缘区B细胞淋巴瘤（marginal cell lymphoma of mucosa-associated lymphoid tissue，MALT）最为常见，占70%～90%，属低级别的B细胞淋巴瘤；病变发展缓慢，

人类正常肺组织中通常不存在 MALT，但是通过慢性支气管的感染性病变及慢性 B 细胞功能障碍性疾病如 Sjoren 综合征及风湿性关节炎可以获得，为获得性 MALT 可以发生淋巴瘤。肺 MALT 又称支气管相关淋巴组织淋巴瘤（bronchus associated lymphoid tissue，BALT），是低度恶性的结外边缘区 B 细胞 NHL，组织学上包含形态不一致的小 B 细胞，占所有淋巴瘤的 5%。最常见于有黏膜组织的胃肠道、呼吸道、涎腺组织、眼附属器等，以及胚胎发育时从涎腺组织分化来的部位，如甲状腺等。肺为第二好发部位。病因上 MALT 被认为继发于炎症和自体免疫过程，肺 MALT 可能源于支气管对各种刺激性抗原的反应，包括吸烟和免疫性疾病，约 1/4 的患者有自身免疫疾病史，如风湿、干燥综合征、混合型结缔组织疾病等，男女发病率相似或男性略多。发病高峰年龄在 50～80 岁，年轻人少见且多数伴有潜在的免疫抑制。

其次是弥漫大 B 细胞淋巴瘤（diffuse large cell lymphoma，DLBCL），占 5%～20%；以及淋巴瘤样肉芽肿病（lymphomatoid granulomatosis，LYG）。后两者属高级别的 B 细胞淋巴瘤，相对少见。其他的病理类型如间变型大细胞淋巴瘤、外周 T 细胞淋巴瘤也偶有报道。肺 LYG 又称肺血管中心性淋巴瘤和血管中心性免疫增生性疾病，很少见。LYG 是一种由 EB 病毒驱动的 B 细胞增生性疾病，疾病晚期为大 B 细胞肿瘤性增生。是主要累及肺的多系统病变，肺外病变主要累及皮肤和神经，很少伴有肝、脾及骨浸润。发病高峰 30～50 岁，男女比例（1～1.6）：1。肿瘤以血管为中心，形成血管破坏性炎症，伴不典型淋巴样细胞，中心坏死多见。在病理分类上，LYG 属原发性血管炎或属恶性淋巴瘤曾经颇有争议。1972 年，Liebow 等最早发现 LYG 不同于其他良性肉芽肿性病变。根据临床病理、免疫表型等研究最终认为这是一组结外 B 细胞性淋巴瘤。根据细胞不典型的程度及不典型细胞的比例，肿瘤可分为 3 级，多数研究者认为 LYG，特别是 LYG 的 2 级或 3 级的病变属恶性。高级别的 B 细胞淋巴瘤在发病率上可能存在低估，因为这些肿瘤很快进展到纵隔或胸外。

原发性肺 HL 非常罕见，在英文文献上有关肺原发 HL 的报道少于 100 例，多为个案报道。最常见的病理类型是结节硬化型 HL（nodular sclerosis Hodgkin lymphoma，NSHL），其次是混合细胞型 HL（mixed cellularity Hodgkin lymphoma，MCHL）。肺原发性 NHL 又分为以下几种不同的类型：①起源于 BALT 的低度恶性小 B 细胞淋巴瘤；②高度恶性大 B 细胞淋巴瘤；③血管中心性淋巴瘤；④其他罕见类型，如血管内淋巴瘤（intravascular lymphoma，IVL）等。上述 4 种类型中，绝大多数肺原发性淋巴瘤为低度恶性小 B 细胞 BALT。肿瘤细胞可沿支气管、血管外周淋巴窦道途径浸润扩散，引起支气管、血管、淋巴管周围组织结构增厚或在局部形成结节或肿块，肿瘤细胞可以浸润叶间裂、肺泡间隔，可形成间质性肺炎样改变及肺磨玻璃样改变；向肺泡腔内浸润可出现类似腺泡结节样改变，引起大小不等的结节、肿块及肺实变等表现。

7.2.3 临床表现

PPL 的临床症状缺乏特异度。本病起病缓慢，病程长，最长可达 10 年，平均约为 4 年。1/3～1/2 的患者无临床症状。原发性肺 HL 发病年龄呈双高峰，分别为 21～30 岁和 60～80 岁，有呼吸道和全身症状，表现为持续性干咳、胸痛、呼吸困难和痰中带血，约半数患者体重减轻。全身浅表淋巴结肿大或肝、脾多无肿大。

临床上原发性肺 MALT 患者半数以上无症状，肺部病变多由胸部 X 线片偶然发现，有症状者表现为非特异度呼吸系统症状，如咳嗽、轻度呼吸困难、胸痛、偶尔咯血等，系统性 B 症状（发热、盗汗和体重减轻，有 B 症状者较无 B 症状者预后差）很少出现，就诊时大多数病变局限，Ⅰ期多见。肿瘤惰性生长，可长期局限于局部。肺 DLBCL 与 LYG 属高级别的淋巴瘤，多数有呼吸系统症状，约 1/3 的患者出现系统性 B 症状。病情常快速进展。肺原发性 HL 与全身系统性 HL 一样，发病年龄呈双峰分布，即 <35 岁和 >60 岁，女性略多，男女比例 1：1.4。肺原发 HL 常见症状为频发干咳,也可不伴有呼吸系统症状,系统性 B 症状常见。

SPL 较常见的临床表现为咳嗽、低热、乏力、盗汗等并呈渐进性加重,多伴有全身多处浅表淋巴结无痛性肿大,约半数患者有特征性周期性发热,可有肝、脾大、贫血等症状,起病较缓,病程长而症状隐匿,实验室检查血沉加快而各种血象正常,发病年龄分布广以中青年居多。HL 多为中青年,而 NHL 年龄分布广泛。

7.2.4　MRI 表现

MRI 可以显示肺内病变,但空间分辨率不如 CT,在显示是否有胸壁侵犯方面优于 CT。MRI 主要表现为两侧气管旁及肺门区淋巴结肿大,常两侧对称,特点以两侧上纵隔气管旁淋巴结肿大为主,肿大淋巴结边缘不清,部分融合呈"冰冻"状,T_1WI 上呈等信号,T_2WI 呈略高信号。增强后轻中度强化。

PPL 影像分型:①肿块、结节型;②炎症肺泡型;③支气管血管淋巴瘤型;④粟粒性血液播散型。

SPL:纵隔或肺门淋巴瘤沿支气管血管蔓延至肺间质内通常表现为网状结节性病变;沿淋巴管播散可致小叶间隔增厚和支气管血管增粗;侵犯肺实质可以形成渗出、实变、结节或肿块、也可形成肉芽肿样实变而类似于肺炎。弥漫性肺浸润有时呈微结节状类似于粟粒性肺结核的改变;侵犯支气管黏膜可形成支气管内的结节或肿块,阻塞气道时会引起阻塞性肺炎和肺不张。

7.2.5　诊断要点

PPL 无论是临床表现还是影像学特点都很不典型,诊断是困扰治疗决策的难题之一,确诊取决于组织病理学的证据。穿刺活检对高级别的淋巴瘤诊断率相对较高,而对低级别的淋巴瘤如 MALT 细针穿刺诊断率低,仅为 20% 左右,空心针活检可提高诊断率,胸腔镜活检或开胸手术,加上免疫组织化学染色可准确诊断并分型。

同时满足下述 4 点者可诊断为 PPL:①影像学上显示肺、支气管受累,但未见纵隔淋巴结肿大;②既往无胸外淋巴瘤诊断的病史;③无肺及支气管外其他部位的淋巴瘤或淋巴细胞性白血病的证据;④发病后 3 个月仍未出现胸外淋巴瘤的征象。

7.2.6　鉴别诊断

(1) 肺假性淋巴瘤

肺假性淋巴瘤(pulmonary pseudolymphoma)又称结节性淋巴组织样增生(nodularlymphoid hyperplasia),系指肺内局部淋巴组织增生性疾病,一种良性炎性淋巴细胞浸润,1963 年由 Saltzsein 首先提出。肺假性淋巴瘤主要发生在 40 岁以上成年人。无性别发病差别。少数患者在病变部位先前有肺炎史,多数患者无临床症状,或仅有轻度咳嗽和胸痛,通常在肺部 X 线检查时发现。一般病程较长,其病理特征是以成熟小型淋巴细胞为主的炎细胞浸润,有生发中心,形成淋巴滤泡,不侵入所属淋巴结。临床症状不明显,病变发展缓慢。目前认为本病属于低度恶性淋巴瘤分型中的一种。CT 表现为边界不清的高密度斑片状阴影,通常位于胸膜下。低度恶性小 B 细胞 BALT 临床预后好,组织学上亦有反应滤泡,因此假性淋巴瘤极易与此型淋巴瘤相混淆,最终确诊应依靠免疫组织化学染色或基因表型分析鉴别。其他的表现有:双肺多灶性片状浸润阴影,边缘模糊不清,内见支气管充气征。胸 X 线片极少见到胸腔积液。实验室检查一般无诊断意义,但有多克隆高丙球蛋白血症。免疫标志物测定显示多克隆型,肺假性淋巴瘤为黄褐色,与周围组织有清楚的分界,病灶内纤维化可引起组织向块中心收缩。显微镜检的主要特征是细胞成分的异质性和不同视野呈不同的变化,Russel 体和生发中心可以很显著,浸润细胞是各式各样的,一般包括淋巴细胞、浆细胞,偶尔为上皮样的组织细胞,并形成肉芽肿。在大约 1/3 患者中见到巨细胞,有易变化的瘢痕,在外观上可以为细胞和成纤维细胞的瘢痕,或为无细胞透明瘢痕。可以出现淀粉样蛋白和非刚果红的淀粉样物质(nonconophilic amyloid-like materia),在病灶边缘找不到赋予淋巴细胞性淋巴瘤特征的单形性淋巴细胞聚集的踪迹。可见到坏死灶。由于本病仅是个病理学诊断疾病,因此必须依靠活体组织检查作出诊断,通常在解剖时得到活检组织显微镜下呈明显的混合性细胞浸润和不同程度纤化,且不同视野上组织学表现不一样。

（2）支气管内膜结核

与支气管淋巴瘤型鉴别较困难,但支气管内膜结核的病变多发生在肺段以及段以下支气管,且在肺野的其他部位多有结核灶,痰中找到结核分枝杆菌有鉴别意义。

（3）肺癌

肺泡癌与肺淋巴瘤开始均以肺周围结节或支气管气相的肺实变为主要征象,但前者呼吸道症状较重,病变进展较快且支气管气相常扭曲。肿块型肺淋巴瘤需与周围型肺癌鉴别,前者形态多呈类圆形或不规则,后者多呈分叶状,常见短毛刺征等。

（4）韦格纳肉芽肿

韦格纳肉芽肿（Wegener's granulomatosis,WG）是一种少见的坏死性脉管炎,可并发鼻旁窦和肾脏损害,其影像学表现多种多样,包括以下几种。①结节:可有空洞形成,可呈游走性,不会像淋巴瘤进行性增大;②肺部出血形成磨玻璃样影,经过治疗可以吸收;③气道狭窄和溃疡形成。以上征象薄层CT显示较好。与淋巴瘤样肉芽肿（LYG）类似,WG病理上可同时发生肺血管炎和肉芽组织形成,故两者无论从临床或影像上都需要仔细鉴别。此外,其他一些良性肉芽肿性病变,如坏死性结节病、淋巴脉管炎等都可以形成多发结节及间质病变,在鉴别诊断时均要考虑到。

（5）肺泡细胞癌

与肺淋巴瘤相比,肺泡细胞癌早期可无明显的症状。随病程进展患者出现咳嗽、咯血、咳大量泡沫样痰、呼吸困难等症状。肺泡细胞癌在影像学表现上与肺淋巴瘤有相似之处,它们均可表现为双肺弥漫性结节病变或单发团块阴影及实变,也可有空洞形成和胸膜浸润等。

（6）淋巴细胞间质性肺炎

是一种良性淋巴增殖性疾病,病理上有时候与淋巴瘤非常相似,需要特殊染色才能鉴别。其发生多与自身免疫性疾病或艾滋病有关,病程发展迅速,预后不良。病理学特点是肺间质内有成熟的淋巴浆细胞浸润及生发中心形成。有明显的呼吸道症状。影像表现为双肺纹理增多扭曲,或表现为肺弥漫性纤维网状、小片状阴影。少有10 mm以上的结节和肿块,有磨玻璃样渗出、实变和小囊样改变,较少合并胸腔和心包积液。临床上常伴随系统性疾病,如干燥综合征、HIV（人类免疫缺陷病毒）感染和多中心的巨淋巴结增生症。淋巴细胞间质性肺炎为弥漫性的肺部病变,应用皮质类固醇药后肺部病变可消退。其CT表现多种多样,包括双肺广泛的磨玻璃样阴影、局限性实变、多发边缘模糊的结节、薄壁囊肿等,多种征象可同时出现。Ichikawa等认为在这些征象中,双肺多发囊肿形成是其与恶性淋巴瘤相鉴别的最具特征性表现。但笔者观察到薄壁囊肿同样也可出现于肺淋巴瘤中。部分学者认为双肺多发小结节也是淋巴细胞间质性肺炎的特征性表现之一。

（7）肺炎（大叶性肺炎、小叶性肺炎）

炎症型的肺淋巴瘤实变的肺内可见空气支气管征,但病变常侵犯支气管壁致管壁增厚、狭窄;而肺炎支气管多通畅,管壁不增厚,肺门及纵隔淋巴结肿大不多见,临床上有肺炎的特征性表现。

（8）结节病

是一种非干酪性肉芽肿疾病,可侵犯人体多种器官。多见于20～40岁人群,女性略多见。表现为肺门对称性淋巴结增大、境界清楚、多不发生融合。纵隔内淋巴结增大少见。在肺内出现病变后,肺门淋巴结则缩小甚至消失,后期则以肺纤维化为特征。临床症状相对较轻或缺乏。本病呈良性过程,有自然愈合的倾向。

7.2.7　新技术应用拓展

（1）纤维支气管镜检查

因PPL累及支气管内膜者较为罕见,经纤维支气管镜组织活检诊断阳性率较低,故纤维支气管镜不作为诊断PPL的重要步骤。支气管镜检查可排除感染性病变和中央型肺癌等肿瘤性病变。但文献报道用聚合酶链反应

（polymerase chain reaction，PCR）技术对支气管肺泡灌洗液（BALF）中所获淋巴细胞进行基因重排也可确诊。Zompi 等报道，对 106 例疑诊为肺 NHL 的患者，用 PCR 技术对 BALF 中 B 细胞进行克隆分析，22 例患者被诊断为肺 NHL（13 例原发，9 例继发）。该技术与肺活组织病理检查相比较，BALF 中检测到 B 细胞优势克隆群与诊断肺 NHL 密切相关（$P < 0.001$），其特异度为 97%，阴性预测值为 95%。因此，他们认为 BALF 中未检测到 B 细胞优势克隆群的患者可不必实施进一步的有创性检查。而检测到 B 细胞优势克隆群的患者则须进一步行肺活组织检查，以取得原发性肺 NHL 的组织学依据。

（2）CT 定位下经皮肺穿刺活检

CT 定位下经皮肺穿刺活检（PTNB）是近年来新发展的穿刺诊断技术，由于其操作简便、安全、创伤性小，穿刺准确性和诊断阳性率高，目前已广泛用于各种不明原因的肺结节、实性肿块、弥漫性病灶的穿刺诊断。虽然有学者认为 PTNB 对诊断 PPL 的意义不大，但 Ahmed 等报告的 22 例原发性肺 MALT 中有 22.7% 的病例通过 PTNB 检查而获得确诊。Bazot 等在分析了包括纤维支气管镜、肺泡灌洗、PTNB、开胸活检和尸检这几种方法对艾滋病相关的肺原发性淋巴瘤诊断的价值后，认为 PTNB 是一种安全、有效的诊断方法。

（3）电视辅助的胸腔镜和开胸手术病灶切除

PPL 的诊断需要足够的标本。因肺淋巴瘤的浸润性病变可能类似于炎症或与炎症并发，或广泛纤维化，或因反应性成分增加，使淋巴瘤组织内的成熟淋巴细胞很难与常见的慢性炎症性淋巴细胞相鉴别。因此，为了获得足够的活检标本，外科介入，无论是开胸手术还是电视辅助的胸腔镜（VATS）仍是目前诊断 PPL 的主要方法。Ahmed 等报道的 22 例原发性肺 MALT 淋巴瘤中有 40.9% 的病例进行 VATS 检查获得确诊，而 22.7% 的病例是通过开胸肺叶切除而获得确诊。近年来免疫组织化学和分子遗传学等技术的发展有助于 PPL 分型和诊断。

（4）克隆类型和表型分析技术

对肺泡淋巴细胞进行克隆类型和表型分析有助诊断 MALT。Borie 等发现，2/3 病例中 B 细胞比例升高（超过淋巴细胞总数的 15%），并且在 82% 的病例中可见 B 细胞的克隆种群。CTD 并发肺部原发 MALT 患者与无 CTD 患者相比较，肺泡灌洗液细胞计数和肺泡淋巴细胞分型无差别，然而进行克隆类型的分析对于诊断 MALT 依然是非常重要的。典型的 MALT PPL 多是单克隆类型，多见 CD19$^+$、CD20$^+$、CD22$^+$、CD5、CD10$^-$，以及 κ 或者 λ 型。另一些研究对细胞灌洗液中的淋巴细胞免疫球蛋白重链（IgH）进行基因重排后的 PCR 分析发现，其比例并不升高。因此，还需要更多的研究来寻找能够检测 PPL 的分子标志物。在肺部弥漫 B 细胞淋巴瘤中，最常见的类型是中心母细胞型和免疫母细胞型。最近，报道了首例弥漫大 B 细胞淋巴瘤（DLCBL）的间变性大细胞型亚型病例，对 CD20 和 PAX5 染色阳性，而 ALK 染色阴性，尤其是 ALK 染色结果是区分间变性 DLCBL（ALK 阴性）和间变性大细胞淋巴瘤（ALK 阳性）的依据。

（5）分子检测技术

分子检测技术是一种创伤较小的诊断 MALT 的方法，尤其是使用荧光免疫原位杂交技术（FISH）检测支气管肺泡灌洗液中的 *MALT - 1* 基因重排。一项小型研究显示对 MALT 淋巴瘤患者使用这项技术诊断 *MALT - 1* 基因重排的效率可到达 4/5，而传统手术标本诊断 *MALT - 1* 基因的阳性率则为 30%～70%，过去诊断 PPL 需要进行有创的操作如手术肺活检，而经支气管镜肺活检和 CT 引导下细针肺穿刺活检（FNA - CT）的标本体积太小，而且往往混杂有其他类型的炎症细胞。Ko 等最近报道了一个小型系列病例研究，所有标本均由 FNA - CT 获得。细胞学检查提示标本中有小淋巴细胞，相对较多的浆细胞和类浆细胞，以及大淋巴细胞缠绕在一起。免疫分型研究确定在所有的病例中都有 B 细胞的克隆类型，使用 FISH 技术能够在每 10 例患者中发现 4 例有 *MALT - 1* 基因易位，每 4 例中就有 3 例发现有 3 倍体细胞。因此，使用例如 FNA - CT 等微创技术可基于组织的形态学特征来诊断 MALT PPL，可使用免疫分型或者 PCR 技术以显示 B 细胞的克隆类型,以及使用 FISH 来观察细胞发生上的异常。

(6)其他技术:过去,经纤维支气管镜进行黏膜或者肺活检对诊断 PPL 价值有限。现在,一系列技术的进步提高了这些微创操作的诊断价值,尤其是对多肺叶病变和扩散病变的患者。这些技术包括将冷冻活检技术和常规支气管镜相结合、改进标本组织的保存技术以及细针针吸(FNA)技术等。

7.3 肺转移瘤

7.3.1 概述

肺转移瘤是指原发于全身其他部位的恶性肿瘤经血液或淋巴转移到肺脏组织。因为肺血运丰富且淋巴组织集中,所以肺成为恶性肿瘤转移最常见的器官之一。据统计,20%~54%的恶性肿瘤会在疾病演变过程中发生肺转移。原发恶性肿瘤多来自乳腺、骨骼、消化道和泌尿生殖系统。肺转移发生的时间长短不一,少数肺转移瘤比原发肿瘤更早发现。肺转移瘤多为两肺多发性病灶,大小不一,密度均匀。肺转移瘤是恶性肿瘤的晚期表现,目前尚无有效的治疗方法,肺内单个转移病灶可考虑外科治疗。按肿瘤转移途径可将肺转移瘤分为 4 种类型:①血行转移;②淋巴转移;③直接浸润、胸膜播种;④气道途径。这几种途径可单独发生,也可同时发生。

7.3.2 病理

(1)血行性肺转移

形成血行性肺转移的机制复杂,尚未完全阐明。一般认为其发生机制如下:肺外肿瘤细胞就近侵入体静脉系统,肺癌经肺外支气管静脉(汇流入奇静脉和上腔静脉)进入体循环静脉系统,以肿瘤细胞团的形式存在。继而通过右心系统进入肺动脉,再逐级到达肺小动脉,在肺细动脉处形成肿瘤血栓。肿瘤血栓内的大部分肿瘤细胞死亡,活下来的瘤细胞继续生长,穿过血管壁在肺内形成

结节。至此,完成了血行性肺转移的全过程。上述转移机制决定了血行性肺转移在病理学上有以下几个特点。①转移灶与肺细小动脉关系密切:形成瘤栓的瘤细胞团直径 $100\sim200~\mu m$,这种大小恰好与 1、2 级呼吸性细支气管的伴行肺动脉的口径相适合,从而推测最初的转移灶应当在呼吸性细支气管水平。充气肺标本的观察证明多数转移结节既不在终末细支气管,也不在胸膜,而是在两者之间的呼吸性细支气管水平。对肺标本的观察发现:3 mm 以下的转移结节约占 67%,存在于小叶中心的支气管血管束和小叶边缘之间。转移结节的构成是以细小肺动脉为中心的充实性结节,周围由正常肺组织围绕。②转移灶在肺内的分布特点:其分布遵循肺血流的规律,在肺下叶的肺外层,即肺的末梢部位的出现率较高,特别是胸膜下最边缘的肺组织。

(2)淋巴性肺转移

淋巴性肺转移(lymphatic metastases)是肺癌细胞经由肺内淋巴管到达各组淋巴结,分布于肺内和胸内淋巴系统内,形成子灶,以淋巴结肿大为主要表现。

(3)直接浸润、胸膜播种性肺转移

直接蔓延主要见于邻近组织或器官如食管、纵隔或胸膜的肿瘤侵犯。胸膜播种指癌细胞经血行性或淋巴性到达胸膜,在此增殖并播种到胸膜腔内,原发癌以肺癌、胃癌、乳癌为多。

(4)气道转移

气道肺转移是一部分细支气管肺泡癌(BAC)所取的一种特殊的转移方式,也是恶性肿瘤唯有在肺脏者才能发生的一种转移方式。BAC 是肺腺癌的一种类型,而能产生经气道肺转移的肺癌又是 BAC 中的一种类型。气道肺转移的发生机制是此种肺癌产生大量黏液,黏液中含许多癌细胞团,由于呼吸或者咳嗽等肺的运动,黏液中的癌细胞团随空气经支气管系统传送到肺脏的其他部分。在病理学上可以证明此种转移方式存在的依据有以下几点:①此种含癌细胞团的黏液块可见于离开原发癌灶很远的肺泡腔内;②黏液产生旺盛的 BAC 常常在对侧肺内发现弥漫性转移灶;③手术后在对侧肺突然产生大量癌灶。这些表现

均提示肺癌气道转移的存在。

气道肺转移的病理特征：①癌细胞在肺泡内呈典型的伏壁生长方式；②子灶与原发灶相隔较大距离，呈非连续性生长；③癌细胞总是伴随黏液存在于肺泡腔内；④癌组织的主体是以肺泡型病变的方式存在，即侵犯肺的实质而不是间质。

7.3.3 临床表现

大部分肺转移瘤临床症状不明显，多数患者以原发瘤症状为主。无明确病史、首次出现的单发肺转移瘤常为偶然发现，可无明显临床症状及体征。仅不到5%的患者就诊时出现咳嗽、咳痰、咯血、胸痛等症状，当转移瘤侵犯主支气管或邻近结构时，可出现咳嗽、痰中带血丝等。少数病例因支气管黏膜受侵犯而出现少量咯血，绒毛膜癌肺转移可发生大咯血。胸痛则提示壁层胸膜转移或胸壁侵犯的可能。纵隔淋巴结转移时，患者可出现声音嘶哑、上腔静脉综合征、膈麻痹、食管或气管压迫等症状。大量肺转移瘤可导致气急、呼吸困难，甚至顽固性哮喘。呼吸困难也可由支气管阻塞、病灶内出血、肺实质破坏、淋巴管侵犯等引起；血胸或气胸可导致急性呼吸困难；偶有肿瘤引起急性肺栓塞，表现为进行性呼吸困难。癌性淋巴管炎较为特征的症状为进行性呼吸困难伴低氧血症，往往出现于X线发现病变前，且一旦病情进行性发展，患者生存期不超过3~4个月。实验

室检查可发现原发肿瘤标志物升高。临床诊断要点包括确立或寻找原发肿瘤病灶、动态观察以及取得组织学证实。

7.3.4 MRI表现

肺转移瘤MRI表现：①双肺野多发结节状病灶，大小多不一致，边界清楚或模糊；②MRI信号特点与原发瘤相似，T_1加权像呈中等信号，T_2加权像呈高信号；③肺门及纵隔淋巴结肿大（图7-4、7-5）。

MRI对瘤体形态学的显示不如CT，但有助于分辨结节内部成分，对部分结节的鉴别诊断很有帮助，比如结核球内部干酪样坏死无强化，而纤维包膜呈环形强化，与孤立性转移瘤容易区分。癌、转移瘤、类癌和淋巴瘤通常在T_1加权像上呈现非特异度低或中等信号强度，在T_2WI上呈现高信号强度。2017RSNA报道反转恢复（STIR）序列对肺部恶性肿瘤诊断的灵敏度约80%和特异度约60%。DCE-MRI可用于评估灌注后病灶的对比摄取，它具有50%~95%的特异度和50%~100%的灵敏度，诊断符合率为75%~94%，接近对比增强MDCT和FDG PET/CT的准确性。DWI对恶性肿瘤的灵敏度为70%~90%，特异度为60%~95%。比较IVIM和DCE-MRI在鉴别肺癌和良性肺部病变的能力，发现基于DWI和DCE-MRI的IVIM模型均可用于鉴别肺结节的良恶性。

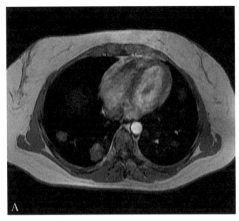
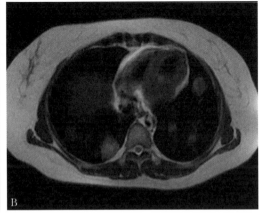

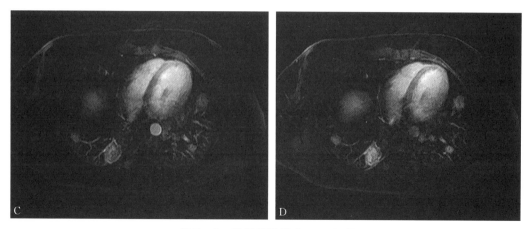

图 7 - 4　直肠癌肺转移 MRI 表现

注:女,35 岁。MRI 示双肺可见多枚大小不等的结节状异常信号影。A. T_1WI 呈等信号;B. T_2WI 呈略高信号;C、D. 增强可见明显强化。

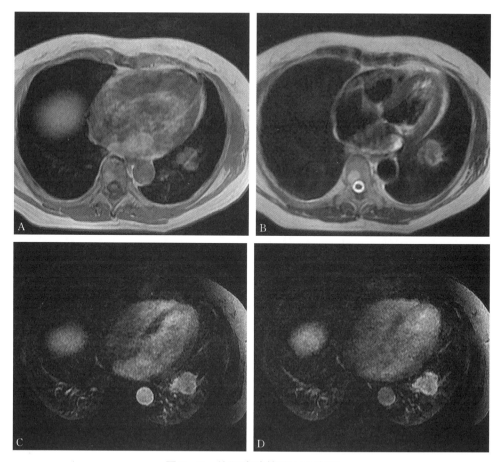

图 7 - 5　结肠癌肺转移 MRI 表现

注:女,60 岁。MRI 示左肺下叶见一长径约 3 cm 的类圆形异常信号影,边缘呈分叶状。A. T_1WI 呈等信号;B. T_2WI 呈等高信号;C、D. 增强扫描后可见明显强化。

MRI 对胸壁、胸膜受侵、转移征象以及纵隔淋巴结转移的提示较 CT 为佳，尤其在鉴别胸膜凹陷与胸膜肥厚方面有重要作用，可区分凹陷内容物是水或脂肪，从而帮助区别单发转移、原发性肺癌和炎性结节。

7.3.5 诊断要点

诊断要点：①患者某一部位或脏器有原发性恶性肿瘤病史；②中下肺野外带尤其是胸膜下区域单发性病变或两肺中、下野外带分布为主，多发球形结节或粟粒样结节，轮廓清楚，大小不等，信号均匀；③肺小叶间隔不规则增厚或呈串珠状改变；④肺门、纵隔淋巴结进行性增大；⑤胸膜面多发结节或斑块影；⑥胸腔积液。

7.3.6 鉴别诊断

肺部转移瘤一般呈边缘光整的圆形结节，其不典型表现：空洞、毛刺分叶征等，其鉴别需结合病史，可从形态学、强化方式、边缘特征等方面进行分析，需与原发性肺癌、结核、各种肉芽肿、炎性假瘤、错构瘤、先天发育异常等相鉴别。

（1）大小

肺转移瘤的直径多<3 cm，>3 cm 者少见，>5 cm 者更少见，但此时易被误诊为肺原发病变。1 cm 以下的单发结节常因缺乏明显的形态学特征而与原发肿瘤难以鉴别，常需随访观察。肿瘤倍增时间（tumor doubling time，TDT）对诊断很有帮助，肺内单发结节影的倍增时间<10 d 或>1 年，除个别例外基本可排除恶性肿瘤。TDT 长短与预后有一定关系，TDT<20 d，中位数生存期（median survival time，MST）为 7～12 个月；TDT>40 d，MST 为 17～18 个月。

（2）毛刺、分叶

大多数肺转移瘤膨胀性生长后压迫周围肺组织，形成境界清楚的块影；但少数转移瘤也可出现毛刺、分叶等类似原发肺癌特征的表现。此时原发灶一般以腺癌居多，尤其是结肠癌，因肿瘤发育过程中所处空间位置上病灶各部位所受阻力不一，生长速度不均匀以及周围肺间质反应等机制，表现出类似原发癌的特征。病灶多发时结合病史

可诊断，单发时与原发性肺癌较难鉴别。

（3）空洞

肺转移瘤内部由于原发肿瘤性质不同可出现空洞及坏死区等改变，需从空洞的部位、大小、洞壁的厚薄、空洞的内容、空洞周围结构的改变、伴发病变及复查、治疗后改变等方面进行分析。大的空洞多分布于肺中带，越靠近胸膜，空洞越小。空洞型转移结节一般外形上保留了转移瘤的基本特点即呈圆形或类圆形边缘光整、无分叶和毛刺。空洞壁一般薄且均匀，内外缘光整，洞壁厚度<1 cm，多数<5 mm。空洞性肺转移瘤变化快，短期内可见肿瘤增大、增多，有时可在治疗后自行消失，这不同于肺良性空洞及原发癌性空洞；并且转移瘤的空洞形态具有与实体瘤共存且同步变化的特性，洞腔变化具有恒定性，既可见于病情好转时，也可见于病情恶化时，因此有无空洞或空洞大小并不能反映病情变化。瘤灶的数目及大小，特别是瘤灶实性成分的多少才是准确反映病情变化的依据。

（4）血供

肺转移瘤的血供主要取决于肿瘤在肺内的分布位置。位于肺野中内带的转移瘤可完全由支气管动脉供血，越靠近肺周边，肺动脉供血则越明显。肺转移瘤的支气管动脉供血与原发肿瘤有较大关系，原发肿瘤如为富血供，其转移瘤血供一般较丰富。

7.3.7 新技术应用拓展

Ashley 等证明 ^{19}F MRI 可以监测转移灶中巨噬细胞的数量及分布，基于此可对肿瘤进行针对性指导治疗，并使用 MRI 检测肿瘤对治疗的反应。对比增强 MR 在对肺转移瘤患者接受微波消融术后的评估方面表现良好，消融术后 24 h 增强 MR 对预测局部肿瘤进展及发现并发症的能力与 CT 类似。而 Lino 等研究表明 MRI 检测<10 mm 病变的能力有限，PET/MRI 的整体检测率低于 PET/CT，PET/MRI 存在遗漏小肺转移灶的风险（图 7-6）。Morsing 等认为 FDG PET/MRI 在检测头颈部恶性肿瘤及乳腺癌的肺转移方面没有优势。MRI 对肺转移瘤的诊断价值需进一步研究。

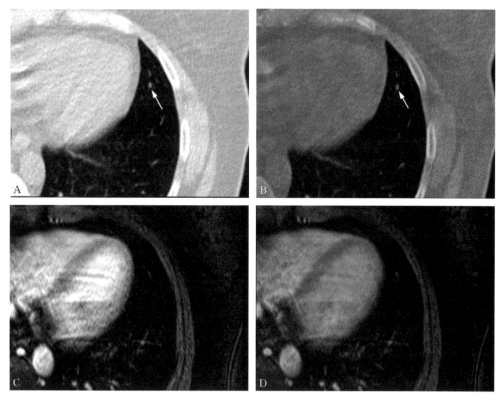

图 7-6　乳腺癌患者 CT 和 MRI 表现

注:46 岁,女性。A、B. CT 及 PET-CT 显示左肺上叶 4 mm 结节;C、D. MRI 未见显示。

(范　丽　刘士远)

主要参考文献

[1] 刘士远,肖湘生,李成洲,等.69 例肺癌 MRI、CT 的对照研究[J].中国临床医学,1999,6(3):261-263.

[2] 刘士远,肖湘生,李成洲,等.MRI 对支气管肺癌阻塞性肺炎及肺不张的鉴别诊断价值:CT 对照研究[J].中国医学计算机影像杂志,1997,3(3):172-174.

[3] 刘士远,肖湘生,李成洲,等.MR 成像对肺癌淋巴结转移的诊断价值[J].中国临床医学,1998,5(3):140-142.

[4] 刘士远,肖湘生.MR T₂ 加权像点簇状高信号对肺癌组织类型的鉴别诊断价值[J].中华放射学杂志,1996,30(4):28-31.

[5] 刘士远,陈启航,吴宁.实用胸部影像诊断学[M].北京:人民军医出版社,2012.

[6] 刘士远,郭佑民.中华影像医学·呼吸系统卷[M].北京:人民卫生出版社,2019.

[7] 刘复生,刘彤华.肿瘤病理学[M].北京:北京医科大学中国协和医科大学联合出版社,1997:1226.

[8] 严琴琴,单飞,施裕新.MR 成像在肺结节检出和诊断中的研究进展[J].肿瘤影像学,2019,28(6):405-411.

[9] 杨春山,肖湘生,刘士远,等.MR 动态增强在良恶性结节鉴别诊断中的应用价值[J].实用放射学杂志,2003,19(11):994-997.

[10] 陈爱萍,李惠民,刘士远,等.扩散加权成像区分肺良恶性病变的价值[J].中国医学计算机成像杂志,2010,16(3):206-210.

[11] 范丽,刘士远.MR 成像在肺癌诊断和鉴别诊断中的应用和研究现状[J].中国肿瘤影像学杂志,2009,2(2):124-131.

［12］周舒畅,夏黎明,吴维,等.单 b 值 MR DWI 对肺部良恶性病变的诊断价值[J].放射学实践,2016,31(8):728-733.

［13］钟丽,孙玲玲.1.5T DWI 在肺内良、恶性病变鉴别诊断中最适 b 值的探讨[J].放射学实践,2015,30(2):141-144.

［14］BLANK N, CASTELLINO R A. The intrathoracic manifestations of the malignant lymphomas and the leukemias [J]. Semin Roentgenol, 1980,15(3):227-245.

［15］DAVIDSON R S, NWOGU C E, BRENTJENS M J, et al. The surgical management of pulmonary metastasis: current concepts [J]. Surg Oncol, 2001, 10(1):35-42.

［16］DINKEL E, MUNDINGER A, SCHOPP D, et al. Diagnostic imaging in metastatic lung disease [J]. Lung, 1990,168(1):1129-1136.

［17］MORSING A, HILDEBRANDT M G, VILSTRUP M H, et al. Hybrid PET/MRI in major cancers: a scoping review [J]. Eur J Nucl Med Mol Imaging, 2019,46(10):2138-2151.

［18］NUMATA T, KIRYU S, MAEDA T, et al. A pulmonary metastatic model of murine melanoma assessed by magnetic resonance imaging [J]. Exp Dermatol, 2017,26:619-621.

［19］ROMAN A, KALTENBACH B, GRUBER-ROUH T, et al. The role of MRI in the early evaluation of lung microwave ablation [J]. Int J Hyperther, 2018,34:883-890.

［20］SALTGSTEIN S L. Pulmonary malignant lymphomas and pseudolymphomas: classification, therapy and prognosis [J]. Cancer, 1963,16(7):928.

［21］SAWICKI L M, GRUENEISEN J, BUCHBENDER C, et al. Comparative performance of ^{18}F - FDG PET/MRI and ^{18}F - FDG PET/CT in detection and characterization of pulmonary lesions in 121 oncologic patients [J]. J Nucl Med, 2016,57(4):582-586.

肺良性肿瘤及类肿瘤性病变

8.1　肺错构瘤
　　8.1.1　概述
　　8.1.2　病理
　　8.1.3　临床表现
　　8.1.4　MRI 表现
　　8.1.5　诊断要点
　　8.1.6　鉴别诊断
8.2　硬化性肺细胞瘤
　　8.2.1　概述
　　8.2.2　病理
　　8.2.3　临床表现

8.2.4　MRI 表现
8.2.5　诊断要点
8.2.6　鉴别诊断
8.2.7　新技术应用拓展
8.3　肺炎性肌纤维母细胞瘤
　　8.3.1　概述
　　8.3.2　病理
　　8.3.3　临床表现
　　8.3.4　MRI 表现
　　8.3.5　诊断要点
　　8.3.6　鉴别诊断

8.1　肺错构瘤

8.1.1　概述

　　肺错构瘤(pulmonary hamartoma，PH)是最常见的肺良性肿瘤,约占原发肺肿瘤的 8%,发病率仅次于肉芽肿及肺癌,占肺良性肿瘤的 77%。50~60 岁好发,男女比例(2~3)∶1,多发者极少。可能起源于与支气管壁相关间质细胞,新近研究指出,PH 是来源于支气管黏膜相关未分化间质细胞的良性后天性肿瘤,由混杂的支气管黏膜上皮细胞、软骨细胞、脂肪细胞等间质细胞组成。手术是最佳治疗方法,预后良好。临床分为肺实质内型和支气管内型错构瘤,支气管内肺错构瘤比肺实质错构瘤少见,约占肺错构瘤的 5%;病理分为软骨型及非软骨型(平滑肌型)肺错构瘤。

8.1.2　病理

　　支气管相关原始间质细胞分化成软骨细胞、平滑肌、脂肪细胞,而瘤内的细支气管纤毛上皮及肺泡上皮为继发肿瘤生长陷入形成,常伴反应性增生。91%的 PH 含软骨成分,占组成比例最多,其他组分比例变化较大,10%~30%伴钙化,支气管内型错构瘤脂肪比例高于肺实质内型。组织切片下,肿瘤由白色小叶状类似软骨的组织构成。组织学上,小叶结构由发育良好或欠佳的软骨组织构成,周围环绕松散的纤维组织、脂肪组织、平滑肌和黏液性支气管腺体,钙化和软骨骨化可见,有时很广泛。PH 存在性激素受体,免疫组化波形蛋白(vimentin)、S - 100、GFAP、SMA、calponin 常阳性,cytokeratins 阴性。

8.1.3 临床表现

肺错构瘤患者通常无症状,常因查体或诊治其他疾病影像检查偶然发现。有时患者可表现为咯血。支气管内错构瘤可导致支气管阻塞,患者可有发热、咳嗽、痰中带血、憋气、胸痛、持续或反复发作的肺炎症状。

8.1.4 MRI 表现

病灶多位于肺周边,呈类圆形,边缘光滑,偶有分叶,界限清晰;肿块多为软组织或含脂肪信号,含钙化病灶于 MRI 呈低信号。在 T_1 加权图像上,错构瘤呈等或稍低信号(比肌肉信号高,但比脂肪信号低)。在 T_2 加权图像上,错构瘤呈高信号;T_1 加权图像上常可见高信号间隔,而在 T_2 加权图像上呈低信号。GA-DTPA 增强后 T_1 加权图像上,间隔呈明显强化,将肿瘤分成轻度强化结节亦可显示为不同程度的斑驳样强化。对比 MRI 图像和病理标本,发现轻度强化区域与中央的软骨组织相当,明显强化区域与长入软骨内的分枝状结缔组织(主要为陷入的呼吸上皮等富含微血管的间质组织)相关(图 8-1)。

8.1.5 诊断要点

肺错构瘤是最常见的肺良性肿瘤;约占肺肿瘤的 8%;中位年龄为 50～60 岁。其常见影像学表现:直径 1～4 cm,边缘光滑或轻度分叶结节;MRI 图像上肺错构瘤多为软组织或含脂肪信号,含钙化病灶于 MRI 呈低信号。

8.1.6 鉴别诊断

主要依靠影像特征,最终依靠病理诊断。孤

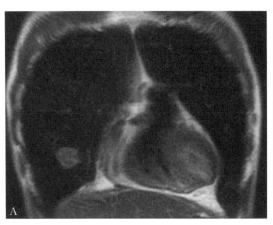

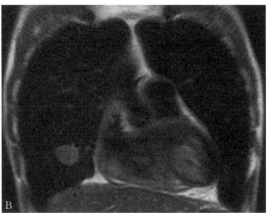

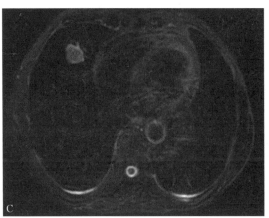

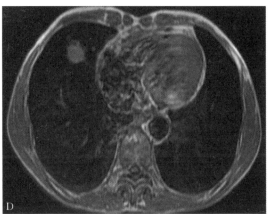

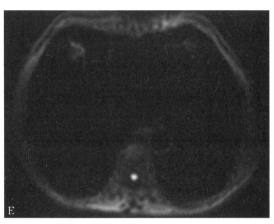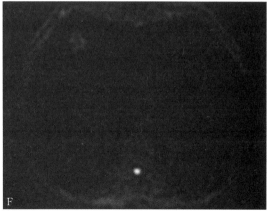

图 8-1　肺错构瘤影像学表现

注：A、B.冠状位 MR T_2WI 示右肺下叶孤立性结节,见少许浅分叶,呈等/稍高信号;C.轴位 MR T_2WI 图像示病灶呈等/稍高信号;D.轴位 MR T_1WI 示病灶呈等/稍低信号;E、F.DWI 图像 b=500 s/mm^2 与 b=1 000 s/mm^2 示病灶未见明显扩散受限。

立性肺结节如果同时含钙化和脂肪密度,影像诊断 PH 比较容易。PH 主要需与结核瘤、肺癌、转移瘤等相鉴别。结核球一般有卫星灶,肿块周边可见钙化、纤维条索、进行性气肿等结核后遗改变。肺癌一般边缘毛糙,见分叶,远端见阻塞性改变,肿瘤内脂肪少见。转移瘤也可见钙化但常多发,且结节大小不一,而且多见纵隔淋巴结肿大等征象。

8.2　硬化性肺细胞瘤

8.2.1　概述

硬化性肺细胞瘤(pulmonary sclerosing pneumocyte, PSP),以前称为肺硬化性血管瘤,是一种罕见的肺部良性肿瘤,最早由 Liebow 和 Hubbell 在 1956 年报道,具有明显的硬化区和血管瘤样区。约占肺内良性肿瘤的 18.1%,仅次于肺错构瘤,极少有淋巴结转移。PSP 发病机制不明,有人在对该病的免疫组化研究中发现,性激素受体在大多数圆形细胞的表达,特别是孕激素的表达,提示 PSP 的发生发展及女性患病优势可能与女性激素有关。现多认为 PSP 起源于原始呼吸上皮细胞,免疫组化显示最可能来自 II 型肺泡

上皮细胞,由立方形的表面细胞和圆形的间质细胞组成,两种细胞均为肿瘤性。2015 年 WHO 分类中,PSP 从之前的"混杂性肿瘤"被归类为肺部良性肿瘤中的"腺瘤"。但近年来有几个关于 PSP 发生淋巴结或远处器官转移的个案报道,其潜在恶性风险与转移潜能也逐渐受到关注。

8.2.2　病理

(1) 大体病理

肿瘤与周围肺组织分界清晰,无包膜,73%的患者直径<3 cm,部分可达 7 cm,切面可能为灰白色、灰黄色、褐色或红色,随纤维化成分、出血量的多少以及为新鲜或陈旧性出血而变化,大多切面为实性,部分为蜂窝状或有裂隙且其内含血液,大多质中,少见有囊性感。

(2) 镜下病理

肿瘤内可见特征性的实性区、血管瘤样区、硬化区和乳头区 4 种形态:①实性区,实性团块状瘤细胞,细胞呈多角形,紧密排列;②血管瘤样区,充满红细胞的血管样腔隙,③硬化区,玻璃样变和胶原增生;④乳头区,瘤细胞形成乳头突向管腔内。肿瘤实质包含 2 种细胞:表面细胞和圆形细胞,表面细胞主要被覆在血管瘤样区腔隙及乳头表面或实变区间隙内;圆形细胞则多构成肿

瘤的间质,呈多角形或圆形,胞质丰富淡染,核圆或卵圆形,核质比例正常,极少见核分裂象。表面细胞表达细胞角蛋白(CK7)、甲状腺转录因子1(TTF-1)、天冬氨酸蛋白酶(Napsin A)、上皮膜抗原(EMA)、特异度蛋白阳性(CKpan)、波形蛋白、β-Catenin(细胞膜阳性)、SPB,而间质细胞多仅表达 TTF1、EMA、波形蛋白、β-Catenin(细胞质阳性),不表达或局灶弱表达 CK7、CKpan、Napsin A 和 SPB。

8.2.3 临床表现

硬化性肺细胞瘤好发于 50 岁以上的成年人,尤其常见于亚洲人,男女比例为 1:5,通常无症状,多为偶然检查发现,也有少部分患者也可表现为咳嗽、胸痛和咯血等呼吸道症状,或是发热、乏力、消瘦等非特异性临床表现。肿瘤标志物一般不高。

8.2.4 MRI 表现

常为单发的边界光滑锐利的类圆形或浅分叶

结节,直径多<5 cm,4‰~5‰患者可见呈多发结节表现,好发于胸膜下,多为纵隔胸膜或叶间裂下,T_1WI 和 T_2WI 上均可呈高低混杂信号,T_1WI 上的高信号对应于有大量透明细胞的固体硬化组分,T_2WI 上的低信号区对应于纤维化或出血成分,T_2WI 上的高信号区,与 T_1WI 上的强化区对应提示大量的血腔,这通常与肿瘤的血管瘤成分相对应。少见伴有囊变、坏死和血肿。DWI 上与同层胸髓信号对比,信号多呈等或低信号,增强扫描病灶强化方式与 CT 相仿,多数中度到明显强化,少数轻度强化,可见血管贴边征,DCE-MRI 显示早期病灶周边结节状明显强化,对比剂逐渐向中心扩散,即渐进性强化表现,时间-信号曲线(TIC)多为流入型(图 8-2)。

8.2.5 诊断要点

无明显症状,肿瘤标志物阴性,肺内边界光整病灶呈混合稍长 T_2 信号,病灶呈延迟期渐进性强化,多见血管贴边征,提示硬化性肺细胞瘤诊断。

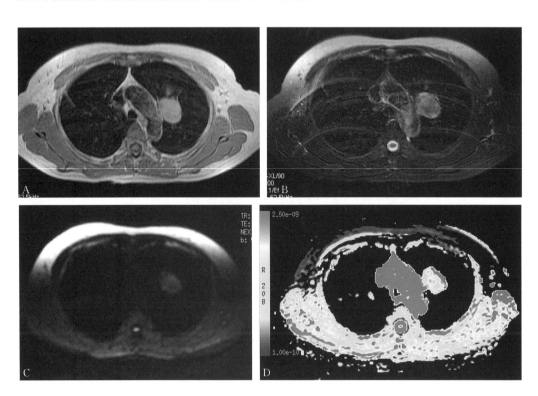

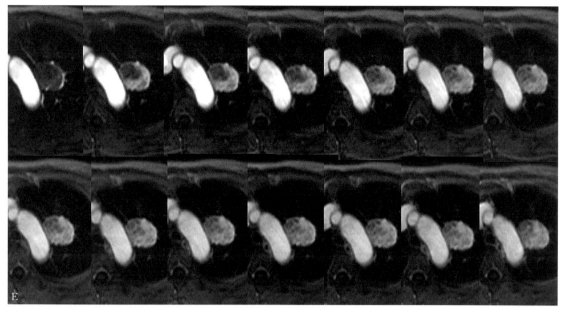

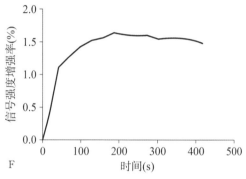

图 8-2 硬化性血管瘤

注:A. 轴位 T_1WI 病灶呈稍长 T_1 信号;B. 轴位 T_2WI 病灶呈混杂 T_2 信号,大部区域呈短 T_2 信号;C. DWI b= 500 s/mm² 时病灶信号低于同层胸髓信号;D. ADC 图测得 ADC 值为 $1.9×10^{-3}$ mm²/s;E. DCE-MRI 病灶强化方式显示 为由周围到中心逐渐强化的渐进性强化方式;F. 时间-信号曲线(TIC)显示呈流入型。

8.2.6 鉴别诊断

应该与肺癌、转移瘤、炎性假瘤,球形增殖结核等鉴别。肺癌多为长 T_2 信号灶,边界多不光整,可为深分叶,伴胸膜牵拉,较大时可伴有坏死或空洞,DWI 上呈高信号,增强呈早期不均匀强化,延迟期缓慢廓清,可伴有周围结构的侵犯、肺门及纵隔淋巴结转移或远处器官转移。转移瘤往往具有原发肿瘤病史,肺内多为多发结节,血行分布,T_2WI 上多为高信号,DWI 上呈高信号,增强不均匀强化,无明显持续性强化及渐进性强化的特征。结核瘤在 T_2WI 上呈较均匀低信号灶,边

缘可见稍长 T_2 信号薄环,DWI 信号较低,增强时呈无强化改变或薄环状强化。而增殖性球形结核病灶则举例较为困难。

8.2.7 新技术应用拓展

鉴于 MRI 技术的发展,MR 功能成像越来越多地应用于肺部疾病的诊断中,如 DWI 和 DCE-MRI,除了观察形态学特征外,还可以得到定量参数值来判定病变性质。DWI 和 ADC 值在微观上反映肿瘤结构特征,由于 PSP 内含有丰富的血窦,黏度较高,能局限分子运动,使得水分子扩散慢于自由水,但高于实性组织,如肺癌。因此,

DWI 较肺癌的信号明显低,ADC 值明显低于肺恶性肿瘤。此外,由于 PSP 是个富血供肿瘤,使得 DCE - MRI 中反映微循环血流灌注量、血流速度、相对血容量和最大强化峰值的 MSI、MSD、PEI 和 PV 参数明显高于肺癌。代表肿瘤渗透性的定量参数如 Ktrans、Kep、Ve、Vp 和 iAUC 等指标在 PSP 和其他肺部病变中亦有差异。

8.3　肺炎性肌纤维母细胞瘤

8.3.1　概述

炎性肌纤维母细胞瘤(inflammatory myofibroblastic tumor,IMT)最早于 1939 年由 Brunn 报道,最初部分病理学家从形态上认为其可能为一种恶性肿瘤。1954 年,Umiker 等提出肺部这种梭形细胞病变是炎症后增生形成的肿瘤样改变,其后炎性假瘤的名称被临床广泛接受。但后来发现其有复发、浸润甚至是转移的潜能,所以多数学者认为 IMT 是一种真性肿瘤。IMT 由 Pettinato 等于 1990 年命名,是一种罕见的间充质肿瘤,病因不明,有研究指出,既往病毒感染和创伤可能为其致病因素,最终激活具有增殖潜能的 IMT 显著增生或失控生长而形成肿瘤样病变。已有文献报道 IMT 可能与感染有关,在某些组织发生的 IMT 中检测到了 EB 病毒。1994 年 WHO 软组织肿瘤国际组织学分类专家组将其定义为"由分化的肌纤维母细胞性梭形细胞组成,常伴有浆细胞和/或淋巴细胞浸润的一种肿瘤",并将其归类为纤维母细胞/肌纤维母细胞肿瘤、中间性、少数可转移类,具有中间型或低度恶性本质,偶发转移。IMT 多见于儿童和年轻人,多发生于肺,占儿童原发肺肿瘤的 20%~50%,占成人肺肿瘤的 0.04%~1%,可发生在身体的各个部位,IMT 在文献中有多个名称,包括浆细胞肉芽肿、炎性假瘤、孤立性巨细胞肿瘤和假瘤性肺炎。IMT 的一些类型涉及局部复发、远处转移甚至向肉瘤转变的风险,已经报道的局部复发率高达 24%,因而手术切除后长期随访是非常重要的。

8.3.2　病理

(1)大体病理

结节或肿块的直径大多在 2~4 cm,少数可达 5~6 cm,多呈类圆形,质韧,无包膜,切面黄灰色,体积较大者可见液化坏死区,偶有空洞形成,部分浸润性病变可表现为大块状,有明显软组织侵犯。

(2)镜下病理

IMT 由梭形的肌纤维母细胞、成纤维细胞和炎症性成分,如淋巴细胞、嗜酸性细胞、浆细胞和巨噬细胞组成。梭形细胞呈束状、席纹状排列,细胞异型性不明显,核分裂象不常见。

IMT 可分成 3 种组织学亚型。①黏液型:间质明显水肿及黏液样变,其间穿插梭形的肿瘤细胞;②梭形细胞密集型:瘤细胞常排列成人形或旋涡状,浆细胞穿插于梭形的肿瘤细胞之间,其他炎性细胞常聚集成团;③纤维型:肿瘤细胞稀疏,在玻璃样变的胶原纤维之间有淋巴细胞和大量浆细胞浸润。

免疫组化特点:梭形细胞表达 SMA 和 vimentin,少数 desmin 阳性,约 1/3 局灶性角蛋白阳性,ALK 约 40% 阳性。myogenin、CD117、肌球蛋白和 S - 100 阴性。

8.3.3　临床表现

IMT 多见于儿童和年轻人,男性较多,IMT 通常无明显临床症状,多为偶然发现。也可表现为呼吸系统症状如咳嗽、胸痛、气促、咯血,或表现为全身性症状如疲劳、关节痛、发热、食欲不振和体重减轻。实验室检查通常非特异度,可能包括贫血、血小板增多和/或沉积速率升高。IMT 最终的病理诊断不能通过术前 CT 或活检冰冻切片来实现,因此,早期诊断并通过完全的手术切除是治疗这一类肿瘤的金标准。

8.3.4　MRI 表现

多为孤立性肿块,偶尔为多发结节或肿块,边缘不光整,可见浅分叶,多局限在下肺叶的外周带,通常呈长 T_1 信号,稍长 T_2 信号,坏死区可见呈明显长 T_2 信号灶,儿童中尤其多见低信号钙化灶。可见"平直征"(肿块一侧边缘呈刀切状改变或基于胸膜的广基底改变)、"桃尖征"(肿块边缘见形似桃尖的尖角状改变),也可呈散在结节表现,增强 T_1WI 扫描呈均匀或不均匀轻、中度至显著强化,无明显特异度表现,其中,肿块高度均匀强化及周围较中心部明显强化是 IMT 较为特征的表现,其内可有片状无明显强化的坏死区和显著强化的肿瘤组织区,邻近胸膜多可见增厚。DCE-MRI 为迅速伴持续性强化(快速达峰型)。5%的 IMT 可局部侵犯纵隔、胸壁或膈肌。

8.3.5 诊断要点

实验室检查发现急性期反应物升高,影像学上发现肺部肿块,不伴有肺门和纵隔内淋巴结肿大者,临床应该考虑 IMT 的可能。

8.3.6 鉴别诊断

鉴别诊断包括原发性肺癌、错构瘤、脓肿和结核瘤。肺癌通常可见胸膜凹陷征,邻近胸膜较少增厚,增强时呈早期不均匀强化,随后缓慢廓清,而 IMT 极少见到胸膜凹陷征,可伴随邻近胸膜增厚,为持续性明显强化,程度比肺癌强,且实性成分强化较均匀。错构瘤坏死少见,边界清晰光滑,平扫可见短 T_1 长 T_2 压脂低信号的脂肪信号灶,T_2WI 上信号通常混杂,增强为轻度不均匀强化,程度较 IMT 轻,其内纤维间隔强化较明显。脓肿与 IMT 不易鉴别,其内可伴有液平,DWI 上呈明显高信号,往往伴有较明显的发热等感染症状及实验室检查证据。结核瘤通常在 T_2WI 上为低信号,增强扫描时可为不强化或薄环状强化。

(夏黎明)

主要参考文献

[1] 马冬捷,张志庸,崔玉尚,等.肺错构瘤191例临床分析及文献复习[J],北京医学,2011,33(4):279-281.

[2] 穆勒,席尔瓦.胸部影像学[M].史景云,费柯,孙鹏飞,译.上海:上海科学技术出版社,2015.

[3] 刘士远,陈启航,吴宁.实用胸部影像诊断学[M].北京:人民军医出版社,2012.

[4] 刘士远,郭佑民.中华影像医学·呼吸系统卷[M].北京:人民卫生出版社,2019.

[5] ASHLEY B P, MUHANAD A H, THOMAS M R, et al. Pulmonary hamartoma an to the algorithmic approach to the diagnosis and management [J]. Clin Pulm Med, 2008,15:35-39.

[6] CHRISTENSON M L R D. Dynamic MRI of solitary pulmonary nodules: comparison of enhancement patterns of malignant and benign small peripheral lung lesions [J]. AJR Am J Roentgenol, 2007,188(1):26-36.

[7] KARAPOLAT S, SEYIS K N, ERSOZ S, et al. Lung image: inflammatory myofibroblastic tumor [J]. Lung, 2017,195(3):387-388.

[8] KIM Y P, LEE S, PARK H S, et al. Sclerosing pneumocytoma with a wax-and-wane pattern of growth: a case report on computed tomography and magnetic resonance imaging findings and a literature review [J]. Korean J Radiol, 2015,16(4):947-950.

[9] MIYAGAWAHAYASHINO A, TAZELAAR H D, COLBY T V, et al. Pulmonary sclerosing hemangioma with lymph node metastases: report of 4 cases [J]. Can Respir J, 2016,10(7):391-392.

[10] NAIME S, BANDARKAR A, NINO G, et al. Pulmonary inflammatory myofibroblastic tumour misdiagnosed as a round pneumonia [J]. BMJ Case Rep, 2018,2018: bcr-2017-224091.

[11] SAGAR A E S, JIMENEZ C A, SHANNON V R. Clinical and histopathologic correlates and management strategies for inflammatory myofibroblastic tumor of the lung. A case series and review of the literature [J]. Med Oncol, 2018,35(7):102.

[12] SURABHI V R, CHUA S, PATEL R P, et al. Inflammatory myofibroblastic tumors: current update [J]. Radiol Clin North Am, 2016,54(3):553-563.

[13] TOJO Y, BANDOH S, FUJITA J, et al. A case of synchronous primary lung cancer with hamartoma [J]. Nihon Kokyuki Gakkai Zasshi, 2003,41:474-479.

[14] VIS D C, KELLY M M, LEE A G, et al. Contralateral recurrence of inflammatory myofibroblastic tumour of the lung 10 years after pneumonectomy [J]. Thorax, 2018,73(11):1089-1090.

9 肺结缔组织疾病

9.1　系统性红斑狼疮

　　9.1.1　概述

　　9.1.2　病理

　　9.1.3　临床表现

　　9.1.4　影像学表现

　　9.1.5　诊断要点

　　9.1.6　鉴别诊断

9.2　类风湿性关节炎

　　9.2.1　概述

　　9.2.2　病理

　　9.2.3　临床表现

　　9.2.4　影像学表现

　　9.2.5　诊断要点

　　9.2.6　鉴别诊断

9.3　干燥综合征

　　9.3.1　概述

　　9.3.2　病理

　　9.3.3　临床表现

　　9.3.4　影像学表现

　　9.3.5　诊断要点

　　9.3.6　鉴别诊断

9.4　硬皮病

　　9.4.1　概述

　　9.4.2　病理

　　9.4.3　临床表现

　　9.4.4　影像学表现

　　9.4.5　诊断要点

　　9.4.6　鉴别诊断

9.5　多发性肌炎和皮肌炎

　　9.5.1　概述

　　9.5.2　病理

　　9.5.3　临床表现

　　9.5.4　影像学表现

　　9.5.5　诊断要点

　　9.5.6　鉴别诊断

9.6　肉芽肿性血管炎

　　9.6.1　概述

　　9.6.2　病理

　　9.6.3　临床表现

　　9.6.4　影像学表现

　　9.6.5　诊断要点

　　9.6.6　鉴别诊断

　　结缔组织病（connective tissue diseases，CTD）是一种主要侵犯全身结缔组织和血管的自身免疫性疾病，多器官受累是其临床主要特征之一，呼吸系统的各个器官，尤其肺和胸膜含有丰富的胶原、血管等结缔组织，因此，CTD 经常会侵犯肺及胸膜。部分患者，呼吸系统受累可发生在其他常易侵犯的系统，如关节、肌肉、皮肤等受累之前，甚至以呼吸系统为首发症状。CTD 一旦累及呼吸系统，将直接影响治疗方案的制定和预后判断。因此，早期发现 CTD 呼吸系统病变十分重要。CTD 累及肺部的疾病称为肺结缔组织疾病。CTD 主要包括系统性红斑狼疮（systemic lupus erythematosus，SLE）、类风湿性关节炎（rheuma-toid arthritis，RA）、干燥综合征（Sjogren's syndrome，SS）、硬皮病（progressive systematic sclerosis，PSS）、多发性肌炎（polymyositis，PM）、皮肌炎（dermatomyositis，DM）、肉芽肿性多血管炎（granulomatosis with polyangiitis，GPA）、混合性结缔组织病（mixed connective tissue disease，MCTD）等。肺结缔组织疾病主要并发症包括肺间质性病变、弥漫性肺泡出血、细支气管炎、肺实质结节、胸膜病变等，其中肺间质性病变是肺结缔组织疾病的主要死亡原因。

"2018 中国结缔组织病相关间质性肺病诊断和治疗专家共识"推荐胸部高分辨率 CT（high resolution CT，HRCT）作为肺结缔组织疾病的首选影像学检查方法，因为胸部 HRCT 能清晰地显示肺组织的细微结构（肺小叶气道、血管、小叶间隔、肺间质及毫米级的肺内小结节等），诊断肺结缔组织病较 X 线和普通 CT 扫描更敏感。过去，胸部 MRI 成像信噪比低，又因受呼吸、心脏运动伪影及空气-介质磁敏感伪影等问题影响而使其应用受限。近年来，随着 MRI 新技术的发展，MRI 的应用得到拓展。例如有研究发现高分辨率超短回波时间（UTE）MRI 可以评估肺实质的变化，超极化 ^{3}He 表观扩散系数（ADC）和拉伸指数模型获得的平均扩散长度（Lm$_D$）可评估肺的气道微结构纤维化程度（彩图 1）。钆磷维塞（Gadofosveset）增强 MRI 可反映血管漏渗性，进而检测肺纤维化患者的白蛋白外渗，显示正在进行的组织损伤，反映活动性炎性进程（图 9-1）。MRI 具有无辐射、多参数成像等优势，对评估肺结缔组织病炎性进程和纤维化程度有一定优势。

MRI 也可较好地显示胸膜及心包病变，能够显示较明显的肺间质性改变和肺团块，但对轻度肺间质性改变和直径小于 1 cm 的肺结节显示困难。MRI 用于间质性肺病的随访，尽管间质结构的细节显示不能与 CT 媲美，但对病变范围、病变分布显示较好，因此可以降低病程中反复检查的 CT 辐射剂量。

9.1 系统性红斑狼疮

9.1.1 概述

系统性红斑狼疮（SLE）是一种自身免疫性结缔组织病，由于体内有大量致病性自身抗体和免疫复合物，造成组织损伤，临床可以出现多个系统和脏器损害的症状。约半数 SLE 患者在其病程中可伴有肺-胸膜病变，如胸膜炎（有胸腔积液和无胸腔积液）、狼疮性肺炎、弥漫性肺间质疾病、肺泡出血、肺动脉高压、肺血管炎、肺动脉栓塞、膈肌功能低下和膈神经麻痹等。一般认为多因性的，遗传、激素、环境因素等相互作用引起机体免疫调节功能紊乱。SLE 好发年龄为 20～50 岁，多见于年轻女性，男女发病比例为 1：10。

9.1.2 病理

（1）系统性红斑狼疮慢性间质性肺病的病理学表现

1）类似于寻常型间质性肺炎（usual interstitial pneumonia，UIP）。更晚期的病变则为肺纤维

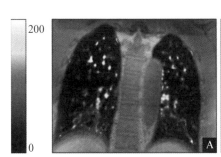
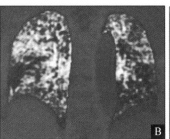
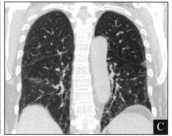

图 9-1　特发性肺纤维化影像学表现

注：A. 正常人 Gadofosveset 增强 MRI 图，显示强化区域与肺血管走行一致；B. 特发性肺纤维化患者 Gadofosveset 增强 MRI 图，显示强化区域在两肺弥漫分布；C. 同一患者的 HRCT 图仅显示两肺胸膜下小斑片状模糊影。

化、肺实质的破坏以及囊性改变。

2）急性狼疮性肺炎，组织学可见肺间质水肿、炎症，肺泡间隔中性粒细胞浸润和急性毛细血管炎，亦可见大血管炎。肺泡内渗出和透明膜形成。

3）弥漫性肺泡出血，肺活检表现为肺泡内出血和毛细血管炎等非特异表现。

（2）病变分布

主要分布于两下肺野。

（3）病理组织学鉴别

1）UIP：胸膜下区不均匀分布的纤维化改变，炎症浸润少见。

2）机化性弥漫性肺泡损伤：纤维化病变较疏松，小叶间隔增厚，Ⅱ型肺泡细胞增生。

9.1.3 临床表现

（1）病史

胸膜炎表现为胸痛、胸闷。急性狼疮性肺炎常表现为原有的 SLE 症状加重，且伴明显的呼吸困难、发热、咳嗽、低氧血症等呼吸系统症状，严重时可发生成人呼吸窘迫综合征（ARDS）。间质性肺炎其肺部的主要症状为呼吸困难、干咳、胸痛等。弥漫性肺泡出血表现为从少量咯血直至暴发性呼吸衰竭，严重出血的死亡率可达 30％。合并肺部感染时患者有高热、咳嗽、大量黄脓痰等。

（2）体征

体格检查可闻及两肺底广泛湿性啰音。

（3）肺功能

急性狼疮性肺炎常出现明显的低氧血症及过度通气。慢性患者肺功能检查均为限制性通气功能障碍，肺容量和肺扩散功能降低。约 35％患者伴有膈肌运动功能障碍。

（4）病程

SLE 平均病程为 9.6 年（3～23 年）。间质性肺炎对 SLE 患者总的死亡率影响并不大。SLE 发生的肺部感染在临床上大大高于狼疮性肺炎，这是因为大多应用大量糖皮质激素、细胞毒性制剂及并发肾脏疾病等。肺部感染多为社区获得性肺炎、机会病原菌感染和分枝杆菌、奴卡菌感染。两者比为 34∶1，而且是 SLE 死亡的重要原因。

9.1.4 影像学表现

（1）系统性红斑狼疮的基本影像学表现

1）急性狼疮性肺炎：不常见，发生率约占 SLE 的 30％，但危及患者生命。HRCT 表现为中下肺野边缘不清的片状浸润影（图 9-2），易游走或迅速消散，或呈弥漫小结节影。

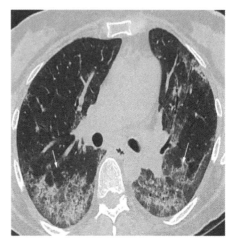

图 9-2 SLE 急性狼疮性肺炎 HRCT 表现

注：HRCT 显示双肺斑片状磨玻璃影和小叶间隔增厚影。

2）慢性弥漫性间质性肺病（interstitial lung diseases，ILD）：较其他胶原血管病少见。通常为慢性过程，少数由急性狼疮性肺炎发展而来。最常表现为小叶间隔增厚、实变影和磨玻璃影。临床发现活动期患者中 25.8％有肺间质纤维化，20.6％有间质性肺炎（图 9-3）。

3）弥漫性肺泡出血（diffuse alveolar hemorrhage，DAH）：少见，但病情凶险。HRCT 表现为双肺弥漫片状磨玻璃影伴小叶间隔增厚，呈"碎石路"样改变。此征象亦可见于肺水肿、类脂质肺炎、肺泡蛋白沉积症和卡氏肺囊虫肺炎。

4）胸膜炎：是 SLE 肺部病变的最常见表现（图 9-4、9-5）。在 SLE 病程中，约 40％合并胸膜病变。70％为双侧性，30％为单侧性。胸腔积液常为中小量，大量双侧胸腔积液亦可为 SLE 的首发表现。积液原因可能与狼疮性胸膜炎有关。

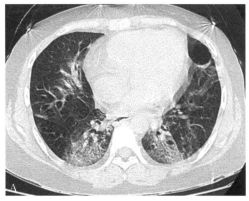

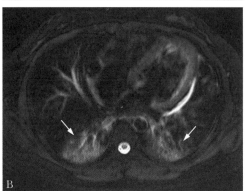

图 9‑3　SLE 间质性肺病 HRCT 和 MRI 表现

注：A. 胸部 HRCT 显示两肺下叶小叶间隔增厚伴磨玻璃影；B. 胸部 MRI 可以准确显示肺病变范围。

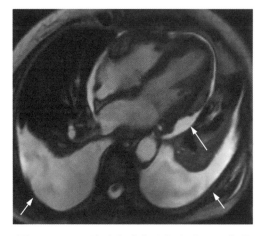

图 9‑4　SLE 胸腔积液和心包积液 MRI 表现

注：横断位 T_2WI 显示少量心包积液（短箭头）和双侧中等量胸腔积液（长箭头）。

（2）系统性红斑狼疮的病灶分布特点

单侧或双侧弥漫性分布；倾向外周区域及下肺野，可呈节段性分布；基底部多见；肺容积正常。

（3）系统性红斑狼疮的其他影像学表现

1）继发性感染性肺炎：为 SLE 最常见的并发症，发生率高达 50%。

2）肺血管炎和肺动脉高压：SLE 并发肺血管炎少见，一般症状较轻。肺动脉高压影像学上表现为肺动脉增宽。

9.1.5　诊断要点

颊部红斑，盘状红斑，关节炎，口腔溃疡，光过敏，浆膜腔炎症，肾脏的损害，神经系统损害，血液系统损害，免疫学检查，如 SM 抗体、抗 DNA 抗体、抗双链 DNA 抗体、抗核抗体阳性，以及出现上述胸部异常影像学表现，支持诊断系统性红斑狼疮。

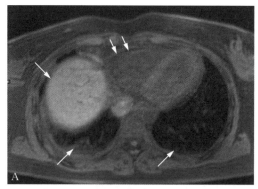

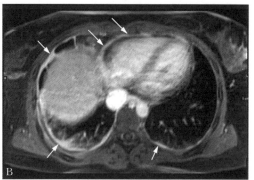

图 9‑5　SLE 胸膜炎和心包炎 MRI 表现

注：A. 增强前 T_1WI 显示双侧胸膜（长箭头）和心包（短箭头）增厚；B. 增强后 T_1WI，注入对比剂后明显强化。

9.1.6　鉴别诊断

（1）寻常型间质性肺炎

主要表现为蜂窝肺，斑片状阴影广泛分布于

基底段及外围肺组织。

（2）非特异度间质性肺炎

非特异度间质性肺炎（nonspecific interstitial pneumonia，NSIP）以磨玻璃影为主，很少进展为蜂窝肺。

（3）石棉肺

以典型的胸膜下线影，胸膜斑及肺实质局部膨胀不全为特点，很少发展为蜂窝肺。

9.2 类风湿性关节炎

9.2.1 概述

类风湿关节炎（RA）是一常见的以关节组织慢性炎症性病变为主要表现的全身性疾病，最常见于女性。本病可同时侵犯多个关节，常以手足小关节起病，多呈对称性分布。类风湿关节炎间质性肺病是 RA 全身表现的一部分，受累组织包括气道、肺血管、肺间质和胸膜。

9.2.2 病理

（1）类风湿关节炎间质性肺病最常见的病理改变

1）类似普通型间质性肺炎：早期改变包括血管、细支气管周围和间质的炎性浸润。浸润细胞为淋巴细胞和少量浆细胞、巨噬细胞。随病变进一步发展，可见广泛的纤维化和肺泡间隔扭曲。当囊腔直径发展到 2 cm，见排列整齐的扁平、立方或柱状上皮内衬囊腔时即表明病变已届晚期或已形成蜂窝肺。

2）风湿结节：境界清楚，中心有纤维蛋白样变性和坏死，周围有栅栏状排列的成纤维细胞和纤维组织，有淋巴细胞和浆细胞浸润。较大的结节可有空洞形成。

3）弥漫性肺泡出血肺活检表现为肺泡内出血和毛细血管炎等非特异表现。

4）胸膜活检：显示非特异度慢性炎症、肉芽肿病变和纤维化，有时可见典型的类风湿结节。

5）原发性肺血管病：很少见，炎症血管的特征是中层肥厚，内层纤维化。

（2）病变分布

主要分布于肺基底部和周边部。

（3）病理组织学鉴别

1）UIP：肺泡壁中存在数量增加的炎性细胞及免疫效应细胞浸润，是一种以细胞浸润与致纤维化共存的混合形式，无类风湿结节。

2）机化性弥漫性肺泡损伤（diffuse alveolar damage，DAD）：纤维化病变较疏松，小叶间隔增厚，Ⅱ型肺泡细胞增生。

9.2.3 临床表现

（1）病史

肺部表现多种多样，约 30％ 的患者不一定有呼吸系统的自觉症状。最常见的症状是静息和活动后出现呼吸困难、咳嗽、发热、咯血；累及胸膜时可有胸痛。偶尔可发生气胸或支气管胸膜瘘。

（2）体征

体格检查两肺基底部可闻及 Velcro 啰音，亦可出现发绀和杵状指（趾）。

（3）肺功能

类风湿关节炎间质性肺病的肺功能异常与其他纤维化性肺疾病相同，主要表现肺顺应性和肺容量减少，气体传递失常，如扩散功能降低。

（4）病程

RA 病程数年至数十年。存活期差异性较大，少数患者病情进展快，可在数月内死亡，另一些患者虽然有间质性肺病的明显症状和客观证据，但其病情在很长时间保持稳定。15％～19％ 的患者死于呼吸道感染。

9.2.4 影像学表现

（1）类风湿关节炎的胸部基本影像学改变

1）间质性肺疾病：约 1/5 的患者肺部病变先于关节的表现，肺部病变的严重性与关节炎的范围和严重性不一定平行。HRCT 早期表现为双侧肺底斑片状肺泡浸润，随着病变的进一步发展，肺部可出现肺纤维化（即小叶间隔增厚、牵拉性支气管扩张、网状和网状结节状阴影）表现（图 9-6）。若病变进行性发展则可导致蜂窝肺。

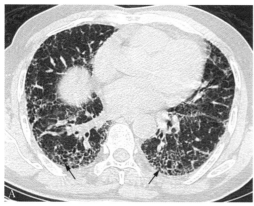

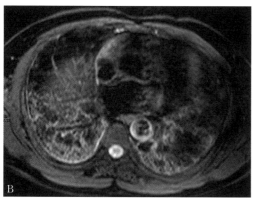

图 9 - 6　类风湿关节炎肺部纤维化表现

注：A. HRCT 显示双肺多发网状影及条索影；B. MRI T$_2$WI 脂肪抑制序列显示两下肺基底部分布为主的网状信号增高影。

2）类风湿性渐进性坏死性结节：是类风湿关节炎在胸膜和肺的唯一特异表现，多见于小叶间隔或胸膜下。有文献报道发生率为 22%。结节通常是多发的，典型结节的直径为 0.5～5.0 cm，多数为 2 cm 左右较大的结节可有空洞形成（图 9 - 7）。少数情况下空洞破裂致自发性气胸。

（2）类风湿关节炎的病灶分布特点

双肺野弥漫性分布；倾向外围肺组织，胸膜下更为显著；基底部多见；晚期肺容积减小。

（3）类风湿关节炎的其他影像学表现

1）胸膜病变：虽然临床上有症状的胸膜炎不多，但尸检发现胸膜异常者（粘连、增厚、积液）高达 38%～73%，男性患者较女性多见。胸腔积液一般为少量或中等量，非对称性，可为一过性或复发性，少数为慢性的大量胸腔积液。常伴心包病变。

2）气道病变：20%～35% 的 RA 患者 HRCT 可见细支气管炎表现（图 9 - 8）。

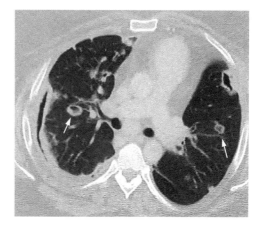

图 9 - 7　类风湿关节炎的胸部 CT 表现

注：CT 显示双肺胸膜下分布为主的结节伴空洞。

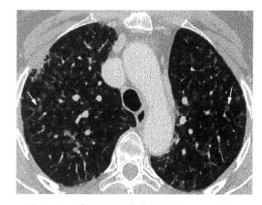

图 9 - 8　类风湿关节炎的胸部 HRCT 表现

注：HRCT 显示双肺表现为小叶中心磨玻璃结节的细支气管炎。

9.2.5　诊断要点

RA 是一慢性炎症性疾病，主要累及关节滑膜组织。类风湿因子（RE）等一些实验室指示可作为确诊的一般依据，同时借助临床表现确诊。已确诊 RA 的患者肺部病变容易诊断，RA 系统性受累肺部的首发症状诊断相对较难。影像学上胸膜累及率高，类风湿结节为其特征性表现，间质性肺炎改变常见，并累及小气道。确诊须结合临床实验室及肺部活组织检查结果。

9.2.6 鉴别诊断

（1）寻常型间质性肺炎

患者通常表现为胸膜下区的蜂窝肺改变,且囊较大。

（2）系统性红斑狼疮

胸腔及心包积液,肺实变影(肺泡出血、狼疮性肺炎所导致的弥漫性肺泡损伤)较常见。

9.3 干燥综合征

9.3.1 概述

干燥综合征(SS)是一种侵犯外分泌腺体尤以唾液腺和泪腺为主的慢性自身免疫病。它可同时累及其他器官造成多种多样的临床表现。本病可以单独存在,亦可出现在其他已肯定的自身免疫病如 RA、系统性硬化症、SLE 等之后,前者称为原发性 SS,后者为继发性 SS。本病虽病程冗长但预后尚良好。90%以上患者为女性,发病年龄高峰在 30～40 岁。

9.3.2 病理

（1）肺部的主要病理改变

1）间质性病变:表现如 UIP,除淋巴细胞浸润外也可因局部血管炎引起。

2）小气道病变:主要表现为细支气管炎。细支气管炎指累及终末和呼吸性细支气管的一种炎症-纤维性病变,其中之一为单纯性呼吸性细支气管炎,组织学表现为细支气管壁的单核细胞浸润,没有细支气管腔受累;另一种是闭塞性细支气管炎,细支气管腔见同心圆样纤维性闭塞,导致严重的阻塞性肺病变。

（2）分布

病变主要分布于间质和胸膜下区。

（3）病理组织学鉴别

1）机化性 DAD:纤维化病变较疏松,小叶间隔增厚,肺泡上皮增生。

2）UIP:病灶的空间分布和时间分布均无一致性特点,正常肺组织和纤维化病灶的交界区可见成纤维细胞灶性增殖。胸膜下区的纤维化较常见。

9.3.3 临床表现

（1）病史

由于受损的部位和程度的不同,SS 呼吸道症状也是轻重不一的。轻者因气管干燥症而有一些干咳症状,重者因纤维化性肺泡炎而有咳嗽、呼吸困难、缺氧甚至发绀等。大部分 SS 患者有呼吸道损害却无临床症状,仅表现为肺功能、肺部 X 线的异常。与本病相关并有明确呼吸道症状者约 10%。

（2）体征

双肺底部啰音。

（3）肺功能

60%～70%的 SS 患者存在肺功能异常。其中以小气道病变为主,其次为扩散功能异常和限制性通气功能障碍。

（4）病程

本病病程长,但预后较好。

9.3.4 影像学表现

（1）干燥综合征的基本影像学改变

1）肺间质纤维化:发生率为 4%～52%,多见于继发性干燥综合征,表现为小叶间隔增厚、磨玻璃影、两肺散在实变灶、胸膜下线、胸膜界面征、支气管血管束界面征、网状影及网状结节影、蜂窝影和牵拉性支气管扩张等(图 9-9)。

2）多发肺气囊影:表现为两肺弥漫大小不一的气囊影,圆形或类圆形,薄壁,直径数毫米至 3.5 cm 左右。倾向下肺野分布(图 9-10)。

3）小气道病变(细支气管炎):占 15.4%,表现为两肺广泛的细支气管扩张、管壁增厚、腔内黏液嵌塞、树芽征(图 9-11)、散在实变灶以及呼气相空气捕捉征等。呼气相见"马赛克征"(图 9-12),即说明小气道受累及。

4）合并肺部原发非霍奇金淋巴瘤,表现为弥漫性间质浸润或多发结节浸润影。

（2）干燥综合征的病灶分布特点

双肺弥漫分布;倾向外围肺组织,胸膜下更为显著,基底部多见,晚期肺容积减小。

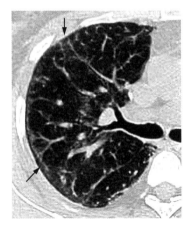

图 9-9 干燥综合征的 HRCT 表现(1)

注:HRCT 显示右肺胸膜下小叶间隔增厚及胸膜下线影。

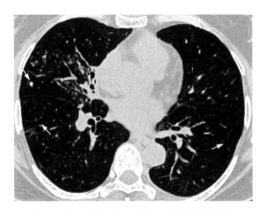

图 9-10 干燥综合征的 HRCT 表现(2)

注:HRCT 显示双肺散在大小不一的薄壁气囊及小结节影。

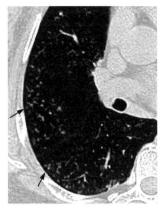

图 9-11 干燥综合征的 HRCT 表现(3)

注:HRCT 显示右肺中下叶"树芽征"。

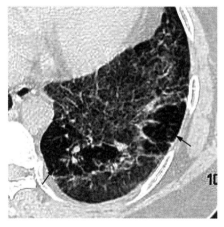

图 9-12 干燥综合征的 HRCT 表现(4)

注:HRCT 显示左肺下叶"马赛克征"。

（3）系统性红斑狼疮的其他影像学表现

胸膜增厚;纵隔淋巴结肿大;肺大泡;肺气肿;肺动脉高压等。

9.3.5 诊断要点

SS 肺部病变多发生在其他系统受累之后,因此诊断相对容易。影像学上肺部病变主要表现为肺间质纤维化,肺部多发囊状影是其特征之一。另外,SS 也可引起小气道病变。

9.3.6 鉴别诊断

（1）寻常型间质性肺炎

通常表现为胸膜下区的蜂窝肺改变,且囊较大。

（2）石棉肺

磨玻璃改变少见,罕见细支气管扩张;其有典型的胸膜下线,肺实质内索带影及胸膜斑共存。

（3）类风湿关节炎

可见细支气管扩张,但不位于实变影内;另可见空气潴留征及马赛克征,模糊的小叶中心结节,胸膜下空洞影,胸腔积液。

（4）系统性红斑狼疮

可见胸腔及心包积液,肺实变影(肺泡出血、狼疮性肺炎所导致的弥漫性肺泡损伤)较常见。

9.4 硬皮病

9.4.1 概述

硬皮病,即进行性系统性硬化(PSS),是一种以皮肤炎性、变性、增厚和纤维化进而硬化和萎缩为特征的结缔组织病,此病可以引起多系统损害。PSS发病年龄主要在30~50岁,女性多发(女:男=3:1)。70%的PSS累及肺,是继食管后最易累及的器官。

9.4.2 病理

(1)肺部的主要病理改变

1)间质纤维化:主要为淋巴浆细胞浸润,伴胸膜纤维化、胸膜粘连。

2)血管病变:血管中层平滑肌增生,肺动脉内膜纤维化,然而纤维蛋白坏死较少见。进行性系统性硬化的纤维化特点与NSIP相似,须加以鉴别。

(2)病变分布

主要位于间质和胸膜下区。

(3)病理组织学鉴别

NSIP和UIP:纤维化的形态学改变难以鉴别,主要鉴别点为与纤维化相关的血管性病变,在此两类疾病中不典型。

9.4.3 临床表现

1)病史:PSS患者早期常见症状为活动后呼吸困难、干咳,咳嗽咳痰。无论是非排痰性咳嗽,还是咳黏液痰或是黏液脓性痰都可以发生。胸痛及咯血、发热较少见。

2)体征:50%的PSS患者体格检查可闻及双肺弥漫性肺底啰音。杵状指罕见,是由于皮肤受损及指端血流减少之故。

3)70%的PSS患者早期即使无任何临床症状及胸部X线片异常也可出现肺扩散功能减低。另一个早期肺功能的异常表现为运动后肺泡-动脉氧浓度梯度改变。吸烟者早期肺功能损伤较非吸烟者严重。

4)病程:最终进展为肺纤维化及呼吸衰竭,这也是PSS最常见的死因。PSS的预后由患者受累脏器程度决定,PSS累及肺部患者的5年存活率为38%~45%。

9.4.4 影像学表现

(1)进行性系统性硬化的基本影像学改变

1)边界清楚的小叶内线影及小叶间隔增厚影,不规则网状改变,呈垂直于胸膜的线条状影。也可见平行于胸膜的胸膜下弧线影。束带状阴影,粗细均匀,长2~5cm,从肺内向胸膜延伸,并与之连结(图9-13)。

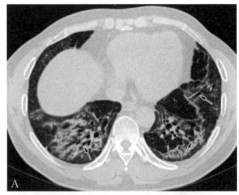

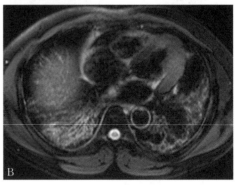

图9-13 进行性系统性硬化的基本影像学表现

注:A. HRCT显示两下肺胸膜下网状影及条索影,伴牵拉性支气管扩张;B. MRI T_2WI脂肪抑制序列显示两下肺病变清晰的网状高信号影。

2)界面征:为血管、支气管、肺的胸膜面等肺实质结构呈现的不规则界面,无特异度,常表明有间质增厚。

3)磨玻璃影及含扩张支气管及细支气管的实变影:病变早期主要是下肺野的磨玻璃影,为肺内呈片样的浅淡密度增高影,其病理基础一般为两种:①肺泡内出血渗出或水肿;②肺泡壁早期纤维化。实变影也为肺内的片样密度增高影,与磨玻璃影的区别在于不显示肺血管纹理病灶内。

(2)进行性系统性硬化的病灶分布特点

双侧弥漫性分布;倾向外围肺组织,胸膜下背段更为显著,基底部,肺容积轻度减小。

(3)进行性系统性硬化的其他影像学表现

含小囊状的蜂窝肺,常为小于 1 cm 的厚壁小囊腔(图 9 - 14A);小叶中央小结节;食管扩张(40%~80%,图 9 - 14B);纵隔淋巴结肿大(60%);胸膜增厚。

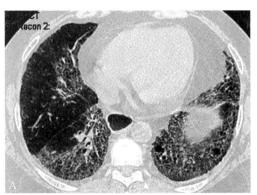

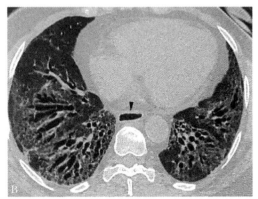

图 9 - 14 进行性系统性硬化的其他影像学表现

注:A. HRCT 显示双肺网状影、小"蜂窝"影;B. HRCT 显示双肺基底部斑片状磨玻璃影、细网状影,伴牵张性支气管扩张,以及食管扩张(箭头)。

9.4.5 诊断要点

硬皮病患者,其特征性的 CT 表现足以诊断肺累及所致纤维化,无须肺活检。

9.4.6 鉴别诊断

(1)寻常型间质性肺炎

通常表现为胸膜下区的蜂窝肺改变,且囊较大。

(2)石棉肺

磨玻璃征少见,罕见细支气管扩张;其有典型的胸膜下线,肺实质内索带影及胸膜斑共存。

(3)药物毒性反应

药物毒性反应肺损伤患者以磨玻璃影为主,较少发展为纤维化。

(4)类风湿关节炎

可见支气管扩张,但不位于实变影内;另可见空气潴留征及马赛克征,模糊的小叶中心结节,胸膜下空洞影,胸腔积液。

(5)系统性红斑狼疮

胸腔及心包积液,肺实变影(肺泡出血、狼疮性肺炎所导致的弥漫性肺泡损伤)较常见。

9.5 多发性肌炎和皮肌炎

9.5.1 概述

多发性肌炎(PM)和皮肌炎(DM)为一组综合征,两者均有炎性肌病,临床上主要表现为肌无力和肌痛,多累及四肢近端及颈部肌群,DM 尚伴有特征性皮疹;病理上则以骨骼肌纤维变性和间质炎性改变为特征。作为系统性疾病,PM 和 DM 还常累及多种脏器。胸部受累主要为:①直接侵犯呼吸肌;②间质性肺病;③继发于咽部肌肉无力的吸入性肺炎。

9.5.2 病理

(1)肺部的主要病理改变

1)早期为肺泡壁及间质周围的炎性细胞浸润,继之肺泡间隔增宽、纤维化,间质内小动脉管壁增厚及纤维化。

2)有些还发现有肺泡上皮立方形上皮化生及透明膜形成。

（2）病变分布

主要分布于外周胸膜下、肺基底部。

（3）病理组织学鉴别

1）机化性 DAD：纤维化病变较疏松，小叶间隔增厚，Ⅱ型肺泡细胞增生。

2）UIP：UIP 的空间分布和时间分布均无一致性特点，正常肺组织和纤维化病灶的交界区可见成纤维细胞性增殖。胸膜下区的纤维化较常见。

9.5.3　临床表现

（1）病史

间质性肺病可表现为急性，也可为慢性，这与肌无力程度无明确相关性。急性型表现为急性发热、呼吸困难、发绀和干咳等（此时常无肌无力症状），继而出现呼吸衰竭，常在半年内死亡。慢性型起病隐匿、缓慢，进行性呼吸困难和干咳，易继发感染及少量咯血，可伴肌无力等其他表现。

（2）体征

早期体征不明显，偶能闻及双肺底捻发音及断续性粗啰音。杵状指未见报道。

（3）肺功能改变

肺功能改变出现较早，有报道认为约 1/3 的 PM 和 DM 患者有肺功能的改变，其中多数无肺部受损的临床症状。肺顺应性下降，肺活量降低而最大通气量及 1 s 肺活量相对值基本正常，二氧化碳扩散降低，通气血流比降低，动脉血氧分压下降，这些均反映有限制性通气功能障碍。

（4）病程

PM 或 DM 并发间质性肺疾病时，对糖皮质激素反应与病理类型有关，一般闭塞性细支气管炎伴机化性肺炎（bronchiolitis obliterans with organizing pneumonia，BOOP）的治疗效果较好，UIP、DAD 治疗效果不佳。

9.5.4　影像学表现

（1）多发性肌炎的基本影像学表现

1）间质纤维化：呈对称性、基底部分布为主的网状或网状结节影，小叶间隔增厚，支气管血管束不规则增厚，最终形成蜂窝样改变（图 9-15）

与特发性肺纤维化（idiopathic pulmonary fibrosis，IPF）难以鉴别。

2）吸入性肺炎：见于 15%～20% 的患者，由食管张力减弱引起。

（2）多发性肌炎或皮肌炎的病灶分布特点

倾向外围肺组织，胸膜下更为显著；肺底部分布常见；肺容积基本正常。

（3）其他影像学表现

在病变演变过程中常合并机化性肺炎及 BOOP。肺动脉高压、自发性气胸和胸腔积液均少见。

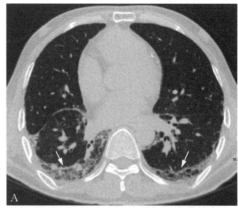
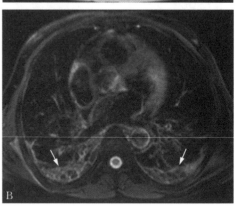

图 9-15　皮肌炎的基本影像学表现

注：A. HRCT 显示双肺小叶间隔增厚影、网状影，以胸膜下分布为主；B. MRI T$_2$WI 脂肪抑制序列显示两下肺边界清晰的高信号网状影。

9.5.5　诊断要点

肺部受累可为 PM 或 DM 的首发症状，这种情况下诊断较为困难。临床诊断标准为对称性的近端肢体无力、疼痛，以及可能合并的特征性皮肤损害，结合肌酶谱的升高，24 h尿酸排出量增高以及肌电图和肌活检的改变。

9.5.6　鉴别诊断

（1）寻常型间质性肺炎

通常表现为胸膜下区的蜂窝肺改变，且囊较大。

（2）石棉肺

磨玻璃征少见，罕见细支气管扩张；其有典型的胸膜下线，肺实质内索及胸膜斑共存。

（3）药物毒性反应

以磨玻璃影为主，较少发展为纤维化。

9.6　肉芽肿性血管炎

9.6.1　概述

肉芽肿性血管炎（GPA），既往称为韦格纳肉芽肿（WG），是一种坏死性肉芽肿性血管炎，属自身免疫性疾病。该病在1931年由Klinger首次描述，在1936年由Wegener进一步作了病理学的描述。该病累及小动脉、静脉及毛细血管，偶尔累及大动脉，其病理以血管壁的炎症为特征，主要侵犯上、下呼吸道和肾脏，通常以鼻黏膜和肺组织的局灶性肉芽肿性炎症为开始，继而进展为血管的弥漫性坏死性肉芽肿性炎症。临床常表现为鼻和副鼻窦炎、肺病变和进行性肾衰竭。还可累及关节、眼、皮肤，亦可侵及眼、心脏、神经系统及耳等。肺部受累是本病基本特征之一，约50%的患者在起病时即有肺部表现，总计80%以上的患者将在整个病程中出现肺部病变。GPA累及肺部时影像学表现并不仅限于多发结节，还包括弥漫性肺泡出血、DAH或肿块。

9.6.2　病理

（1）呼吸道病变

常先侵犯鼻部，最早出现鼻黏膜溃疡。随病变进展，引起鼻软骨破坏、鼻中隔穿孔、鼻梁塌陷、形成鞍鼻。咽喉部病变可致声门狭窄。

（2）肺部的主要病理改变

1）主要位于间质内，可原发也可继发。原发病变主要是坏死、血管炎及肉芽肿性炎。坏死可表现为中性粒细胞微脓肿，亦可表现为中性粒细胞浸润所致广泛的斑片样嗜碱性染色区。血管炎可累及动脉、静脉或毛细血管。病变多局限，并可见各种炎症细胞。肉芽肿炎症灶中常可见散在或小簇状分布的巨细胞，坏死灶周围可见栅栏样排列的组织细胞。

2）GPA的特征性病变为细支气管或肺实质的继发性病变，包括肺泡内出血、机化性肺炎、淋巴样增生、内源性的脂类肺炎、急慢性或滤泡性支气管炎、组织嗜酸性粒细胞浸润。继发性病变有时是形态学改变的主要形式。

（3）分布

最早侵犯鼻部，逐渐向下发展，累及气管、主支气管、叶或段支气管，最后累及小支气管、肺实质和胸膜。偶尔以支气管树肺实质首先起源。

（4）病理组织学鉴别

1）显微镜下多血管炎（microscopic polyangiitis，MPA）：1993年以前将显微镜下多血管炎作为Wegener肉芽肿病的一个亚型。目前认为MPA为一类独立的系统性血管炎，是一种主要累及小血管的系统性坏死性血管炎，可侵犯肾脏、皮肤和肺等脏器的小动脉、微动脉、毛细血管、小静脉。常表现为坏死性肾小球肾炎和肺毛细血管炎。累及肾脏时出现蛋白尿、镜下血尿和红细胞管型。抗中性粒细胞胞质抗体（antineutrophil cytoplasmic antibody，ANCA）阳性是MPA的重要诊断依据，60%～80%为髓过氧化物酶（myeloperoxidase，MPO）-ANCA阳性，荧光检测法示外周型（p-ANCA）阳性。

2）Churg-Strauss综合征（Churg-Strauss syndrome，CSS）：有重度哮喘，肺和肺外脏器有中小动脉、静脉炎及坏死性肉芽肿，周围血嗜酸性粒细胞增高。Wegener肉芽肿病与CSS均可累及上呼吸道，但前者常有上呼吸道溃疡。Wegener肉芽肿病病灶中很少有嗜酸性粒细胞浸润，周围血嗜酸性粒细胞增高不明显，也无哮喘发作。

3）复发性多软骨炎：复发性多软骨炎是以软

骨受累为主要表现,也可有鼻塌陷、气管狭窄,但该病一般均有耳郭受累,而无鼻窦受累,实验室检查示 ANCA 阴性,抗Ⅱ型胶原抗体阳性。

9.6.3 临床表现

1)病史:呼吸道症状可分为鼻咽型和肺型。鼻咽型者发生鼻窦炎(67%)、中耳炎(25%)、鼻炎或鼻部症状(22%)以及鼻出血(11%)。肺部病变主要表现为咳嗽(33%)、咯血(18%)、胸痛(80%)、呼吸困难(7%)和胸膜病变相关的其他表现(5%)等。也可表现为其他系统受累(肾脏受累 75%～85%,多发性神经炎20%～35%,眼受累 10%～15%,肌肉及关节受累约30%)。

2)体征:听诊可正常,也可有肺内啰音。

3)肺功能主要表现为气道阻塞,有报道占55%,阻塞的程度与气管内病变的程度有关,约40%表现为用力肺活量和肺一氧化碳扩散量($D_L CO$)下降。

4)影响预后的是难以控制的感染和不可逆肾损害。故早期诊断、早治疗,力争在肾功能损害之前给予积极治疗,可明显改善预后。

9.6.4 影像学表现

(1)肉芽肿性血管炎的基本影像学改变

1)肺结节:肺结节影是最常见的表现,其中50%出现多发结节并常伴空洞(35%～50%,图9-16),另1/3呈现为单发结节。

2)浸润影:浸润影可以是游走性的,此起彼伏。间质性肺疾病占5%～10%,表现为弥漫性网格状影或磨玻璃灶(图9-17)。

(2)GPA 多发结节型病灶分布特点为单侧或双侧分布,通常不对称;中肺野为主,可累及上下肺野;肺容积可有减小。

(3)除了上述典型表现和分布,还可伴有以下征象:胸腔积液占20%;气管和支气管壁厚薄不均,气道宽窄不一(图9-16);肺不张,通常发生在病变严重的一侧;肺门淋巴结肿大、钙化;肺内钙化和支气管胸膜瘘等。

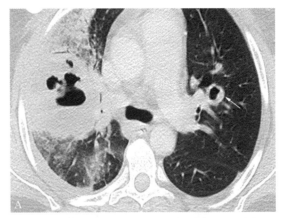
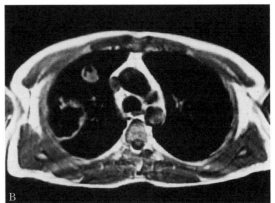
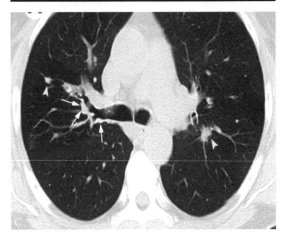

图 9-16 GPA 的影像学表现

注:A. HRCT 显示右肺上叶不规则厚壁空洞,周围伴出血引起的磨玻璃晕影;左肺上叶见小空洞结节,边界清晰;B. MR T_1WI 显示右肺多发厚壁空洞结节;C. HRCT 显示两肺小结节,部分边界模糊(短箭头);右主气管、叶段支气管壁不均匀增厚(长箭头)。

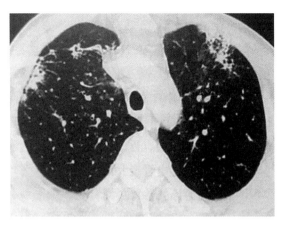

图 9-17　GPA 的 HRCT 表现

注：HRCT 显示双肺斑片实变影、网状影、磨玻璃灶。

9.6.5　诊断要点

血清学检查 ANCA 和抗蛋白酶-3 抗体阳性,强烈提示 Wegener 肉芽肿病。

9.6.6　鉴别诊断

（1）肺结核

上肺野分布为主,也可发生在背段或下肺野,表现多样,可出现结节样病灶和空洞,相应支气管增粗,周围散在卫星灶。

（2）肺部肺炎球菌感染

中下肺片状为主的模糊病灶,组织结构变形不明显。

（3）淋巴瘤样肉芽肿病

病变主要累及肺、皮肤、神经系统及肾间质,但不侵犯上呼吸道。

（夏黎明）

主要参考文献

［1］中国医师协会风湿免疫科医师分会风湿病相关肺血管/间质病学组.2018 中国结缔组织病相关间质性肺病诊断和治疗专家共识［J］.中华内科杂志,2018,57（8）：558-565.

［2］许建荣,叶剑定,孙希文.弥漫性肺病的 CT 诊断［M］.上海：上海科学普及出版社,2009：61-85.

［3］许建荣.风湿病影像学［M］.上海：上海科学技术出版社,2007：145-193.

［4］吴华伟,许建荣,程杰军,等.风湿性肺病的 HRCT 表现［J］.中国医学计算机成像杂志,2003,9（6）：402-406.

［5］吴华伟,许建荣,程杰军,等.系统性硬化症胸部病变的 HRCT 表现［J］.放射学实践,2004,19（增刊）：402-406.

［6］沈加林,许建荣,陈克敏,等.类风湿关节炎肺部病变的 HRCT 诊断［J］.中国临床医学影像杂志,2001,12（4）：250-252.

［7］程杰军,许建荣,吴华伟,等.干燥综合征肺部病变的 HRCT 表现［J］.中国医学计算机成像杂志,2004,10（4）：239-242.

［8］CHAN H F,WEATHERLEY N D,JOHNS C S,et al. Airway microstructure in idiopathic pulmonary fibrosis：assessment at hyperpolarized [3]he diffusion-weighted MRI［J］. Radiology,2019,291（1）：223-229.

［9］JAWAD H,MCWILLIAMS S R,BHALLA S. Cardiopulmonary manifestations of collagen vascular diseases［J］. Curr Rheumatol Rep,2017,19（11）：71.

［10］MONTESI S B,RAO R,LIANG L L,et al. Gadofosveset-enhanced lung magnetic resonance imaging to detect ongoing vascular leak in pulmonary fibrosis［J］. Eur Respir J,2018,51（5）：1800171.

［11］NEMEC M,PRADELLA M,JAHN K,et al. Magnetic resonance imaging-confirmed pleuritis in systemic lupus erythematosus-associated shrinking lung syndrome ［J］. Arthritis Rheumatol,2015,67（7）：1880.

［12］OHNO Y,KOYAMA H,YOSHIKAWA T,et al. Pulmonary high-resolution ultrashort TE MR imaging：comparison with thin-section standard- and low-dose computed tomography for the assessment of pulmonary parenchyma diseases ［J］. J Magn Reson Imaging,2016,43（2）：512-532.

慢性阻塞性肺疾病的功能影像

10.1 概述

10.2 病理

10.3 临床表现

10.4 MRI 表现

10.5 诊断要点

10.6 鉴别诊断

10.7 新技术应用拓展

10.1 概述

慢性阻塞性肺疾病（COPD）是一种常见的、可以预防和治疗的疾病，以持续呼吸症状和气流受限为特征，通常是由于明显暴露于有毒颗粒或气体引起的气道和/或肺泡异常所导致的肺疾病。吸烟是 COPD 主要的危险因素，但是环境暴露如生物燃料和空气污染也是重要因素。除了外部危险因素，还有宿主因素（如遗传异常、肺部发育异常和加速老化）也会导致个体易患 COPD。全球 COPD 发病率约为 11.6%，为第三位死因。我国 20 岁以上人群患病率为 8.6%，40 岁以上人群患病率为 13.7%，60 岁以上人群患病率已超过 27%；其中轻中度 COPD 患者占比超过 90%，该部分患者症状不明显，但是此类患者肺功能下降更快。COPD 患者可能会出现呼吸道症状的急性恶化，从而病情发生显著改变，称之为"COPD 急性加重"。针对症状不明显（自我评估测试评分＜10 分）的轻中度 COPD 患者进行药物干预，可以有效保护肺功能，减少急性加重次数。

目前，肺功能检查（PFT）仍然是 COPD 诊断的金标准，可测定肺体积、肺残气量及 D_LCO 等反映 COPD 患者病理学变化的指标，是一种简单易行、重复性好的非侵入性检查方法。但是肺功能检查只能评估患者肺部整体情况，且 COPD 定义的气流受限在肺功能检查上表现为第 1 秒率（FEV_1/FVC）的降低，然而当 FEV_1/FVC 没有低于 70% 时，很多吸烟者已经存在呼吸系统的症状，如活动受限及 CT 图像表现为肺气肿和气道壁的增厚。这些吸烟者伴有慢性呼吸道症状和急性加重表现或 CT 发现肺部改变（如肺气肿）的证据，但是因为肺功能检查结果正常而不能诊断为 COPD，导致他们不能及时接受相关的治疗。这部分人群可能出生时肺功能就高于正常水平，其肺功能损害可能在肺功能上反映出来之前就已经发生，因此肺功能测定结果是"伪正常的"。因此，PFT 诊断早期 COPD 价值有限，早期 COPD 不应把 PFT 作为唯一诊断标准，须结合其他检查方法。影像学可以发现 COPD 早期病变，且价格较低、可操作性强、重复性佳。

临床上，常规胸部 CT 检查能诊断及确定 COPD 患者的肺气肿表型（小叶中心型、全小叶型、间隔旁型肺气肿及肺大泡），以及显示 COPD 患者较明显的气道腔狭窄和气道壁增厚。量化 CT 作为新兴手段越来越多地用于 COPD 患者疾病严重程度的评估及早期诊断。COPD 患者的 CT 定量研究主要包括吸气相进行肺气肿的量化评估,量化方法分别为密度屏蔽法(像素指数法)、直方图分析法和总肺密度的测定 3 种方法;最常用的肺气肿 CT 定量参数是低衰减区百分比(LAA%),即吸气相肺密度低于 −950 HU 的肺气肿区占全肺体积的百分比。定量研究还包括气道 CT 直接定量评估,常用的参数分别为气道管壁厚度、管腔直径、管壁面积百分比、管腔面积百分比等,测量常选用的支气管为 3～6 级支气管。为避免测量小气道导致的误差,有学者提出气道测量标准化指标 Pi_{10},它是指肺内所有管腔周长为 10 mm 的支气管管壁面积的平方根,可反映 COPD 患者支气管管壁增厚的程度。采用呼气/吸气双气相扫描定量评估方法可以了解小气道病变,其主要定量参数包括呼气相肺密度低于 −856 HU 肺气肿区占全肺体积百分比(LAA%−856);呼气/吸气相平均肺密度的比值(E/I-ratio MLD);呼气和吸气 CT 值在 −856～−950 HU 的容积改变(RVC−856−950)。采用双气相配准的方法可以观察到小气道病变包括气体潴留体积分数(ATI),即吸气相和呼气相密度不变的低衰减区,最佳 ATI 阈值为 60 HU;参数反应图谱(PRM)可以分别定量功能小气道及肺气肿区域。

尽管 CT 是评估和量化 COPD 患者肺形态学改变的首选方法,质子 MRI 在临床上可能不适用于肺气肿的诊断、分型及支气管壁增厚的显示,但 MRI 在肺功能成像方面具有优势,可提供灌注、通气和呼吸动力学等方面的信息。

10.2　病理

COPD 的病理具有多样性,病理表现存在于中央气道、外周气道、肺实质和肺血管。不同程度的气流受限主要是小气道炎症、纤维化和黏液阻塞导致的小气道管壁增厚、管腔狭窄及肺实质破坏(肺气肿)导致弹性回缩力下降所致。

（1）大体病理

包括慢性炎症及反复损伤修复引起的支气管结构改变。存在肺气肿的 COPD 患者大体病理可见肺过度膨胀,弹性减退,呈灰白或苍白,表面有多个大小不一的大泡。

（2）镜下病理

肺气肿镜下病理可见终末气道远端肺泡壁的破坏。终末细支气管管腔狭窄及数量减少早于肺气肿的形成。肺气肿的早期即可观察到肺微小血管的减少。

肺气肿按累积肺小叶的部位,分为 4 个亚型:①小叶中心型肺气肿。②初始以单个腺泡中的呼吸性细支气管的扩张和破坏。③由几个初始病变的融合形成小叶中心型病变。最常见,主要与吸烟相关,病变倾向于双肺上叶分布。全小叶型肺气肿。④累及整个肺小叶,即从终末细支气管到肺泡均匀扩张。患者一般不吸烟。病变累及全肺,以肺底部为著。

间隔旁型肺气肿:远端腺泡选择性破坏;主要位于胸膜下、支气管血管周围、叶间裂周围;小叶间隔完整。常发生于年轻吸烟者,且气道阻塞改变较轻。扩大的肺泡融合直径超过 1 cm 即形成肺大泡。

瘢痕旁型肺气肿:该型也称不规则型肺气肿,其病变和肺小叶或腺泡的任何部位没有肯定的关系。肺泡的扩大和破坏主要集中于瘢痕组织旁,多见于肺结核、局部肺纤维化、肺尘埃沉着病(尘肺)尤其是发生团块和进行性大块纤维化时。

10.3　临床表现

COPD 的诊断应根据临床表现、危险因素接触史、体征及实验室检查等资料综合分析确定。考虑 COPD 的主要症状为慢性咳嗽、咳痰和/或呼吸困难及危险因素接触史;存在不完全可逆性气流受限是诊断 COPD 的必备条件。肺功能检查指标是诊断 COPD 的金标准。

COPD 是一种异质性疾病,主要分为以肺气肿为主的表现型和以气道为主的表现型;也可分为急性加重型、双肺上叶肺气肿为主型等,不同表现型决定着临床治疗方案的制订及患者的不同预后。

10.4 MRI 表现

（1）肺灌注成像

运用首个对比剂技术的肺实质 MR 灌注成像示：肺实质破坏即肺气肿区表现为不同程度的灌注信号缺损。小叶中心型肺气肿：MR 灌注表现为不均匀的灌注缺损；全小叶型肺气肿：MR 灌注表现为均匀的灌注缺损（图 10-1）。重度肺气肿患者在 MRI 图像的灌注缺损和 CT 图像的气肿区高度一致，但灌注缺损与实质破坏不完全匹配（彩图 2、图 10-2）。CT 上未见实质破坏的 COPD 患者，MR 灌注成像仍可见灌注缺损，可能是局部小血管异常所致，对于早期发现 COPD 具有潜在临床价值。

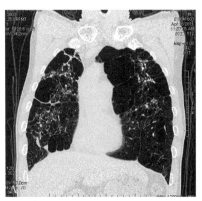

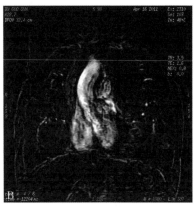

图 10-1 重度 COPD 患者（COPD Ⅲ级）
CT 和 MRI 表现

注：A. CT 可见全小叶型肺气肿区域；B. MR 灌注成像表现为均匀的灌注缺损。

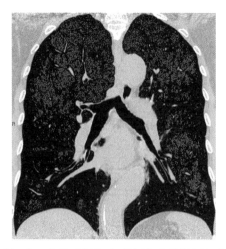

图 10-2 中度 COPD 患者（GOLD Ⅱ级）CT 表现

3D-MR 灌注成像可以进行局部肺灌注参数的定量评估，与健康志愿者相比，COPD 患者的肺血流量（PBF）、平均通过时间（MTT）和肺血容量（PBV）弥漫性减少；且 PBF、PBV 及 MMT 均与第 1 秒率呈正相关，PBV 与 CT 上 <-950 HU 的肺容积呈负相关，表明 COPD 患者 MR 灌注图像缺损参数与肺功能检查所示气流受限的严重程度和 CT 图像的气肿指数相关。

（2）肺通气成像

COPD 患者由于气流受限，静态成像的 MRI 信号不均匀，呈局部或弥漫性信号缺损区，动态成像示肺内阻塞性通气障碍区明显通气延迟，如自由呼吸动态[19]F-MRI 在 COPD 患者局部肺通气中的应用。采用半自动组织分割方法获得通气缺损百分比（ventilation defect percentage，VDP）等量化参数来测算局部肺通气量，并与肺功能参数具有相关性。

扩散成像：COPD 患者，由于肺实质破坏，导致肺泡腔扩大，对肺内气体扩散限制程度降低，ADC 值升高。超极化[3]He-MRI 的扩散加权成像显示 COPD 患者的表观扩散系数（ADC）平均值和标准差均比正常个体高，即超极化[3]He-MRI 方法可以正确区分 COPD 患者和健康人。

氧含量成像：氧分子的存在会使[3]He 和[129]Xe 的核自旋弛豫率增加。正常人肺氧分压分布均匀，COPD 患者由于通气/血流比例失调而使氧分压分布不均匀。肺气肿患者,吸入氧气后肺内信号强度呈不均质的轻微强化。计算氧增强图像与基础图像之间变化的百分率,选择感兴趣区可获得平均相对增强率(mean relative enhancement ratio,MRER)等参数;氧增强 MR 通气成像所显示的局部通气改变可反映局部的肺功能;对 COPD 的肺功能减退和临床分级是有效的,其结果与定量 CT 的结果相一致。

10.5　诊断要点

匹配性的肺灌注与通气的 MR 信号缺损,可诊断为 COPD。但不是所有 MRI 灌注缺损都与 CT 上显示的气肿区相匹配,大约 20 ％CT 显示的气肿区域仍保持着灌注,这些区域可能成为内镜或者外科治疗感兴趣的地方;没有气肿破坏的区域若出现灌注缺损表明 COPD 具有可逆性,可能在使用支气管扩张药后好转。

10.6　鉴别诊断

COPD 或肺气肿患者 MRI 影像表现为广泛的灌注减低区,而与血管阻塞所致灌注异常明显不同,栓塞性的血管阻塞表现为楔形灌注缺损。这两种不同特征的灌注缺损,仅凭图像肉眼就可鉴别。

10.7　新技术应用拓展

当 MR 功能成像与 CT 对同一个患者进行扫描后,通过软件完成图像融合,可以对 COPD 患者进行肺叶及肺段水平疾病的评估。

动脉自旋标记技术(ASL)用于 COPD 的肺实质灌注成像是可行的,且具有无须对比剂和无辐射优点,前景是可观的。

不论是否存在支气管扩张,COPD 患者超短回波时间(UTE)肺实质成像的肺实质信号强度均与肺功能指标及 CT 量化参数有关。

超极化^{129}Xe MRI 首先运用于 COPD 大鼠模型成像(图 10 – 3)。Matin 等应用超极化^{129}Xe MRI 评价了中重度 COPD 患者的通气成像和扩

散加权成像,发现在肺叶水平 ADC 值与 CT 肺气肿指数存在相关性,与 PFT 参数也存在一定的相关性。

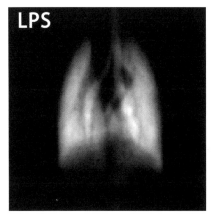

图 10 – 3　COPD 大鼠^{129}Xe MR 肺通气成像

相位对比 MR(PC – MR)的量化参数:脉冲速度(pulse wave velocity,PWV)能准确识别 COPD 患者的肺动脉高压,有助于对预后进行分级管理。

(夏　艺　范　丽)

主要参考文献

[1] 夏艺,范丽,刘士远.COPD 患者的 MR 肺功能成像进展[J].国际医学放射学杂志,2012,1(35):39 – 42.

[2] AGOSTON-COLDEA L, LUPU S, MOCAN T. Pulmonary artery stiffness by cardiac magnetic resonance imaging predicts major adverse cardiovascular events in patients with chronic obstructive pulmonary disease [J]. Sci Rep, 2018,8(1):14447.

[3] BRYANT M, LEY S, EBERHARDT R, et al. Assessment of the relationship between morphological emphysema phenotype and corresponding pulmonary perfusion pattern on a segmental level [J]. Eur Radiol, 2015,25(1):72 – 80.

[4] FAN L, XIA Y, GUAN Y, et al. Capability of differentiating smokers with normal pulmonary function from COPD patients: a comparison of CT pulmonary volume analysis and MR perfusion imaging [J]. Eur Radiol, 2013,23(5):1234 – 1241.

［5］ FAN L，XIA Y，GUAN Y，et al. Characteristic features of pulmonary function test，CT volume analysis and MR perfusion imaging in COPD patients with different HRCT phenotypes ［J］. Clin Respir J，2014，8(1)：45－54.

［6］ GUTBERLET M，KAIREIT T F，VOSKREBENZEV A，et al. Free-breathing dynamic ^{19}F gas MR imaging for mapping of regional lung ventilation in patients with COPD ［J］. Radiology，2018，286（3）：1040－1051.

［7］ HUEPER K，VOGEL-CLAUSSEN J，PARIKH M A，et al. Pulmonary microvascular blood flow in mild chronic obstructive pulmonary disease and emphysema. The MESA COPD Study ［J］. Am J Respir Crit Care Med，2015，192(5)：570－580.

［8］ MA W，SHEIKH K，SVENNINGSEN S，et al. Ultra-short echo-time pulmonary MRI：evaluation and reproducibility in COPD subjects with and without bronchiectasis ［J］. J Magn Reson Imaging，2015，41(5)：1465－1474.

［9］ MATIN T N，RAHMAN N，NICKOL A H，et al. Chronic obstructive pulmonary disease：lobar analysis with hyperpolarized ^{129}Xe MR imaging ［J］. Radiology，2017，282(3)：857－868.

［10］ MCDONOUGH J E，YUAN R，SUZUKI M，et al. Small-airway obstruction and emphysema in chronic obstructive pulmonary disease ［J］. N Engl J Med，2011，365：1567－1575.

［11］ XIA Y，GUAN Y，FAN L，et al. Dynamic contrast enhanced magnetic resonance perfusion imaging in high-risk smokers and smoking-related COPD：correlations with pulmonary function tests and quantitative computed tomography ［J］. COPD，2014，11（5）：510－520.

胸膜病变

11.1 胸腔积液
    11.1.1 概述
    11.1.2 病理
    11.1.3 临床表现
    11.1.4 MRI表现
    11.1.5 诊断要点
    11.1.6 鉴别诊断
11.2 胸膜间皮瘤
    11.2.1 概述
    11.2.2 病理
    11.2.3 临床表现
    11.2.4 MRI表现
    11.2.5 诊断要点
    11.2.6 鉴别诊断

11.3 胸膜孤立性纤维性肿瘤
    11.3.1 概述
    11.3.2 病理
    11.3.3 临床表现
    11.3.4 MRI表现
    11.3.5 诊断要点
    11.3.6 鉴别诊断
11.4 胸膜转移瘤
    11.4.1 概述
    11.4.2 病理
    11.4.3 临床表现
    11.4.4 MRI表现
    11.4.5 诊断要点
    11.4.6 鉴别诊断

11.1 胸腔积液

11.1.1 概述

    胸膜腔正常情况下含有少量液体,为1~5 mL,其产生和吸收保持动态平衡。胸腔积液(pleural effusion)是由于病理原因使胸膜腔内液体产生增多或吸收减少,从而导致的液体积聚。积液产生的原因可来自胸膜本身、肺内或肺外疾病。可分为游离性胸腔积液和包裹性胸腔积液。游离性胸腔积液(free pleural effusion)表现为胸膜腔内的液体随体位变动而自由流动,始终处于最低处。当人体处于直立位时,液体位于胸腔下部,当处于仰卧位时,液体积聚于胸腔背侧,还可以进入叶间裂、纵隔旁或肺底。包裹性胸腔积液(encapsulated pleural effusion)是由于脏壁层胸膜增厚、粘连,使液体局限于胸腔的某一部位而形成。以结核病引起最为常见,化脓性胸膜炎也可引起,亦见于胸膜原发恶性或转移性肿瘤。肺癌、食管癌等胸部较大手术后可伴发包裹性胸腔积液。其他治疗措施如治疗顽固性气胸的胸膜粘连术也可造成少量的包裹性胸腔积液。常发生于胸腔后外侧壁,少数发生在前胸壁,下部较上部多见,也可发生于纵隔胸膜。

11.1.2 病理

    游离性胸腔积液分为渗出液和漏出液。渗出

液是恶性肿瘤、感染性炎症、血栓栓塞性疾病、结缔组织病、胰腺炎等导致毛细血管通透性增加或因纵隔肿瘤时淋巴管引流减少所致,由于这些原因产生的渗出液蛋白质含量高,胸水中的乳酸脱氢酶(lactate dehydrogenase,LDH)水平高并且比重大。诊断渗出液的标准:①胸腔积液蛋白/血清蛋白>0.5;②胸腔积液 LDH/血清 LDH>0.6,或胸腔积液 LDH 大于正常血清 LDH 的 2/3 上限。漏出液是左侧心力衰竭、肝硬化、肾病综合征等引起的低蛋白血症使毛细血管静水压升高而胶体渗透压降低的结果,这种积液蛋白质含量低,比重低。

11.1.3 临床表现

(1) 游离性胸腔积液

少量积液临床上无任何症状,中到大量积液可以出现呼吸困难、胸闷、胸痛等症状。体检呼吸音减弱,叩诊呈钝音,多见于结核等感染,也可见于心力衰竭、低蛋白血症等。胸腔大量积液的患者中约 90% 继发于恶性肿瘤,其中以肺癌最多见,其次为乳腺癌、卵巢癌、胃癌和淋巴瘤等。

(2) 包裹性胸腔积液

一般包裹性胸腔积液无临床症状,积液量较大者可出现胸闷或呼吸困难,但症状相对较轻。

11.1.4 MRI 表现

游离性胸腔积液表现为胸腔最低处镰刀状异常信号,呈液性信号。在仰卧位,胸腔积液最先聚集在胸腔最低部位的后肋膈角处,呈 T_1WI 低信号,T_2WI 上呈相对高信号(图 11-1)。MRI 在区别肺外周肺实变与胸腔积液上有很大优势,能显示出 CT 图像因积液而无法显示的胸膜结节或分隔,有利于定性诊断。对于游离性胸腔积液,T_2WI 可显示高信号的积液和胸膜外脂肪及相对低信号的脏层胸膜、胸膜结节和间隔线。常规 MRI 无法对渗出性和漏出性液体进行鉴别。而 DWI 可用于区分两种液体,单次激发扩散加权成像(single shot diffusion-weighted imaging,SSDWI)显示渗出液较漏出液有更明显的扩散受限,即更高的信号强度,其灵敏度为 91%,特异度为 85%。

包裹性胸腔积液表现为局限性液性信号,位置固定、包裹,局部占位效应明显,可为多部位,增强扫描可见胸膜强化,炎性病变多呈均匀一致的强化,恶性病变可表现为胸膜厚薄不一或多结节状。乳糜胸在 T_1WI 呈高信号,T_2WI 与皮下脂肪信号相仿。亚急性或慢性出血在 T_1WI 和 T_2WI 均呈高信号,在 T_2WI 上可见分层,下方低信号为含铁血黄素成分。

11.1.5 诊断要点

1) 游离性胸腔积液:胸腔积液随体位而改变其聚集区,始终处于最低位。

2) 包裹性胸腔积液:胸腔积液部位固定、包裹,局部占位性效应明显。

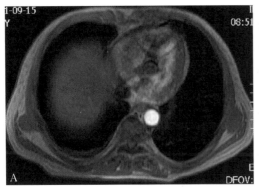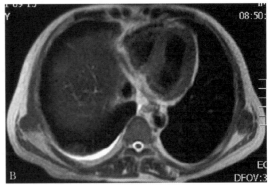

图 11-1 游离胸腔积液 MRI 表现

注:胸腔内新月形异常信号。A. T_1WI 呈低信号;B. T_2WI 呈高信号。

11.1.6 鉴别诊断

游离性胸腔积液应注意与腹水鉴别,胸腔积液将膈脚推向前方,远离脊柱。液体在膈肌内侧为腹水,在膈肌外侧为胸腔积液。肝裸区处无腹膜被覆,腹水不会出现在肝裸区的后方,肝裸区水平后方的积液为胸腔积液。漏出液和渗出液的判断主要依靠胸腔积液的实验室检查,并可对原发病作出初步诊断。影像学检查的目的在于明确原发病变,并判断积液的良、恶性。良性胸腔积液包括结核性胸腔积液、细菌性肺炎、良性石棉相关性胸腔积液等,胸腔积液是结核性胸膜炎的主要表现,当伴发结核性脓胸时,可见胸膜增厚,晚期还可见多房气腔,MRI 对纤维分隔显示具有优势。细菌性肺炎亦伴发游离性胸腔积液,MRI 上可见患侧胸腔积液及邻近肺组织受压不张,但对于肺内炎性病变显示欠佳,胸膜不厚。良性石棉相关性胸腔积液的诊断标准:①石棉接触史;②影像学或胸腔穿刺证实积液存在;③无其他引起胸腔积液的疾病;④积液发生后 3 年内无恶性肿瘤发生。MRI 显示胸腔积液的脏壁层胸膜斑块状均匀增厚,但 MRI 对胸膜钙化显示欠佳。恶性肿瘤转移性胸腔积液中,男性以肺癌多见,女性以乳腺癌多见。两者占恶性胸腔积液的 $50\%\sim65\%$。另有 $7\%\sim15\%$ 原因不明。肺癌多为肿瘤同侧积液,双侧者少见,乳腺癌也有相同的特点。

包裹性胸腔积液应注意与胸膜肿瘤鉴别,根据 MRI 信号可鉴别积液与胸膜肿瘤,包裹性积液呈液性信号,T_1WI 呈低信号,T_2WI 呈高信号,增强扫描无明显强化,周围包裹胸膜可见强化,胸膜肿瘤呈软组织信号,T_1WI 呈低信号,T_2WI 呈稍高信号,增强扫描软组织成分可见强化。根据 T_1 和 T_2 加权像信号强度的差异,一般可将血性、乳糜性积液与其他积液区分开。术后包裹性积液常与游离性积液同时存在,部位不定,可伴胸膜增厚和气胸。由于包裹性积液自行吸收缓慢,可能引起继发感染。胸膜粘连致胸腔积液局限而长期不能吸收,形成慢性包裹性胸腔积液,严重者影响呼吸功能,此时须行胸腔插管引流或手术切除。

11.2 胸膜间皮瘤

11.2.1 概述

胸膜间皮瘤(pleural mesothelioma)是胸膜最常见的原发性肿瘤,起源于不包括心包间皮瘤细胞在内的胸膜间皮细胞。好发于 $40\sim60$ 岁年龄组。最常见的危险因素是石棉接触史,特别是青石棉。在所有恶性肿瘤中,恶性胸膜间皮瘤所占比例不到 2%,但在原发胸膜肿瘤中恶性间皮瘤是最常见的。

根据 2004 年 WHO 胸膜肿瘤组织学分类,将胸膜间皮瘤分为三大类:弥漫性恶性间皮瘤、局限性恶性间皮瘤、间皮来源的其他肿瘤。弥漫性恶性间皮瘤又分为上皮样间皮瘤、肉瘤样间皮瘤、促结缔组织增生性间皮瘤、双相型间皮瘤。其中最常见的类型为上皮样间皮瘤($55\%\sim65\%$)。弥漫性恶性胸膜间皮瘤分类中,按其发病率由高到低排列,依次为上皮型、双相型、肉瘤型、促结缔组织增生型。纯上皮型预后相对于双相型和肉瘤型要好,促结缔组织增生型尽管组织表现温和,但预后最差。间皮来源的其他肿瘤又分为高分化乳头状间皮瘤和腺瘤样瘤。其中,腺瘤样瘤生物学行为属于良性肿瘤,高分化乳头状间皮瘤生物学行为属于交界性,其余肿瘤生物学行为均为恶性。

11.2.2 病理

(1)大体病理

沿浆膜面生长的实质性肿瘤,包绕和浸润邻近脏器,可以沿手术和腹腔路径转移。

(2)镜下病理

胸膜间皮瘤起源于胸膜的间皮细胞及纤维组织细胞,肿瘤细胞有不同的组织学表现。钙视网膜蛋白、角蛋白、弹性蛋白和血栓调节蛋白免疫染色阳性。

11.2.3 临床表现

弥漫性胸膜间皮瘤多见于 60 岁以上男性患

者,一般有石棉接触史,特别是青石棉。吸入的石棉纤维大部分永久性存留在肺组织中,它们可能具有致畸变能力,最终形成恶性肿瘤。常见症状为进行性呼吸困难、固定性胸痛。可出现干咳、体重下降、发热、疲乏、夜间盗汗等。部分肿瘤较大者可出现内分泌症状,如杵状指、骨病、低血糖、低钠等。

局限性胸膜间皮瘤多数无临床症状,被偶然检出,偶有胸腔积液出现。开胸活检的诊断准确性最高。通过 CT 导引下穿刺活检获得诊断的病例达 87%,经胸腔镜确诊的患者>95%。但有时诊断十分困难,须结合临床表现、病程、影像表现、组织病理学特征进行多学科协作的综合性判断。

11.2.4 MRI 表现

弥漫性胸膜间皮瘤以胸膜增厚为最常见的影像表现,单侧胸膜病变多见,且右侧多于左侧。弥漫性胸膜间皮瘤呈不规则形态,肿块较大,以广基底与胸膜相连,弥漫性生长,胸膜不均性增厚,同时伴有胸腔积液和肺组织膨胀不全。肿瘤在 T_1WI 呈低信号或中等信号,在 T_2WI 呈较高信号。T_1WI 增强呈不均匀强化,周围组织可见侵犯。合并胸腔积液时可显示血性胸水征象。肿瘤与胸腔积液的信号强度不同,所以很容易辨认肿瘤的轮廓。并且 MRI 的软组织分辨率优于 CT,对于胸膜外侵犯,尤其是胸壁肌肉、纵隔及心包、膈肌受侵的显示优于 CT。MRI 对胸腔积液敏感,很容易显示少量积液,通常 T_1WI 呈低信号、T_2WI 为亮白高信号,与游离水相同。MRI 根据其信号强度还能对积液性质作出判断。例如:血性积液在 T_1WI 和 T_2WI 上均呈高信号;积液内蛋白质含量较高者,其 T_1WI 信号强度有所升高,呈中等甚至高信号。此外,MRI 的冠状位和矢状位图像有利于显示肋膈角和心膈角的胸腔积液。

局限性胸膜间皮瘤边界清楚,略分叶,呈软组织信号,与胸膜宽基底相连。直径大于 10 cm 的肿物常见中心坏死。肿瘤血供丰富,增强扫描后强化明显,中央坏死及黏液变性,T_2WI 呈高信号。T_1WI 表现为等信号,T_2WI 呈等、稍高信号,境界较清,周围组织无侵犯。部分病例可见肋骨

及胸壁侵犯。MRI 对胸壁软组织受侵的灵敏度高于 CT。

MRI 可以较好地显示胸膜、胸壁及膈肌病变的范围、程度,帮助准确评估肿瘤侵犯范围,但对病变中钙化成分无法显示。

11.2.5 诊断要点

单侧胸膜广泛甚至环绕全胸腔不规则增厚、多发结节及肿物。累及纵隔胸膜、心包、叶间胸膜;有石棉接触史;胸膜斑。纵隔胸膜、心包、叶间胸膜的脏壁层受侵,较具特征性。可伴患侧胸廓缩小。胸腔积液,常有包裹性积液。胸壁受侵(尤其是多处胸壁受侵)常见。全身多部位转移少见。

11.2.6 鉴别诊断

(1)恶性胸膜间皮瘤的鉴别

1)胸膜转移瘤:两者鉴别需结合临床病史作出判断。胸膜间皮瘤常为单侧胸膜弥漫性病变,胸膜不规则增厚及胸膜肿块常较大、较多,伴有的胸水量可多可少。原发于胸外的肿瘤的转移常为双侧胸膜多发病变,病灶通常较小,而合并的胸腔积液量很大,且多为血性积液。胸膜间皮瘤较少发生肺转移,而其他部位原发癌转移到胸膜者多发伴有肺转移。①临床病史:胸膜转移瘤的发病率远高于恶性间皮瘤;病史及职业暴露史,X 线检查发现石棉斑有助于间皮瘤的诊断。②胸膜间皮瘤常为单侧胸膜弥漫性病变,胸膜不规则增厚及胸膜肿块常较大、较多,伴有的胸腔积液量可多可少,极少数病例仅见胸腔积液而无明确胸膜增厚;转移瘤常为双侧胸膜多发病变,病灶通常较小,而合并的胸腔积液量很大,且多为血性积液,有时大量的血性胸腔积液可掩盖较小的转移瘤。③间皮瘤更易累及纵隔胸膜叶间胸膜和心包,脏壁层胸膜均有受侵;转移瘤多累及脏层胸膜。④患侧胸廓缩小多见于恶性间皮瘤。⑤胸壁受侵(尤其是多处胸壁受侵)更多见于间皮瘤。⑥胸膜间皮瘤远处转移少见,亦较少发生肺转移,而其他部位原发癌转移到胸膜者多伴有肺转移,并可伴全身多部位转移。最有价值的鉴别要点为胸膜外原发恶性肿瘤病史。

2）恶性胸腺瘤或生殖源性肿瘤：可伴有胸膜广泛受侵，CT 检查发现前纵隔肿瘤有助于与胸膜来源间皮瘤鉴别。恶性淋巴瘤亦可广泛侵及胸膜及胸壁，约 41% 伴有胸腔积液。但原发病变罕见，多为继发性病变。

3）胸膜脓肿多表现为局限性胸膜增厚而非一侧胸膜广泛受累。脓腔内常可见小气泡；恶性间皮瘤的胸腔积液中一般没有气体，除非合并气胸或病变与气道之间形成瘘管。

4）结核性胸膜炎也是常见的引起胸膜增厚的原因，也常累及纵隔胸膜，可表现为广泛的、甚至环绕整个胸腔的胸膜增厚。以下表现将有助于结核性胸膜炎的诊断：①可同时出现坏死及钙化；②在抗结核治疗后，胸水吸收较快，常出现胸膜弥漫钙化和纤维化，伴有胸膜外脂肪的增生。

5）石棉相关良性胸膜增厚与恶性胸膜间皮瘤相比，不伴有胸膜结节或纵隔胸膜增厚，胸膜增厚的好发部位在椎旁后侧胸膜及膈胸膜，可伴有胸膜外脂肪增生，长期随诊无明显变化。

（2）局限性胸膜间皮瘤的鉴别

1）孤立性纤维性肿瘤（solitary fibrous tumor，SFT）：是一种不常见的间叶性梭形细胞肿瘤，可能由成纤维细胞衍生而来。本病结节状病变与石棉接触无关联。大体病理为质硬、圆形或椭圆形灰白肿块，常有一层薄的包膜。肿瘤为高血供，表面可见丰富的血管。影像学表现为以胸膜为基底的软组织肿块，界限清楚，大小不等，30%～50% 肿瘤带蒂，增强扫描后呈明显强化。一般不伴有肋骨破坏或胸壁异常，少数伴有胸腔积液。

2）胸膜肉瘤：十分罕见，常表现为大的、边界清楚的实性肿块，密度不均匀，内见小低密度灶，宽基底位于胸膜或肺表面，常伴胸腔积液，增强扫描后呈明显不均匀强化，与局限性恶性胸膜间皮瘤鉴别困难，需病理证实。

11.3　胸膜孤立性纤维性肿瘤

11.3.1　概述

SFT 是一种少见的间叶性梭形细胞肿瘤，可能

由成纤维细胞衍生而来，由 Wagner 于 1870 年首先报道，Klemperer 及 Rabin 于 1931 年首次报道其病理学特征并将其列为一种独立的病变。发病率低，在所有胸膜肿瘤中不足 5%，60%～90% 为良性，10%～40% 为恶性。根据 2004 年 WHO 胸膜肿瘤组织学分类，将 SFT 归入间叶来源肿瘤。

11.3.2　病理

（1）大体病理

多起源于脏层胸膜，肿瘤界限清楚，常有一层薄的包膜，常有蒂。质地坚硬、白色，切面较坚硬，常具有漩涡状外观。偶见黏液样变、出血、坏死、肿瘤较大时，提示可能为恶性。

（2）镜下病理

无特征性结构。细胞稀疏区和细胞密集区共存，被纤维性间质分隔。恶性的特征为由较大细胞成分构成，呈浸润状生长，细胞异型性。常规染色常难以明确肿瘤来源。镜下肿瘤细胞呈梭形或卵圆形，胞质少，核染色质均匀，核仁不明显，罕见核分裂象，瘤细胞的排列方式多种多样。约 10% 的 SFT 为非典型性或恶性，组织学表现包括细胞密度增加、核异型性明显、核分裂象易见（>4/10HPF）、坏死和出血、向周围组织内浸润生长。SFT 中 CD34 阳性，上皮和间皮标志物阴性；而间皮瘤中梭形细胞酪氨酸激酶（casein kinase，CK）、波形蛋白等常阳性，CD34 阴性有助于鉴别。

11.3.3　临床表现

约 50% 的患者无临床症状，因体检偶尔检出。肿瘤巨大时可出现胸痛、咳嗽、呼吸困难等症状。少数患者可出现典型的伴发临床表现，包括肥大性骨关节病、杵状指或低血糖的症状。该类患者通常症状不明显，病情进展缓慢，据报道，有的可长达 20 年。男女发病比例相仿，可见于任何年龄（5～87 岁），大部分患者为 45～65 岁，发病高峰在 50 岁以上，治疗以手术切除为主。

11.3.4　MRI 表现

SFT 稍多见于胸腔下部，没有明显的左右侧

别优势,可见于肺表面的任何部位,如胸侧面、膈面、纵隔面等,也可发生于叶间裂。一般为孤立性,边界清楚,有时呈分叶状,软组织信号,以胸膜为基底,部分肿瘤可通过蒂附着于胸膜的表面,这样就能够活动。SFT带蒂,则高度提示为良性,预后良好。较小的病变与胸壁成钝角,但较大的病变常与胸壁呈锐角。成锐角时,可见肿物逐渐变细的边缘。较小的病变多为均匀信号,较大的病变由于坏死、囊变和出血,内部可有液性信号,增强后呈均匀或不均匀的强化,肿瘤血供丰富,强化的程度等于或大于其他正常的软组织。当肿瘤出现坏死、出血、囊变,直径超过 10 cm 时,提示恶性 SFT 可能性大。少数 SFTP 可伴有胸腔积液,而这更常见于恶性病变。良、恶性 SFTP 影像学表现相似,有时难以区分。

MRI 可清楚显示孤立性肿物以广基底与胸膜相连,界限清楚。T_1WI 呈低信号或中等信号,T_2WI 根据肿块大小可稍低,或低、稍高混杂信号,部分肿瘤纤维致密,可以为低信号(图 11-2),T_1WI 增强呈明显均匀或不均匀强化。MRI 能进一步评估胸壁有无受累及受累情况。

11.3.5 诊断要点

SFT 是一种孤立性、实性肿瘤,以胸膜为基底,可带蒂,好发于中下胸部。大小不一,病变较小时信号均匀,较大时信号不均匀,MRI 上 T_2WI 呈不均匀等低信号(图 11-3)。富血供,表面可见丰富的血管,MR 增强扫描后呈明显强化。

11.3.6 鉴别诊断

SFT 需要与多种胸膜及胸壁肿瘤,以及边界清楚的周围型肺癌鉴别。位于下胸部的肿瘤尚要与膈膨出、膈疝、心包脂肪垫等鉴别。贴邻纵隔胸膜生长的病变还需要与纵隔内胸腺瘤、淋巴结病变相鉴别。

(1)胸膜间皮瘤

SFT 与局限性胸膜间皮瘤鉴别困难,如果能发现肿瘤带蒂且具有一定的活动度,则对 SFT 的诊断帮助很大。较大的病变与胸壁成锐角的概率也较间皮瘤高。局限性胸膜间皮瘤是一种上皮来源肿瘤,表现为以胸膜为基底的软组织肿瘤,界限清楚,边缘锐利或有分叶,大者直径可达 10 cm,常见中心坏死。肿瘤血供丰富,增强扫描后强化明显,中央可见液性信号。部分病例可见肋骨及胸壁侵犯,伴或不伴胸腔积液。

(2)胸膜转移瘤

胸膜转移瘤(pleural metastasis)为恶性病变,边界往往不太光滑清楚,与胸壁呈宽基底相连,常有胸腔积液、附近胸壁受侵犯等伴随征象,增强多呈不均匀明显强化。提供原发肿瘤的临床病史有助于鉴别诊断。

(3)胸膜肉瘤

胸膜肉瘤十分罕见,常表现为大的、边界清楚的实性肿块,信号不均匀,宽基底位于胸膜或肺表面,常伴胸腔积液,增强扫描呈明显不均匀强化,需活检证实。

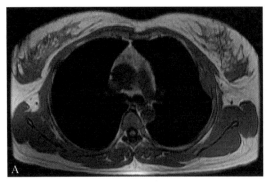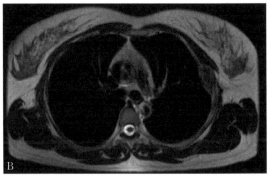

图 11-2 左侧胸壁孤立性纤维瘤的 MRI 表现

注:A. T_1WI 呈等或混杂信号;B. T_2WI 呈相对低信号。

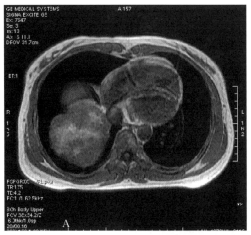
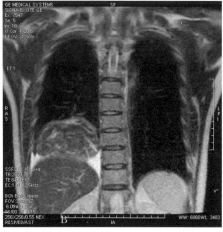

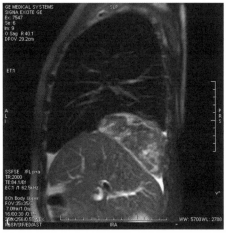

图 11-3 右膈上胸膜孤立性纤维瘤的 MRI 表现

注：A. T_1WI 呈类圆形混杂信号；B. T_2WI 冠状位，病变以低信号为主，内见条片状高信号；C. T_2WI 矢状位，肿块与胸膜广基底相连。

（4）胸膜促结缔组织增生性小圆细胞肿瘤

这是一种罕见的发生于胸膜的间叶性肿瘤，主要见于年轻人。在影像上肿瘤形成多发性以胸膜为基底的结节状肿块，可包绕肺组织，以纵隔胸膜受累较为典型，双侧胸壁胸膜受累相对较少，部分可发生肺转移。预后差，文献报道病例一般在 2 年内死亡。

（5）胸壁神经源性肿瘤

胸壁神经源性肿瘤来源于肋间神经的外周神经源性肿瘤也可表现为凸向肺野内的孤立性实性肿瘤，边界清楚，表面光整，内有小片状囊变区，可伴钙化，增强扫描后呈轻中度不均匀强化，部分可见邻近肋间隙增宽，肋骨局限性受压改变。

11.4 胸膜转移瘤

11.4.1 概述

胸膜转移瘤是最常见的胸膜肿瘤，在胸膜肿瘤中占 90%～95%。胸膜转移瘤多同时累及脏层和壁层胸膜，少部分仅累及脏层（29%），单纯累及壁层胸膜者十分罕见。

11.4.2 病理

约 80% 的胸膜恶性渗出液是由肺、乳腺、卵巢、胃的恶性肿瘤转移以及淋巴瘤侵犯胸膜引起。

肺腺癌是最常见的病理类型。肺癌、乳腺癌还可直接侵犯胸膜,肺瘤尚可经肺动脉瘤栓血行播散至胸膜。侵袭性胸腺肿瘤等胸内肿瘤可直接种植于胸膜面形成肿瘤结节。

11.4.3　临床表现

除中枢神经系统肿瘤外,绝大多数恶性肿瘤都可以发生胸膜转移。肺癌、乳腺癌、淋巴瘤及卵巢癌共占胸膜转移瘤的 3/4 以上。腺癌是胸膜瘤转移的最常见的细胞类型。临床表现主要以原发病变及胸膜转移所致胸腔积液的症状为主。患者可无明显自觉症状,或表现为胸痛,伴有胸腔积液及压迫性肺不张者可有胸闷、憋气、呼吸困难等症状。

11.4.4　MRI 表现

胸膜转移瘤表现为沿胸膜表面散在分布的小结节、斑块状或弥漫扁平状增厚。有时胸膜转移瘤也可包绕整个肺,包括纵隔及横膈表面胸膜,甚至侵入叶间裂,与弥漫性胸膜间皮瘤的表现相同,

但较少见。一般 T_1WI 呈等、低信号,T_2WI 常呈高信号(图 11 - 4)。MRI 可利用自然对比区分转移瘤和胸腔积液,较容易发现被胸腔积液所掩盖的胸膜肿块、结节影,增强可见胸膜肿块、结节及增厚胸膜强化。恶性胸膜渗出常含有丰富的蛋白质成分或血液成分,因而可在 T_1WI 上表现为高于肌肉的信号。

11.4.5　诊断要点

原发肿瘤病史,小结节、斑块状增厚或弥漫扁平状增厚,纵隔胸膜及叶间胸膜受累。壁层胸膜增厚的厚度常 > 1 cm。

11.4.6　鉴别诊断

胸膜转移瘤一般具有原发肿瘤的病史,少数病例仅以胸腔积液及胸膜结节就诊而肿瘤原发灶不明。影像学的转移瘤常表现为双侧胸膜多发病变,病灶通常较小,而合并的胸腔积液量很大,且多为血性积液。有时大量的血性胸腔积液常掩盖较小的转移瘤。

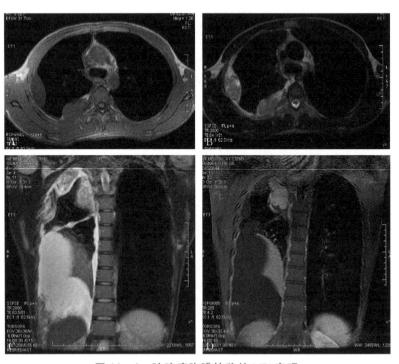

图 11 - 4　肺腺癌胸膜转移的 MRI 表现

注:A. T_1WI 示胸膜多发低信号结节;B. T_2WI 示胸膜多发结节呈混杂信号;C. T_2WI 示胸膜广泛结节伴胸腔积液;D. T_1WI 增强示胸膜结节明显强化。

应注意胸膜转移瘤与弥漫性胸膜间皮瘤的鉴别，胸膜间皮瘤常为单侧胸膜弥漫性病变，胸膜不规则增厚及胸膜肿块常较大、较多，伴有的胸腔积液量可多可少，极少数病例仅见胸腔积液而无明确胸膜增厚。胸膜间皮瘤较少发生肺转移，而其他部位原发癌转移到胸膜者多伴有肺转移。两者在影像上难以鉴别时需要借助免疫组织化学及病理进行诊断。

胸膜单发转移瘤需与胸膜或胸壁原发肿瘤鉴别，如骨肿瘤、神经源性肿瘤、软组织肿瘤、局限性胸膜间皮瘤及 SFT 等相鉴别。位于纵隔胸膜面的单发转移瘤还需与纵隔肿瘤进行鉴别。

（管　宇）

主要参考文献

［1］ ARMATO S G 3rd, ENTWISLE J, TRUONG M T, et al. Current state and future directions of pleural mesothelioma imaging ［J］. Lung Cancer, 2008, 59 (3):411 - 420.

［2］ HEFFNER J E, KLEIN J S. Recent advances in the Diagnosis and management of malignant pleural effusions ［J］. Mayo Clin Proc, 2008, 83 (2): 235 - 250.

［3］ JEONG Y J, KIM S, KWAK S W, et al. Neoplastic and nonneoplastic conditions of serosal membrane origin CT findings ［J］. RadioGraphics, 2008, 28 (3): 801 - 818.

［4］ KUBLMAN J. Complex disease of the pleural space: the 10 questions most frequently asked of the radiologist — new approaches to their answers with CT and MRI imaging ［J］. RadioGraphics, 1997, 17 (4): 1043 - 1050.

［5］ LIGHT R W. The undiagnosed pleural effusion ［J］. Clin Chest Med, 2006, 27 (2): 309 - 319.

［6］ LU C, JI Y, SHAN F, et al. Solitary fibrous tumor of the pleura: an analysis of 13 cases ［J］. World J Surg, 2008, 32:1663 - 1668.

［7］ PEEK G J, MORCOS S, COOPER G. The pleural cavity ［J］. BMJ, 2000, 320 (5):1318 - 1321.

［8］ QURESHI N R, GLEESON F V. Imaging of pleural disease ［J］. Clin Chest Med. 2006. 27:193 - 213.

［9］ REGAL M A, RUBAISH A M A, GHONEIMY Y F A, et al. Solitary benign fibrous tumors of the pleura ［J］. Asian Cardiovasc Thorac Ann, 2008, 16 (4): 139 - 142.

［10］ ROBINSON L A. Solitary fibrous tumor of the pleura ［J］. Cancer Control, 2006, 13:264 - 269.

［11］ SEELY J M. , NGUYEN E T, CHURG A M, et al. Malignant pleural mesothelioma: computed tomography and correlation with histology ［J］. Eur J Radiol, 2009, 70 (3):485 - 491.

12 胸壁病变

12.1　胸壁软组织来源肿瘤
　　12.1.1　脂肪来源肿瘤
　　12.1.2　血管来源肿瘤
　　12.1.3　血管内皮细胞肿瘤
　　　　　　（交界性血管内皮
　　　　　　瘤和血管肉瘤）

12.1.4　周围神经源性肿瘤
12.1.5　胸壁纤维来源肿瘤
12.2　胸壁骨源性肿瘤
　　12.2.1　胸壁恶性骨肿瘤
　　12.2.2　胸壁良性骨病变

12.1　胸壁软组织来源肿瘤

胸壁来源肿瘤依据起源部位可分为软组织肿瘤和骨肿瘤。后者依据 2002 年 WHO 标准进一步划分为脂肪细胞来源肿瘤、血管来源肿瘤、周围神经鞘肿瘤、皮肤来源肿瘤、成纤维细胞-肌成纤维细胞肿瘤和纤维组织细胞肿瘤六类。

12.1.1　脂肪来源肿瘤

（1）概述

脂肪来源肿瘤是最常见的一类胸壁肿瘤，起源于间胚层肿瘤，包括良性（脂肪瘤）和恶性（脂肪肉瘤）两种。其中，脂肪瘤是成人良性软组织肿瘤中最常见的类型，常见于 50 岁以上的患者，好发于皮下，少见于胸壁深部组织。

（2）病理

1）大体病理：脂肪瘤呈球形结节或肿块，常有包膜，但肌内脂肪瘤常呈浸润性生长，可无包膜或包膜不完整。肿瘤切面呈现淡黄色，油腻状，一般质软。体积较大或伴外伤的脂肪瘤可见

分叶，亦可见脂肪坏死、液化或囊变。脂肪肉瘤切面呈灰黄、灰白色，质地较坚韧，部分区域可呈纤维样。

2）镜下病理：组织学上脂肪瘤由成熟的脂肪细胞组成，但大小不如正常脂肪细胞一致，瘤内可有纤维分隔。各型脂肪肉瘤的恶性程度有显著差异。脂肪肉瘤以形态分为 5 型：即分化良好型、黏液型、多形型、圆形细胞型、混合型。分化良好的脂肪肉瘤可在纤维性分隔内见散在核深染区及外形不规则的异型细胞和畸形细胞。亦可见数量不等的多泡状和单泡状成脂肪细胞，其中成脂肪细胞，细胞核贴于细胞一侧，核大、深染、核型扭曲、有三角形、不规则形，胞质内见透亮小空泡。多形型脂肪肉瘤主要由高度异型的幼稚成脂肪细胞组成，呈鱼肉状或脑髓状，易见到坏死、出血。

（3）临床表现

脂肪来源的肿瘤起病隐匿，症状出现较晚，且缺乏特异度，临床表现依肿瘤部位及大小而不同，肿块大者可出现压迫症状，如活动后气促，引起胸膜粘连时可有胸痛，部分脂肪瘤可在胸壁外扪及肿块。脂肪肉瘤依据其恶性程度不同，症状各异，

可出现局部区域疼痛,疼痛的性质及程度与肿瘤侵袭的部位,对周围脏器的推压、浸润有关。症状的轻重与肿瘤的大小不一定成比例。

（4）MRI 表现

脂肪组织在 MRI 图像上有特征,表现为短 T_1 长 T_2 的高信号改变,与皮下脂肪相同。浅表脂肪瘤常可见到一层包绕脂肪瘤的低信号薄纤维膜。肌内脂肪瘤通常体积较大、边界欠清。MRI 对胸部脂肪瘤的发现、定位及定性诊断有决定性意义（图 12-1）。而且能进行多轴位成像,对明确病灶与邻近结构的关系也非常重要。脂肪瘤多呈边界锐利的均一高信号或内有低信号分隔。而脂肪肉瘤依据其分化程度和内部组织的液化坏死、出血等情况表现为相应的不均匀信号区。病灶坏死区在 T_1WI 像上呈低信号,在 T_2WI 上为高信号,肿瘤内急性出血在 T_1WI 像上呈等或略低信号,

在 T_2WI 上为低信号,失去了脂肪组织特有的信号特征。

（5）诊断要点

MRI 是脂肪来源肿瘤的分类诊断与定性诊断的最佳检查方法。根据其短 T_1 长 T_2 的高信号特征,一般可以明确诊断。但是,黏液样脂肪肉瘤,如果伴有圆形细胞、多形性和去分化的变异,脂肪成分常不可见。

（6）鉴别诊断

脂肪瘤的信号具特征性,诊断不难。而部分脂肪肉瘤,如黏液样脂肪肉瘤,可表现为 T_2W 均质的高信号,需与囊性病变鉴别。大多数血管瘤内有含量不等的脂肪,也可表现为局灶性短 T_1 长 T_2 信号,可依据瘤内流空血管影或 CT 扫描显示的静脉石,以及邻近组织的侵袭程度来鉴别。

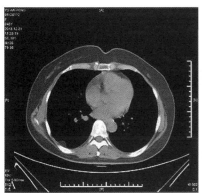
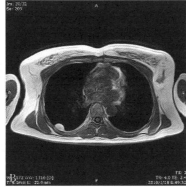
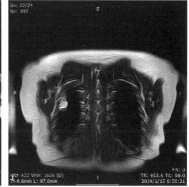
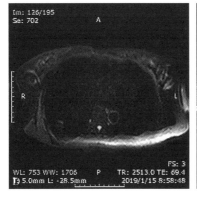
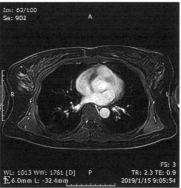

图 12-1　右侧胸壁脂肪瘤的 MRI 表现

注:49 岁女性患者。A. 体检 CT 发现右侧胸壁低密度影;B. MRI 横断面 T_1WI 病变呈较高信号;C. 冠状面 T_2WI 呈高信号;D. DWI 未见显著扩散受限;E. 增强扫描脂肪抑制序列无强化。

12.1.2 血管来源肿瘤

血管来源肿瘤包括良性（血管瘤和淋巴管瘤）、交界性（血管内皮瘤）及恶性（血管肉瘤）3种。

（1）血管瘤

1）概述：发生于胸壁的血管瘤很罕见，患者以30岁以下年轻人居多。依据肿瘤内血管的组织学类型可分为毛细血管型、海绵状、动静脉型和静脉型。

2）病理：

A. 大体病理：大多数海绵状血管瘤含有非血管成分，其中最常见的是脂肪，因此大体标本上常可见瘤组织剖面呈淡黄色，易出血，质地较正常脂肪组织细腻。另外血管瘤内还可见平滑肌、纤维组织、骨骼、含铁血黄素和血栓。

B. 镜下病理：血管瘤由于组织学成分的混合性和复杂性，常常很难严格划分亚型。镜下可见腔内层附着单层上皮细胞，外周包裹纤维组织，腔内充满红细胞和蛋白质类物质，腔壁有平滑肌组织提示可能为静脉。大约30%的海绵状血管瘤内部可见圆形高硬度的静脉石。其他亚型的血管瘤也可有静脉石。

3）临床表现：胸壁血管瘤生长缓慢，病史可长达十余年。浅表的胸壁血管瘤可通过视诊和触诊初步判定肿瘤的范围。位于肌肉内及深层的肿瘤，常以胸部酸痛症状就诊时方能发现病变。如触诊扪及成串高硬度静脉石，应高度怀疑为胸壁海绵状血管瘤。

4）MRI表现：动静脉型的MRI典型表现为血管流空，在质子加权和 T_1 加权自旋回波影像上的流空低信号区在梯度回波和增强扫描影像上为高信号，与流动的血液信号一致。海绵状血管瘤在 T_1WI 和 T_2WI 影像上可表现为区域性高信号，代表血管组织中混有多少不等（有时为大量）的脂肪。MRI增强扫描肿瘤的明显强化，强化幅度可接近主动脉，为诊断血管瘤提供重要依据。

MRI影像学检查对胸壁海绵状血管瘤的诊断和决定手术方式有重要意义。MRI检查可明确肿瘤在胸壁的界限和浸润深度，肿瘤与肺组织、

脊柱的关系，胸壁脂肪层是否存在等。MRI增强序列亦可清楚显示血管瘤范围、深度和有无骨骼受累，并了解血管瘤营养支，从而为术前准备和手术方案提供可靠依据（图12-2）。

5）诊断要点：胸壁血管瘤少见，大多发生于年轻患者，30岁以下较多。静脉石是其典型表现，在X线或CT扫描中即可清楚显示。MRI信号不均匀，典型表现为血管瘤内的 T_1WI、T_2W 高信号脂肪成分及质子加权和 T_1W 自旋回波序列的流空血管影。

6）鉴别诊断：胸壁软组织来源的血管瘤影像学表现大多典型。但是，如果血管瘤与胸廓组成骨关系密切，可能与骨来源肿瘤甚至恶性肿瘤难以鉴别。例如，肋间血管瘤可引起邻近肋骨的轻度骨皮质增厚。胸壁软组织肿瘤，如不能排除血管瘤，应于术前行增强检查或血管造影，以避免术中损伤大血管或破坏瘤体引起血胸。

（2）淋巴管瘤

1）概述：淋巴管瘤属于淋巴系统发育异常，80%～90%见于幼儿，成人罕见。目前认为，淋巴管瘤的发生是因为淋巴管在发育过程中的畸形状态或炎性反应、手术、外伤及放疗等所致淋巴组织损伤引起淋巴回流障碍。依据组织学类型，可分为囊性淋巴管瘤、海绵状淋巴管瘤和血管淋巴管瘤三类。

2）病理：

A. 大体病理：大多表现为分叶状或多个柔软的囊性肿物相连，囊内可为清亮液体或血清、血浆水样液体，囊壁薄，界清晰，分隔纤细，与周围组织无粘连。

B. 镜下病理：囊状淋巴管瘤多见，表现为囊内被衬单层扁平上皮或立方内皮细胞，腔内或邻近间质内可见集合淋巴细胞。亦可存在一定比例的胶原纤维及平滑肌成分。海绵状淋巴管瘤表现：瘤组织由扩张的淋巴管组成，管腔大小不等，内衬扁平内皮，间质结缔组织增生，淋巴细胞聚集，并可形成淋巴滤泡。血管淋巴管瘤表现为瘤组织由大小不等扩张的淋巴管和血管相互交织而成，部分扩张的管腔内见均质粉染的淋巴液，部分扩张的管腔内见红细胞，个别腔内见混合血栓

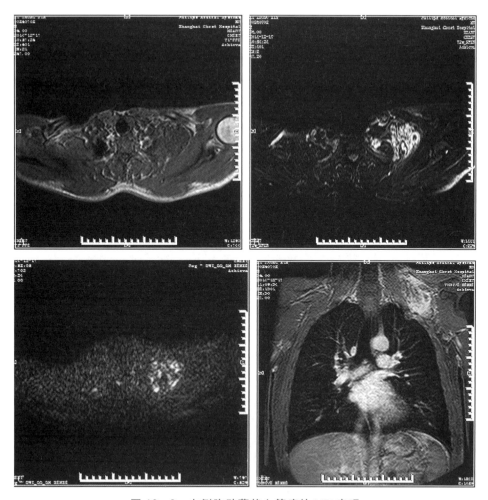

图 12-2　左侧胸壁蔓状血管瘤的 MRI 表现

注：36 岁男性患者，左侧胸壁肿胀、疼痛数月，近日加重，MRI 提示左侧胸廓入口处胸壁软组织内见肿块影。A. T_1WI 呈等低信号为主的混杂信号；B. T_2WI 呈混杂高信号，内见管状、分枝状无信号区为流空血管影；C. DWI 实性部分扩散受限；D. 增强扫描冠状位可见明显强化及内部管状、点状及分枝状的流空血管影。

形成。

3）临床表现：淋巴管瘤为良性，大多数患者症状不明显，位置表浅的肿瘤可表现为柔软、波动性和渐进性增大的肿块。位置较深的胸壁淋巴管瘤患者可出现气急和胸部紧缩感。当肿块合并出血或感染时，病变可迅速增大。极少数患者可合并胸腔积液、骨质异常和肺部疾病。

4）MRI 表现：MRI 因其优越的软组织分辨率，可以显示淋巴管瘤内的多种成分和周围软组织受累范围。囊状淋巴管瘤多呈均一长 T_1 长 T_2 信号，淋巴液的脂肪或蛋白质成分较高或合并出血可缩短 T_1 而呈等或略高信号，亦可见液-液平面。在 MRI 影像上，典型的囊状淋巴管瘤表现为大的分房，分隔细而薄，增强扫描后无或呈轻度强化。海绵状淋巴管瘤表现为分房多，大小不一，分隔厚，或可见多发散在小分房及乳头状突起，增强扫描后，分隔及乳头明显强化，一般无液-液平面。血管淋巴管瘤的 MRI 表现为大小不一的多房改变及厚薄不一的分隔，少见液-液平面，增强扫描后强化较显著，部分肿瘤与海绵状淋巴管瘤鉴别困难（图 12-3）。

5）诊断要点：淋巴管瘤的 MRI 表现为 T_1WI 稍低信号，当伴有囊内出血和感染时可为混杂信号；T_2WI 为显著高信号。MRI 以其良好的软组

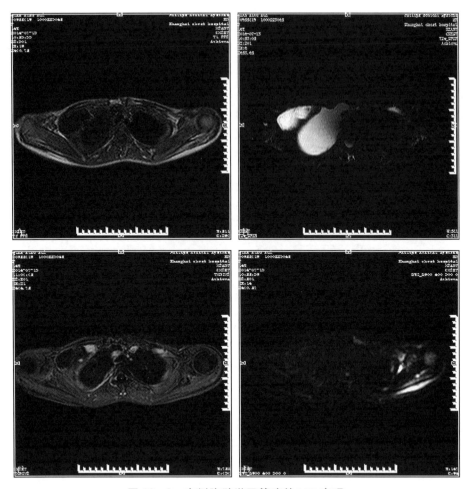

图 12 - 3　右侧胸壁淋巴管瘤的 MRI 表现

注：16 岁女性患者，右侧胸闷 1 个月余，MRI 提示右侧胸壁皮下及胸腔串珠样椭圆形异常信号影，边界锐利。A. T_1WI 呈均一低信号；B. T_2WI 呈高信号；C. DWI 未见显著扩散受限；D. 增强扫描病灶主体部分无强化，局部边缘强化。

织分辨率对囊内成分，包括蛋白、脂肪和出血的评估及分隔的显示能力高于 CT，多平面及多序列扫描给疾病确诊提供大量影像信息。总之，MRI 影像学存在以下征象时可提示为本病：多囊且形状不规则，囊内较多分隔，占位效应不明显，沿组织间隙爬行生长。对于怀疑全身淋巴管瘤病的患者，MRI 是首选检查方法。

6）鉴别诊断：淋巴管瘤须与血管瘤、静脉畸形及发生于各部位的其他囊性病变鉴别。MRI 上，淋巴管瘤缺乏供血血管，增强扫描强化程度较血管瘤或静脉畸形轻。淋巴管瘤串珠状、多房囊性、有分隔的特征，可作为与其他囊性病变鉴别的重要依据。如淋巴管瘤呈类圆形，边缘光滑，信号

均匀，无分隔，则与单纯囊肿鉴别困难。如瘤内出现感染，则易与恶性肿瘤鉴别困难，需结合临床和实验室检查。

12.1.3　血管内皮细胞肿瘤（交界性血管内皮瘤和血管肉瘤）

（1）概述

上皮样血管内皮瘤大多起源于血管，常为小静脉，亦可起源于大静脉或动脉的内皮细胞，介于血管瘤和血管肉瘤之间，为低度恶性，软组织起源多见，也可原发于肺、骨、肝脏等器官。

血管肉瘤是侵袭性最强的起源于血管内皮或淋巴管内皮细胞的软组织肿瘤，成人多见，其发病

与长期的慢性淋巴水肿、电离辐射史、化学接触史、外伤史及慢性感染等有关。

（2）病理

1）大体病理：血管内皮瘤的肿瘤切面呈灰白、暗红色，部分区域呈鱼肉状。肿瘤与周边组织界限尚清。侵袭性较强的血管肉瘤肉眼表现为无明显包膜，质地中等或偏软的软组织肿块。

2）镜下病理：上皮样血管内皮瘤在镜下表现为扩张的血管和梭形细胞两种组织结构，上皮样、梭形或多角形的肿瘤细胞呈条索状、小巢状排列，常可见明显的胞质内空泡，其内可见红细胞；瘤细胞胞质丰富，嗜酸性，核分裂象多少不等，间质可有不同程度黏液样变或玻璃样变，部分间质可见含铁血黄素沉积。大的深在性病变中可见骨化生。

血管肉瘤呈浸润性生长，因生长迅速，侵袭性强，容易发生出血、坏死，浸润周围脂肪、皮肤附件及纤维组织。上皮样血管肉瘤的肿瘤细胞呈片状，或围绕血管样腔隙呈乳头状分布，乳头状结构之间见大小不等的不规则血管腔隙，管腔之间相互沟通。腔内可见含红细胞的单细胞性血管样腔隙。

3）免疫组化：上皮样血管内皮瘤的免疫组织化学染色显示肿瘤细胞不同程度阳性表达 CD34、CD31、FLI-1、CKpan。血管肉瘤诊断困难时主要通过免疫组化确定的血管标志物来确诊。肿瘤常有 CD31、CD34 阳性表达。Ki-67 增殖指数平均达到 40%。

（3）临床表现

血管内皮瘤和血管肉瘤临床上表现为进行性肿大的软组织肿块，疾病分化程度差异很大，从出现症状到确诊时间为短至半月，长至数十年。

血管肉瘤是一种侵袭性强的肿瘤，局部复发和远处转移发生率高，预后差，平均生存期不到 20 个月。

（4）MRI 表现

血管内皮瘤是富血供肿瘤，T_1WI 呈略低、T_2WI 呈高信号，信号不均匀，肿瘤周边部及内部均可见信号流空影。当肿瘤内发生出血时，T_1WI

呈片状高信号。T_2WI 的高信号与肿瘤内细胞丰富以及黏液及透明软骨样基质有关。增强扫描肿瘤可见明显强化，强化不均匀，对比剂流入和廓清都比较迅速，强化模式常为快进快出型。

血管肉瘤 T_1WI 上呈低信号，T_2WI 脂肪抑制像上呈不均匀高信号。动态增强扫描肿瘤早期即可见强化，并有延迟强化，明显强化区及不强化坏死囊变区混杂，病灶周围见粗大血管，肿瘤与周围组织分界不清楚，可见邻近组织的浸润和侵犯。DWI 上呈高信号，ADC 值减低。动态增强有特征性，呈廓清型曲线（图 12-4）。

（5）诊断要点

血管源性肿瘤在 MRI 影像中有特征性表现，血管流空征象。肿瘤主体一般呈 T_1WI 稍低信号，T_2WI 高信号，当伴有出血时 T_1WI 可见片状高信号；血管内皮瘤分化相对较好，在增强扫描中表现为强化快、廓清快的特征。而血管肉瘤因侵袭性强，一般边界不清，信号混杂，邻近组织受侵明显。DWI 表现为水分子扩散受限，增强扫描强化显著，由于静脉循环和淋巴循环的广泛破坏，廓清相对受限。

（6）鉴别诊断

血管肉瘤与多种恶性肿瘤均可以有形态学上的重叠，需与之鉴别。

1）转移瘤，有原发肿瘤病史和与之相似的影像学表现，提示为同源性肿瘤。

2）恶性黑色素瘤因其顺磁性的特点表现为 T_1WI 高信号，T_2WI 等或低信号，为其特征性 MRI 表现。

3）滑膜肉瘤：影像表现鉴别困难，但少见血管流空现象，该肿瘤由比例不等的上皮样细胞和梭形细胞构成，基因检测可辅助鉴别。

（7）新技术应用拓展

血管性疾病的 MRI 序列中，动态增强对鉴别诊断有一定价值。动态增强扫描的 TIC 分型根据达峰时间、廓清率及最大强化率值将曲线分为 4 型：①A 型为持续上升型，达峰时间＞90 s，病变表现为逐渐强化，扫描时相内无峰值及对比剂廓清，或在晚期有廓清；②B 型为速升缓降型，达峰

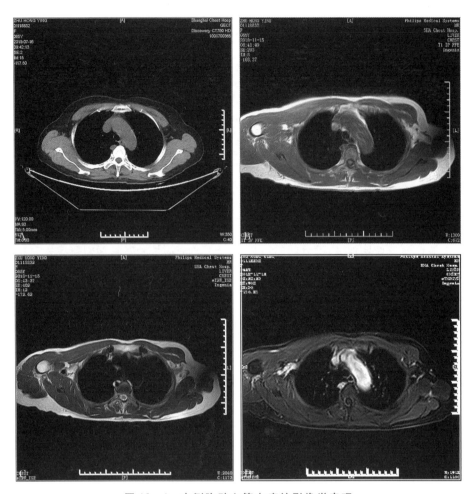

图 12 - 4　右侧胸壁血管肉瘤的影像学表现

注：65 岁女性患者，体检发现"后纵隔结节"。A. 胸部 CT 发现脊柱前方结节影；B. MRI 检查 T_1WI 呈低信号；C. T_2WI 呈高信号；D. 增强扫描可见病灶强化显著，和同层面主动脉强化幅度相仿。

时间＜90 s，廓清率＜20％，最大强化率＜1.0，表现为中度、迅速强化，对比剂流出较慢；③C 型为速升速降型，达峰时间＜90 s，廓清率＞20％，最大强化率＜1.0，表现为中度、迅速强化，对比剂流出较快；④D 型的达峰时间＜90 s，廓清率＞20％、最大强化率＞1.0，表现为明显、迅速强化、强化程度高，对比剂流出快。血管内皮瘤的强化曲线以 D 型为主，提示血供丰富，且廓清顺利。而血管肉瘤的强化曲线以 B 型较常见，由于肿瘤侵袭性强，破坏静脉和淋巴循环，廓清会受到一定程度的阻碍。

12.1.4　周围神经源性肿瘤

（1）概述

神经源性肿瘤可分为神经鞘瘤、神经纤维瘤，恶性周围神经鞘肿瘤和原始神经外胚层肿瘤等。成人多见，神经鞘瘤和恶性周围神经鞘肿瘤好发于 20～50 岁，神经纤维瘤好发于 20～30 岁，原始神经外胚层肿瘤以青少年多见。影像表现与其他部位的该类疾病相似。

（2）病理

1）大体病理：神经鞘瘤和神经纤维瘤肿块质地软或偏硬，边界清，包膜完整，无粘连。恶性周围神经鞘肿瘤和原始神经外胚层肿瘤呈浸润生长，与周围组织分界不清。

2）镜下病理：神经鞘瘤多单发，边界清楚锐利，有包膜；主要由 Antoni A 区和 Antoni B 区组成。前者由密集的梭形细胞排列呈栅栏状或不完全的漩涡状；后者细胞呈星芒状，排列疏松而凌乱，细胞内和细胞间有许多空泡或水样液体，形成微囊或较大的囊腔。各神经鞘瘤以上 2 种细胞区的构成比可完全不同。其内都可夹有胶原、出血、微囊、钙化等改变。神经纤维瘤无 Antoni A 区和 Antoni B 区。

3）免疫组化：神经鞘瘤和神经纤维瘤梭形细胞胞质 S100 蛋白和神经特异度烯醇化酶（NSE）呈强阳性反应，而 CD117、CD34、肌源性标志物结合蛋白和肌动蛋白阴性。原始神经外胚层肿瘤的典型组织学表现为菊形团簇，但确诊主要依靠免疫组化染色，即 CD99 表达阳性，并有两种以上不同神经标志物（如 NSE、Syn、S100、Vim）的表达。而淋巴细胞共同抗原（LCA）阴性及作为肌源性肿瘤标志物的免疫组化肌红蛋白（M yoglobin）与肌球蛋白（M yosin）表达阴性，只要排除淋巴瘤及小圆细胞肌源性肿瘤即可确诊。

（3）临床表现

与其他部位的神经源性肿瘤相似，胸壁神经源性肿瘤以良性居多，生长缓慢，多可完整切除，具有良好的预后。若患者出现皮肤牛奶咖啡斑和多发性结节状隆起的呈粉红色，暗紫色、质软的瘤体，或伴有眼部损害、骨改变、内脏症状及合并症时，需考虑神经纤维瘤病 I 型的诊断。

（4）MRI 表现

肿瘤大多表现为 T_1WI 等信号或略低信号，信号均匀或不均匀，T_2WI 大多信号欠均匀，其中神经鞘瘤、恶性周围神经鞘肿瘤和胸壁原始神经外胚层肿瘤以较高信号或高信号为主（图 12-5）。神经鞘瘤依据其病理 Antoni A 区和 Antoni B 区的比例以及有无出血、囊变坏死，信号混杂，差异较大。神经纤维瘤无 Antoni A 区和 Antoni B 区，主要由神经鞘细胞、成纤维细胞等组成，当肿瘤以成纤维细胞组成为主时，T_1WI 可呈低信号。当神经鞘瘤和神经纤维瘤的中心区富含

胶原纤维等结构而周边部位有显著的黏液变性时可在 T_2WI 出现"靶征"，该征象被认为是良性神经源性肿瘤的一种特征性改变（图 12-5）。

增强扫描，神经源性肿瘤一般表现为轻到中度不均匀团片状、花环状强化，囊性和变性坏死区无强化。恶性肿瘤边界不清，MRI 上表现为浸润性生长和周围组织的侵犯。胸壁原始神经外胚层肿瘤侵犯胸膜或心包时可有胸腔或心包积液。

（5）诊断要点

良性神经源性肿瘤的特征性表现是具有完整包膜。MRI 信号多欠均匀，尤其在 T_2WI 上，信号混杂多样，但大多以较高信号为主。病理上低信号区以纤维组织为主而细胞成分较少或有钙化，较高信号区肿瘤细胞较多，高信号区提示有坏死、囊变、水肿或黏液变性等继发性改变。T_2WI 出现"靶征"被认为是良性神经源性肿瘤的一种特征性改变，但黏液性脂肪肉瘤和软骨肉瘤亦可出现"靶征"，因此需结合 MRI 各序列影像综合评估。

恶性周围神经鞘肿瘤和原始神经外胚层肿瘤均多与神经干紧密相连，故常表现为纺锤形。恶性肿瘤呈浸润性生长，与周围组织分界不清，MRI 可清楚显示毗邻关系。周围常有水肿，呈长 T_1 长 T_2 信号，原始神经外胚层肿瘤恶性程度较高，可彻底破坏邻近骨质或表现为骨骼内部被肿瘤组织部分替代。

（6）鉴别诊断

在神经源性肿瘤中，良恶性鉴别非常重要。良性肿瘤边界清楚、有包膜，少数病变可压迫邻近骨质使得骨皮质增厚。恶性肿瘤相对边界毛糙，轮廓不规则，浸润性生长，周围结构浸润明显时病灶周围可出现水肿，邻近骨质显著破坏或肿瘤替代。肿瘤的信号复杂，对鉴别诊断帮助不大。

胸壁原始神经外胚层肿瘤非常罕见，恶性程度高，影像学表现与其他软组织来源恶性肿瘤相似。鉴别诊断主要依据患者年龄、病灶进展的速度、纺锤形的外观和浸润性特点。确诊需进行免疫组织化学染色。

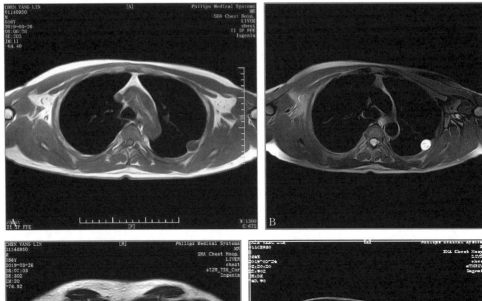

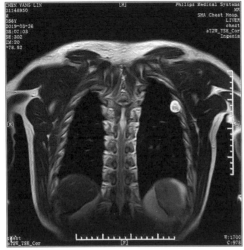
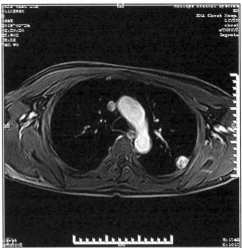

图 12 - 5　左侧胸壁神经鞘瘤的 MRI 表现

注:56 岁男性患者,左侧胸背部时有刺痛,MRI 提示左侧胸壁类圆形结节影,边界锐利,形态规则,信号不均匀。A.
T_1WI 呈等低信号;B、C. T_2WI – SPIR 横断位与冠状位病变呈等高信号,高信号区位于病灶的周边部;D. 增强扫描病灶显
著不均匀强化。

12.1.5 胸壁纤维来源肿瘤

（1）概述

纤维瘤是起源于纤维组织的肿瘤,真性肿瘤
中较常见的是硬纤维瘤和纤维瘤病。硬纤维瘤主
要发生在肌肉、腱膜和深筋膜等处,为良性肿瘤,
不发生转移。但有向周围组织侵犯和术后复发的
趋势。纤维瘤病由分化良好的成纤维细胞组成,
嵌在丰富的胶原基质中,周围细胞增多。它起源
于肌肉、筋膜的结缔组织,或腱膜中,有时在创伤
或手术后瘢痕的部位。一般来说,纤维瘤病界限

不清,无包膜,浸润性强,生长不稳定,但它并非
恶性肿瘤,也不发生转移。

（2）病理

1）大体病理:纤维瘤包膜完整,一般表现为
分叶状,质硬,表面呈结节状,灰白色编织样。而
纤维瘤病无完整包膜。

2）镜下病理:纤维瘤组织主要由分化良好的
成纤维细胞、纤维细胞和胶原纤维组成,瘤细胞与
胶原纤维的数量比例多少不一,部分病例胶原纤
维较多,瘤细胞较少,有些反之,可发生钙化。若
伴有其他间叶成分,如血管、平滑肌和骨骼形成,

则称为细胞纤维瘤、肌纤维瘤和骨纤维瘤。

纤维瘤病组织学上形态属良性，而侵袭性纤维瘤病生物学行为为恶性。组织病理学表现：良性纤维组织增生，变性坏死明显，极少有丝分裂及异型性表现；但肿瘤无包膜，边界不清，呈浸润性生长，可以见到肿瘤细胞呈蜘蛛足样生长，肿瘤组织中常含有被浸润的肌肉组织。

（3）临床表现

患者一般无明显症状，常因无痛性包块、渐进性增大就诊，包块质硬、固定，无或有疼痛感。

（4）MRI 表现

纤维瘤的 MRI 表现有一定的特征，典型病变 T_1WI 表现为等或稍低信号，T_2WI 呈不均匀等或稍低信号，部分可呈稍高信号。增强扫描呈中到明显强化，部分强化不均匀，T_2WI 高信号区是由

于瘤体主要有丰富成纤维细胞构成，含水量较多，而低信号是由于成纤维细胞含量较少、胶原基质及胶质纤维大量沉积，使其在 T_2WI 呈现低信号。

纤维瘤病的信号强度通常是不均匀的，这可能反映了纺锤形细胞、细胞外胶原蛋白和黏液样基质等不同类型的细胞在瘤体内的分布和含量不同。T_2WI 显示 86% 的纤维瘤病患者有低信号点状条带，组织学上可能与病灶内的胶原束致密聚集有关（图 12-6）。

（5）诊断要点

纤维性肿瘤的特征性信号与肌肉相仿，但信号较正常肌肉组织更为丰富。与肿瘤内各种不同的组织细胞的量和分布相关。纤维瘤 T_2WI 较高是由于瘤体内水含量较多，而纤维瘤病 T_2WI 低信号条带则与病灶内的胶原束致密聚集有关。

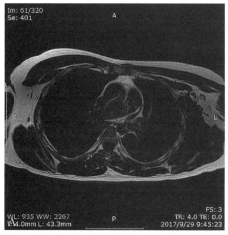
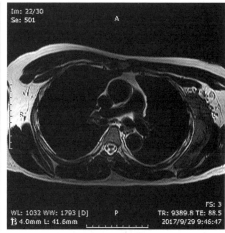
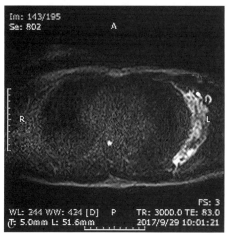
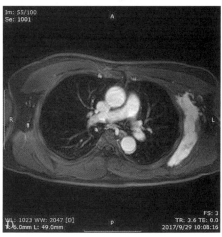

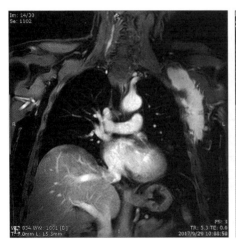 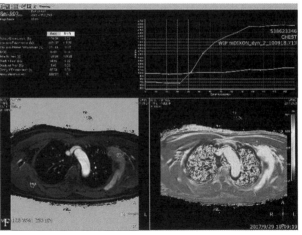

图 12-6　左侧胸壁侵袭性纤维瘤病的 MRI 表现

注：53 岁男性患者，因"左上臂疼痛一月余"入院，MRI 检查提示左侧腋下胸壁软组织肿块。A. T_1WI 和肌肉相似；B. T_2WI 信号较肌肉略高；C. DWI 示水分子扩散受限明显；D、E. 增强扫描强化明显；F. 时间-信号曲线显示病灶延迟强化，持续性强化，没有明显廓清。

（6）鉴别诊断

纤维瘤应与其他软组织的良恶性肿瘤鉴别，其中最主要应与脂肪肉瘤、纤维肉瘤、恶性纤维组织细胞瘤鉴别。脂肪肉瘤常有较完整的包膜，肿瘤内可见脂肪成分，脂肪抑制序列可抑制为低信号，周围常可见水肿。纤维肉瘤成年人多见，病变周围可见水肿，病灶边界不清楚，信号不均，可见坏死和出血。最终诊断需依靠病理。

12.2　胸壁骨源性肿瘤

骨肿瘤中最常见的是转移瘤，胸壁骨也不例外。原发性胸壁骨肿瘤仅占所有骨肿瘤的 5%～8%，并且其中大约 95% 都发生于肋骨，其次是胸骨。起源于肋骨的肿瘤良恶参半，而起源于胸骨的肿瘤大多为恶性。

12.2.1　胸壁恶性骨肿瘤

（1）软骨肉瘤

1）概述：软骨肉瘤是胸壁组成骨中最常见的恶性肿瘤，占所有肋骨原发性肿瘤中的 33% 左右。软骨肉瘤组织学分型可分为 Ⅰ 级、Ⅱ 级和 Ⅲ 级。肿瘤的组织学分级与其治疗方案和预后密切相关，不典型软骨源性肿瘤和 Ⅰ 级软骨肉瘤的治疗方案主要是原位刮除术、节段切除术和原位辅助治疗，而 Ⅱ/Ⅲ 级软骨肉瘤和去分化软骨肉瘤的治疗方案主要是保肢手术、人工关节置换及截肢手术。因此，精准的术前评估对制订治疗方案有重要意义。

MRI 作为一种理想的非侵入性检查在术前区分低级别软骨肉瘤和高级别软骨肉瘤中起着重要作用，有助于区分低级别软骨肉瘤和高级别软骨肉瘤的征象。

2）病理：

A. 大体病理：病变区骨皮质对称性膨胀，局部增厚或变薄，常伴有局部偏心性软组织肿块，并有不同程度钙化。病灶包膜完整，界限清楚，呈囊实性，质地较脆，呈灰红碎组织，部分切面灰红，实性质软，部分似骨组织，骨组织脱钙。

B. 镜下病理：在组织学上表现为受累骨髓脂肪和松质骨被伴有不同形式钙化的恶性透明软骨替代。瘤组织以蓝色软骨基质为背景，呈不规则小片分布，可见未分化间叶组织，幼稚细胞及增生活跃的软骨细胞，细胞大小不一，呈弥漫性或巢状排列，胞质淡伊红染，部分单核，部分双核，部分瘤细胞异型，浸润周围肌肉组织。

3）临床表现：肋骨原发性软骨肉瘤患者的年龄一般较大，多为 40～60 岁，男性多于女性，病程较长,进展缓慢。患者可无明显临床症状,以胸壁包块、缓慢增大就诊多见。部分患者可伴胸部隐痛或胸闷。体检时胸壁均可触及包块,质硬,活动度差,局部轻微压痛。少数患者可出现皮肤发红、发热。

4) MRI 表现:软骨肉瘤的 MRI 表现为长 T_1、长 T_2 混杂信号,边界清楚,由于 MRI 软组织分辨率高,具有多种成像方法,可以准确显示病变的范围及边界,主要征象包括钙化灶、膨胀性骨质破坏,肿瘤侵犯哈弗斯管系统导致反应性骨内膜增生而表现为骨皮质增厚,骨膜反应,软骨小叶边缘推压相邻皮质形成扇贝形压迹,肿瘤对血管压迫或肿瘤引起炎症反应所致骨髓水肿、软骨陷落征。软组织水肿,软组织肿块明显,增强扫描显示病变血供较丰富,强化明显,可见分隔样强化或不均环

状强化,为肋骨原发性软骨肉瘤的强化特点。骨皮质增厚程度、扇贝形压迹深度及骨髓水肿的程度能够有效反映肿瘤的侵袭性,从而初步估测软骨肿瘤的组织学分级。软骨陷落征可以作为低级别软骨肿瘤的可靠征象。钙化灶仅能作为软骨肿瘤的最基本影像征象,但对组织学分级的价值有限,通常肿瘤发生在长管状骨时钙化灶较多,而位于扁骨时钙化较少。

5) 诊断要点:MRI 能准确显示软组织肿块的侵犯范围,增强后肿瘤信号明显强化,以此判断病变的血供、肿瘤与邻近解剖结构间的关系。CT 有助于骨质破坏和钙化的观察。骨膜反应、扇贝形压迹、骨髓水肿及软骨陷落征可作为组织学分级的有效参考征象(图 12 - 7、12 - 8)。

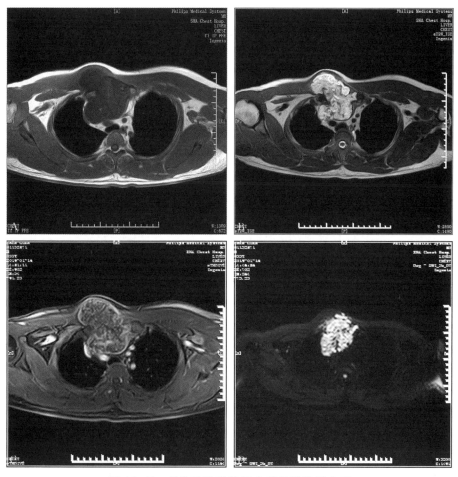

图 12 - 7 前胸壁胸骨软骨肉瘤的影像学表现

注:33 岁男性患者,前胸触及突起物,近日增大,MRI 提示胸骨区异常信号团块影。A. T_1WI 呈低信号;B. T_2WI 呈高信号为主的混杂信号,病灶向上到达胸廓入口处,向后压迫纵隔组织;C. 增强扫描强化不均匀;D. 扩散受限明显。

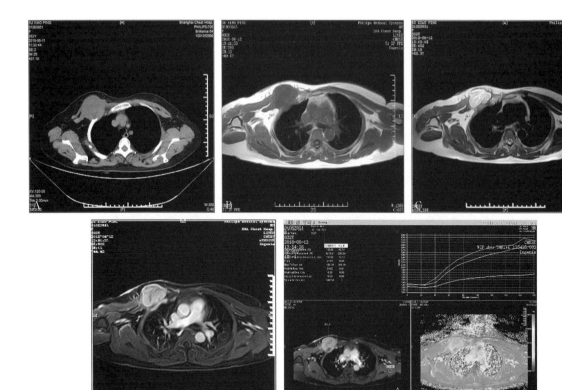

图 12-8 右前胸壁去分化软骨肉瘤的影像学表现

注：32岁男性患者。A.CT示右侧胸大肌区软组织肿块，邻近肋骨骨质破坏；B.MRI T$_1$WI呈等低信号，病变信号不均匀；C.T$_2$WI呈高信号；D.增强扫描强化明显，邻近肋骨局部缺损，邻近纵隔胸膜轻度强化；E.动态增强时间-强度曲线呈持续上升型。

6）鉴别诊断：肋骨原发性软骨肉瘤需与周围型肺癌、骨巨细胞瘤、肋骨结核鉴别。①周围型肺癌多见于中老年人，患者有胸痛、咳嗽、咳痰、咯血等症状，病情进展较快，少有钙化，常常侵犯多根肋骨；②骨巨细胞瘤好发于长管状骨的骨端，偏心性、膨胀性及多房性骨质破坏，内无钙化，无软组织肿块；③肋骨结核的骨质破坏会出现死骨，但边缘不会出现瘤骨，软组织肿胀较为局限，边缘模糊，易形成窦道，需结合结核中毒症状及实验室检查以资鉴别。

软骨肉瘤发生于胸肋关节附近时，还需与后纵隔神经源性肿瘤鉴别，后者多呈哑铃状，并伴有邻近椎间孔扩大和/或椎体骨质破坏。

（2）骨髓瘤

详细见《骨关节分册》。

12.2.2 胸壁良性骨病变

（1）骨纤维异常增殖症

1）概述：骨纤维异常增殖症是成骨细胞不能进行正常形态分化和成熟的一种骨结构异常，使正常骨髓和松质骨被未成熟的骨和纤维间质替代。骨纤维异常增殖症是由胸壁骨来源的良性肿瘤或肿瘤样病变引起的溶骨性病变的最常见原因。6%～20%的单发纤维发育不良发生在肋骨，55%的多发纤维发育不良表现为肋骨受累。临床分类除了以上的单骨型与多骨型外，还有Mccune-Albright综合征的类型，主要表现为各种内分泌异常，以及皮肤边缘出现不规则咖啡色色素斑块。

2）病理：

A. 大体病理：病灶呈膨胀性，骨皮质变薄，髓腔内充满灰红色或灰白色质地较硬的橡皮样组织，有沙砾感，囊性变区内含血液或浆液性液体。

B. 镜下病理：正常骨结构消失，代之以增生的纤维组织及不成熟的原始骨组织，即编织骨，其骨小梁表现为粗大、编织状排列，排列无规则。骨小梁表面的成骨细胞呈扁平非活动性成骨细胞。

3）临床表现：骨纤维异常增殖症多见于年轻人，在青春期之后，病灶很少进展，因此，年长的患者较少。同时，成人骨纤维异常增殖症因无症状而易被漏诊。Maccune-Albright 综合征可表现为各种内分泌异常，以及皮肤边缘的不规则咖啡色色素斑块。

疼痛是骨纤维异常增殖症最常见的症状，且疼痛可能会随着年龄的增长而增加。病理性骨折是骨纤维异常增殖症的常见并发症之一，常见横行骨折线，一般移位不明显，且短时间内可形成骨痂。病变累及骨骺时，常由于骨骺端病变跨越骺板而致畸形。

4）MRI 表现：骨纤维异常增殖症的病灶作为诊断主要呈低信号，T_1WI 和 T_2WI 图像有明确划分的边界。MRI 不是骨纤维异常增殖症的首选影像学检查方法，对该病的诊断不如 CT 特异度高，但可以作为 X 线检查和 CT 检查的有益补充。MRI 有助于从恶性肿瘤骨转移中鉴别出骨纤维异常增殖症。MRI 可用于观察病灶周围组织结构的受压迫情况，但由于 MRI 表现无特异度，故诊断价值有限。

5）诊断要点：骨纤维异常增殖症的影像诊断主要依靠 X 线和 CT 检查。

X 线平片密度一般相差较大，这是由于病变的生长期，以及骨样组织、纤维组织和新生骨小梁的比例均是 X 线平片密度的影像因素。目前将其 X 线表现归为以下四类：①磨玻璃样改变，表现为髓腔内囊状膨胀性病变，内可见钙化影和斑点状骨化现象，主要由编织骨构成。②囊状膨胀性改变，分为单囊型和多囊型，可见骨皮质变薄，外缘较光整，边界清晰，多见硬化边，单囊型可见囊内少量斑点状致密影，骨干出现不规则的轻度膨大变形；多囊型改变可见条状骨纹和斑点状钙

化影。表现为多个大小不一的囊状透光区。③多发的溶骨性破坏致使骨边缘锐利有如虫蚀状改变。④丝瓜瓤样改变，长骨多见，肋骨较少发生，骨小梁粗大扭曲，与骨干平行表现为沿骨干纵轴方向走行的骨纹，呈丝瓜瓤状。其中，最典型 X 线表现为磨玻璃样改变。病灶常呈偏心性，其边缘锐利、光整。可同时累及骨皮质与骨髓质，还可见部分骨嵴和粗糙骨小梁残留在骨透亮区内。

CT 显示骨纤维异常增殖症的特征最佳，依据 CT 表现可分为 3 种类型：磨玻璃样病变（约占 56%），均匀致密型病变（约占 23%），多种囊性病变（约占 21%）。由于病灶成分不同，磨玻璃样改变又可分为高密度区和低密度区。若病灶含结构异常的骨矿物质较多，则呈高密度；若含纤维成分较多，则为低密度。CT 图像的密度分辨力较高，还可评价骨质溶解性损伤、膨胀性改变、边缘硬化、皮质破坏、和结构畸形等改变。

主要成分为纤维组织的骨纤维异常增殖症在 T_1WI 上为均匀低信号，在 T_2WI 上依据骨成分的量和血供情况呈多种不同信号。若病灶内有大量成熟骨小梁形成，T_1WI 呈低信号；而纤维组织在 MRI 上呈中等低信号。当纤维组织内血供丰富时，T_1WI 呈等信号，T_2WI 呈高信号，增强扫描强化明显；若病灶有坏死液化，T_1WI 呈低信号、T_2WI 呈高信号，增强扫描无明显强化；若病灶内出现骨化、钙化及硬化性反应，T_1WI、T_2WI 均呈为低信号，且增强扫描无强化。总之，该病由于瘤组织多样性，其 MRI 无显著特征，临床需结合其他影像学表现帮助诊断（图 12-9）。

6）鉴别诊断：骨纤维异常增殖症发生于肋骨者大多表现典型，肋骨膨大，形似丝瓜瓤或毛玻璃状，诊断较易。当疾病表现为肋骨呈突然局限性膨大，其中骨结构消失，且密度均匀似"软组织肿块"，易误诊为转移性肿瘤或骨髓瘤，但病灶边缘的线条状致密影有助于与恶性肿瘤的鉴别。另外本病需与骨囊肿、慢性骨髓炎和骨结核鉴别。通常，囊肿的密度较低，较透亮，骨小梁状分隔影清晰。慢性骨髓炎可见髓腔内应力排列的粗糙骨小梁，或可见与周围骨结构融合的致密硬化灶。某些肋骨病灶表现为多个囊状透亮区而可能误诊为

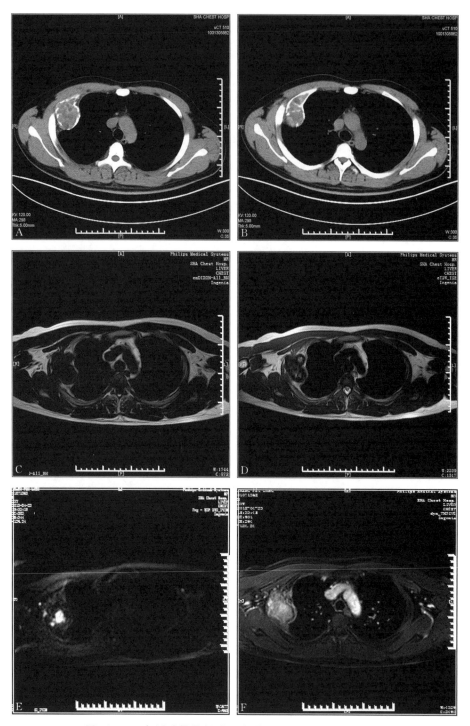

图 12-9 右侧肋骨骨纤维异常增殖症的 CT 和 MRI 表现

注:23 岁男性患者,右侧胸痛 1 个月。A、B. CT 提示右侧肋骨膨胀性肿块,内见"丝瓜瓤"样表现;C、D. MRI T$_1$WI 与 T$_2$WI 序列呈等低信号为主;E. DWI 扩散受限;F. 增强扫描可见不均匀强化。

结核,需结合临床有无毒血症状即实验室检查以资鉴别。

（2）骨软骨瘤

1）概述:骨软骨瘤是一种从受累的骨表面突出、由软骨覆盖向外生长的错构瘤。依据病灶数量可分为孤立性和多发性。尽管孤立性骨软骨瘤占所有良性肿瘤的35%～41%,但孤立性骨软骨瘤累及胸壁诸骨(肋骨、胸骨、肩胛骨、锁骨)很少见。骨软骨瘤仅占肋骨肿瘤的8%,且好发于肋软骨结合处。孤立性骨软骨瘤发生于肩胛骨腹侧时,有时会引起疼痛。多发性具有家族遗传史,具有恶变倾向。

2）病理:

A. 大体病理:骨软骨瘤在病理上包括以下几部分。①骨质构成瘤体;②透明软骨构成瘤顶端的帽盖;③在帽盖外侧由纤维组织构成包膜。瘤体的骨质是由松质骨和薄的皮质构成,与母骨的骨质相连。软骨帽通过钙化和骨化而产生瘤体的骨质。

B. 镜下病理:大量的软骨基质呈小叶状结构,常含有丝状物的黏液样基质。

3）临床表现:骨软骨瘤多发生于软骨内化骨的骨骼,最多见于股骨远端和胫骨近端,胸壁组成骨是骨软骨瘤少见发病部位,大多发生于肋骨和肋软骨的连接处。

大多数孤立性骨软骨瘤在儿童和青少年时即被发现。70%～80%发生在20岁以内。男性较多。单发性骨软骨瘤发病原因可能为骨骺软骨在生长板发生异常时,有小片内生软骨分离后,经软骨化骨形成骨软骨瘤。

多发性骨软骨瘤有家族遗传倾向,为常染色体显性遗传性疾病;部分具有软骨帽的骨性突起物,常见于干骺端的表面。多发性遗传性骨软骨瘤有3个特征:①具有遗传性;②骨缩短或畸形;③恶变发生率高,可变为周围型软骨肉瘤。严重时,几乎所有软骨内化骨的骨骼均有不同程度的异常。

4）MRI表现:MRI的组织分辨率优于CT,能清晰显示病变的范围和信号特点,能从多个角度显示肿瘤与患骨的连接,能评价软骨帽的情况及观察周围的结构。在特定序列上如3D-SPGR上软骨呈现高信号,可以准确测量软骨帽的厚度,预测骨软骨瘤生长的情况。

肿瘤的基底外周是与正常母骨相连的线样皮质骨,在T_1WI、T_2WI上为低信号,其内松质骨含骨髓脂肪,在T_1WI上为高信号,T_2WI为稍高信号,并与母骨髓腔相连续。未钙化的软骨帽外观呈分叶状,内含均匀一致的透明软骨,T_1WI为低信号、T_2WI为高信号,钙化的软骨帽T_1WI、T_2WI均表现为带状或菜花状低信号影。增强扫描软骨帽可出现线样、不均匀带状、甚至不规则块状中等样的强化。

5）诊断要点:软骨帽的显示对骨软骨瘤的诊断非常重要。MRI扫描钙化的软骨帽在T_1WI及T_2WI上均呈低信号;未钙化的软骨帽外观呈分叶状,内含均匀一致的透明软骨,T_1WI为低信号、T_2WI为高信号。X线和CT是本病的基本检查方法。X线可连续显示母骨与病灶的骨皮质相连续以及病灶内部的斑片状钙化影。CT三维重建能清晰显示肿瘤与患骨之间的关系、病灶软骨帽的钙化,以及较清楚地显示周围软组织的情况。

6）鉴别诊断:骨软骨瘤需与以下疾病鉴别。

A. 骨软骨瘤恶变:当骨软骨瘤突然增大,肿瘤表面的分叶状或环形钙化带突然中断不连续,局部出现软组织肿块;软骨帽明显增厚,超过2 cm时,瘤体内发生象牙质样瘤骨时,需考虑骨软骨瘤恶变。

B. 软骨肉瘤:大多为内生性,呈分叶状,瘤骨与母体骨皮质及髓腔均不相通。

C. 骨瘤:无软骨帽。骨软骨瘤的皮质与骨髓腔相连续,而骨瘤与母骨间有皮质隔开。

胸壁组成骨是骨软骨瘤的少见发病部位,影像表现具有相对特征性,但亦表现多样。X线、CT和MRI 3种检查方法结合使用,互相补充,并结合临床,有助于提高诊断的准确率。

（3）内生软骨瘤

1）概述:内生软骨瘤又称中央型软骨瘤或孤立性内生软骨瘤,为起源于软骨内化骨的良性透明软骨肿瘤。在良性骨肿瘤中发病率仅次于骨纤维异常增殖症。内生软骨瘤通常发生于肋软骨结合处。

2）病理：

A. 大体病理：肿瘤呈分叶状，与周围组织分界清楚，蓝灰色、白色、无坏死、囊性变、液化等。

B. 镜下病理：肿瘤典型特征为分叶状排列，由梭形、星形细胞构成，有着丰富的细胞间黏液，软骨样物质，小叶中央细胞稀疏，周边细胞较密集，小叶周边常见骨样巨细胞。有时可见大的异型细胞，少量肿瘤可见透明软骨、钙化、残留骨。少数肿瘤可伴有动脉瘤样骨囊肿。

C. 免疫组化 S－100 阳性、SMA、MSA、CD34 小叶周边阳性。

3）临床表现：内生软骨瘤可发生于 10 岁以上的所有年龄人群，一般无明显症状。

4）MRI 表现：内生软骨瘤由于软骨内水分丰富，MRI 呈 T_1WI 低信号、T_2WI 高信号为主，由于成分复杂，故信号混杂，STIR 高信号。组织学上，内生性软骨瘤中多含有少量颗粒状钙化肿瘤软骨组织，有些可有大范围钙化和骨化，内可见短 T_2 信号。当病灶周缘有骨质硬化时，在 T_1WI 及 T_2WI 上均呈低信号，增强扫描后不均匀轻度强化。典型的强化方式为"环弧样强化"，该强化方式与肿瘤的组织学特点相对应，未钙化的软骨部分呈较明显强化，钙化部分未见强化，故肿瘤常常表现为明显不均匀强化。

5）诊断要点：发生于肋骨的内生软骨瘤常表现为肋骨膨胀性骨质破坏，邻近骨皮质变薄或偏心性膨胀。骨破坏区内亦可见多房样改变，其内可见砂粒样钙化。病灶边界光整，多有较窄的硬化边缘。增强扫描可见肿瘤轻度强化。内生软骨瘤具有典型特征性影像学表现，典型病例 X 线片结合临床多可明确诊断。CT 病灶内微小钙化发现率较高，MRI 可显示病灶内的软骨成分，明确病灶范围并提高诊断准确性。

6）鉴别诊断：

A. 骨纤维异常增殖症：病灶多位于髓腔内，呈囊状，内含磨玻璃样透亮影。少数有不规则钙化。病灶边界清楚，病变区骨干可弯曲变形，无骨膜反应。

B. 骨囊肿：病灶多为中心性生长，呈卵圆形改变。其长轴多与骨干平行，膨胀较轻，病灶内密度较低且均匀，边界清楚，无硬化边。

C. 上皮样囊肿：病灶多发生于末节指骨远端，呈囊状透亮影，内无钙化，长轴与骨干一致，有不同程度膨胀，骨皮质周围无骨膜反应。

D. 高分化低度恶性软骨肉瘤：若肿瘤呈分叶状，边界不清，对骨皮质内层扇贝形的压迹＞2/3 骨皮质厚度，病灶范围＞4 cm 则提示软骨肉瘤可能性大。

E. 软骨母细胞瘤：与内生软骨瘤相似，其内可见钙化，并有硬化边包绕，好发于青少年男性，肿瘤多发于四肢长管骨的骨骺区，X 线表现为骨骺区溶骨性破坏，周围可见细的硬化缘。当软组织肿块较大且位于近肺侧时，需与肺恶性肿瘤侵及肋骨鉴别，肋骨周围软组织肿块逐渐移行的边缘有助于与肺内病变相区别。

（叶晓丹）

主要参考文献

［1］张伶,胡道予.侵袭性纤维瘤病的 MR 表现[J].放射学实践,2008,23(7):825－826.

［2］郭卫,邵增务,张伟,等.软骨肉瘤临床循证诊疗指南[J].中华骨与关节外科杂志,2018,11(4):302－311.

［3］ATTARIWALA R, PICKER W. Whole body MRI: improved lesion detection and characterization with diffusion weighted techniques [J]. J Magn Reason Imaging, 2013,38(2):253－268.

［4］DE LUCA G, LA ROCCA A, MARTUCCI N, et al. Giant intramuscular cavernous haemangioma of the chest wall [J]. Eur J Cardiothorac Surg, 2018,53(5):1095.

［5］GARCÍA DUBRA S, VEGA CHAVES A, VARELA ROMERO J R, et al. Cystic lymphangioma of the breast [J]. Breast J, 2019,25(3):523－525.

［6］KAMRAN S C, SHINAGARE A B, HOWARD S A, et al. Intrathoracic malignant peripheral nerve sheath tumors: imaging features and implications for management [J]. Radiol Oncol, 2013,47(3):230－238.

[7] LEE T J, COLLINS J. MR imaging evaluation of disorders of the chest wall [J]. Magn Reson Imaging Clin N Am, 2008,16(2):355-379.

[8] MENG Q, CHEN S, LONG X, et al. The clinical and radiographic characteristics of condylar osteochondroma [J]. Oral Surg Oral Med Oral Pathol Oral Radiol, 2012,114(1):66-74.

[9] SUH J S, ABERROZA P, GALLOWAY H R, et al. Peripheral (extracranal) nerve tumor: correlation of MR imaging and histologic findings [J]. Radiology, 1992,183(2):341-346.

[10] TAKAMORI S, MIWA K, HAYASHI A, et al. Intramuscular lipoma in the chest wall [J]. Eur J Cardiothorac Surg, 2004,26(5):1038.

[11] TANAKA T, MASAOKA Y, SUGIMOTO S, et al. Cavernous hemangioma of the rib mimicking a chondrosarcoma: diagnostic value of delayed phase MRI [J]. Diagn Interv Imaging, 2019,100(7-8):455-457.

[12] UENOTSUCHI T, IMAFUKU S, MOROI Y, et al. Large subcutaneous liposarcoma arising from the chest wall [J]. Eur J Dermatol, 2005, 15 (1): 43-45.

[13] VARMA D G K, MOULOPOULOS A, SARA A S, et al. MR imaging extracranial nerve sheath tumor [J]. J Compet Assist Tomogr, 1992, 16 (3): 448-453.

膈肌病变

13.1　膈肌穿通病变　　　　　　　13.3　膈肌外病变侵犯膈肌

13.2　膈肌肿瘤性病变

膈肌为扁平肌,穹隆状,起自胸廓下口,突向胸腔,构成胸腔之底、腹腔之顶,是胸腹腔的分界。膈肌由中心的腱性部分和四周的肌性部分组成。前方附着于胸骨,四周附着于周边的肋骨,后方以膈脚附着于椎体,中心腱性部分与心包膜紧贴。

膈肌存在3个裂孔:腔静脉裂孔,内有下腔静脉和右膈神经的分支通过;食管裂孔,内有食管、迷走神经及胃左静脉食管分支通过;主动脉裂孔,内有主动脉、胸导管、淋巴管、奇静脉和半奇静脉等结构通过。

正常膈肌在MRI影像 T_1WI、T_2WI 上呈中等信号,细线状软组织信号影,厚度随呼吸发生变化,膈肌中间部与上方心包紧贴,后方膈脚粗细不均且呈结节样改变,一般不易显示,仅在心包与膈之间脂肪较多时才得以显示。

13.1　膈肌穿通病变

（1）概述

膈肌穿通性病变包括先天性膈疝、外伤性膈肌破裂及膈疝、裂孔区病变、邻近病变穿破膈肌。膈肌左、右部及中间部解剖结构及毗邻脏器空间解剖关系不同决定了其病变的影像表现各异。

（2）临床表现

膈肌穿通性病变引起膈肌连续性中断,膈下脏器或组织疝入胸腔。症状与疝入组织的来源及容积有关。大部分患者无症状,膈肌缺损范围巨大时患者可出现呼吸困难,滑动裂孔疝较易引起胃食管反流症状。

（3）MRI表现

MRI图像具有较高的软组织分辨率,并且可通过包括横断、冠状、矢状面在内的多平面扫描,有利于病变全貌的显示。高场强MR扫描仪的出现及扫描序列的技术发展可弥补呼吸伪影引起的膈肌MRI图像模糊。MR血管造影（MRA）用于观察血管性变异和病变,MR电影技术（MRC）可动态观察膈肌活动,诊断膈肌功能性病变。横断位图像可观察到因胸腹压力不同,从膈肌缺损部疝入的组织,如疝入胸腔的含气胃和肠曲、肝脏、腹腔脂肪等,冠矢状图像可见膈肌连续性中断的直接征象并可测定膈肌缺损的大小。

（4）诊断要点

膈肌穿通性病变的直接MRI征象为膈肌不连续,通常在冠状和矢状位显示较清晰。如形成膈疝,可见间接征象为疝入胸腔的腹腔组织。膈肌邻近结构,如肺下叶或肝右叶、胃底的病变均可穿破膈肌向胸腹腔蔓延。

（5）鉴别诊断

疝入胸腔的腹腔组织在横断面表现多样。空腔脏器疝入时表现为含气体的软组织影,若气体量少或无时,需与肿瘤鉴别。结合冠状、矢状位检查,观察膈肌的连续性、正确认识膈肌本身及其毗邻结构的解剖,以及显示软组织的走行和范围都有助于确诊。

13.2 膈肌肿瘤性病变

(1) 概述

膈肌及覆盖其上的胸腹膜最常见的肿瘤是转移瘤。原发肿瘤少见,良性肿瘤以囊肿和脂肪瘤相对多见。恶性肿瘤以平滑肌肉瘤多见。覆盖于膈肌的胸腹膜以间皮瘤常见。

(2) 病理

1) 大体病理:膈肌肿瘤的大体表现与其他部位相同来源的肿瘤相似。

2) 镜下病理:膈肌及覆盖其上的胸腹膜转移瘤镜下表现与原发肿瘤相似。膈肌脂肪瘤分为无蒂脂肪瘤和沙漏形脂肪瘤,前者镜下为成熟脂肪组织,后者起源于胚胎未分化组织。膈肌的罕见肿瘤如滑膜肉瘤,镜下见肿瘤由梭形细胞和上皮样分化的细胞巢组成。其中梭形细胞核深染,胞质少,核分裂象多见,呈编织状排列;上皮样分化细胞核呈柱状,深染,胞质中等,排列成筛状或管状。肿瘤间质内见丰富的血管及出血、坏死灶。

(3) 临床表现

症状与肿瘤的大小、部位及原发疾病关系密切,部分患者无症状,肿块较大时,可出现相应部位的压迫症状,如咳嗽、疼痛或打嗝,出现这些症状一般是病灶巨大压迫周围组织所致。恶性肿瘤伴发胸、腹腔积液可有胸闷、腹胀、腹痛等症状。

(4) MRI 表现

MRI 表现为位于膈肌的软组织肿块。脂肪瘤 MRI 表现为 T_1WI 高信号,T_2WI 高信号,脂肪抑制序列病灶信号衰减。恶性肿瘤多直接侵犯邻近脏器,向上生长侵犯膈胸膜及肺组织,向下生长侵犯肝、脾、胃等邻近结构造成相应改变。矢状和冠状位图像可见软组织肿块的形态、大小,更能立体反映肿块与邻近脏器的关系。MRI 信号和其他部位相同来源的肿瘤相似,肿瘤与受压的脏器或组织紧密接触,给影像诊断带来困难(图13-1、13-2)。

(5) 诊断要点

肿瘤一般沿膈肌一侧生长,根据肿瘤生长方向可分为腹腔生长型、胸腔生长型和纵隔生长型,而生长方向对侧的膈肌光滑平整。肿瘤较大、与受压的脏器或组织紧密接触时,需结合冠状和矢状位影像准确定位,多个序列综合观察明确诊断。

(6) 鉴别诊断

转移性膈肌肿瘤有原发肿瘤病史以及与原发肿瘤相近的信号强度。如脂肪瘤 MRI 表现特征

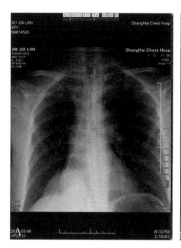
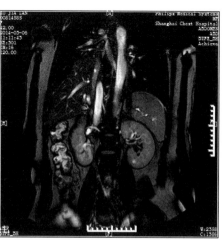

图 13-1 右侧膈膨升的影像学表现

注:42 岁女性患者。A. 胸部 X 线片;B. MRI 冠状位 T_2WI 可见右侧膈膨升。

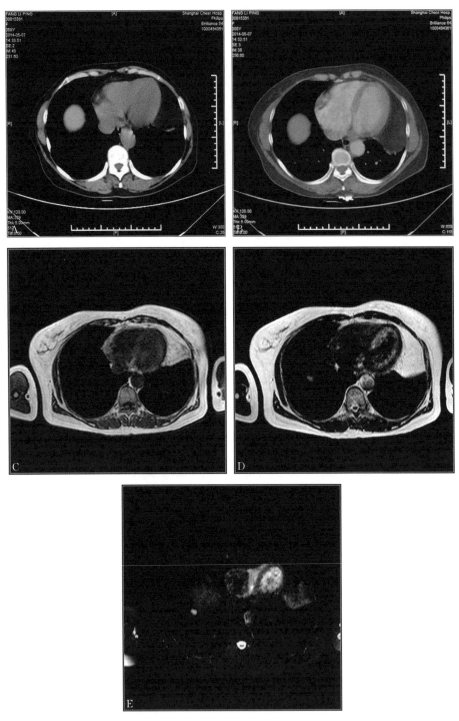

图 13 - 2 左侧膈肌脂肪瘤的影像学表现

注：68 岁女性患者。A. 体检 CT 发现左侧膈肌近心膈角处一低密度影；B. CT 增强扫描后无强化；C、D. MRI 的 T_1WI 与 T_2WI 均呈高信号；E. 脂肪抑制序列表现为低信号。

明显,信号均匀,影像诊断不难。主要和心包脂肪垫和肠膨出鉴别。横膈脂肪瘤易误诊为 Bochdalek 疝,前者膈肌是完整的,后者的膈肌会出现"V"形连续性中断。原发性膈肌恶性肿瘤,如平滑肌肉瘤、纤维肉瘤、横纹肌肉瘤、滑膜肉瘤等实体肿瘤多有不同程度的强化,但影像无特异度,术前很难确诊,临床误诊率较高,确诊主要依靠病理学检查。

13.3 膈肌外病变侵犯膈肌

（1）概述

邻近膈肌的器官和组织发生病变时均可累及膈肌。依据侵犯膈肌的病因可分为肿瘤性和感染性。

（2）病理

1）大体病理:膈肌受累时,在大体病理上表现为与原发疾病相连续的病灶。感染性病变引起的脓肿表现为脓腔及脓肿周围较广泛的粘连。

2）镜下病理:膈肌受到肿瘤侵犯时,镜下可见核大、深染的肿瘤细胞,并可观察到肿瘤间质内的血管及出血、坏死和纤维灶等组织细胞。感染性病变侵犯膈肌,多见于膈下脓肿,镜下可观察到多核巨细胞,若病变迁延,肉芽组织形成,则可见成纤维细胞,大量炎性细胞及新生毛细血管。

（3）临床表现

常见的临床症状为局部疼痛。病变范围较大,压迫胸腹腔脏器,引起胸闷或腹胀。感染性病变累及膈肌时,患者疼痛明显,脓肿形成后可有波动感。

（4）MRI 表现

肿瘤侵犯膈肌时,MRI 表现除有原发肿块外,膈肌呈现结节状、饼状或肿块状增厚,且与原发病灶分界不清,可穿破膈肌向上或下生长。感染性病变侵犯膈肌时,可见片状长 T_1 长 T_2 信号影,边界欠清,增强扫描病灶强化显著,廓清显著。脓肿形成时,脓液中水分子扩散受限明显而呈现显著高信号。从侵犯的位置看,右膈穹窿毗邻右肺下叶、肝右叶、右肾上腺及右肾,当上述器官发生病变时可累及右膈肌;右肾上腺、右肾病变多侵犯右膈脚,造成膈脚增厚或结节状改变;左膈穹窿毗邻左肺下叶、胃底、脾脏等脏器,其发生病变时可累及左膈肌;左肾及左肾上腺病变主要影响左膈脚,造成左膈脚位置改变或直接侵犯。

（5）诊断要点

膈肌与上下毗邻结构空间解剖关系比较复杂,病变种类繁多,MRI 冠状和矢状位将有助于正确诊断与膈肌邻近的脏器和组织对膈肌的侵犯,并为临床治疗提供可靠的依据。

（6）鉴别诊断

膈肌邻近组织器官病变的直接侵犯大多可以通过综合临床症状和典型影像学表现确诊。需与膈肌原发肿瘤鉴别,与膈肌肿瘤不同的是膈肌受侵一般累及膈肌两侧,严重者胸腹腔多处脏器均受累及。当胸腔或腹腔出现积液时,积液可能掩盖部分影像特征,影响判断。对胸腔积液或腹腔积液可以行细胞学检查以辅助诊断。

（叶晓丹）

主要参考文献

[1] ARIBAS O K, GORMUS N, KANAT F, et al. Giant localized solitary fibrous tumors of the diaphragmatic pleura: report of two cases [J]. Surg Today, 2002, 32:406 - 409.

[2] ERAT S, CIRIS F. Diaphragmatic hernia: diagnostic approaches with review of the literature [J]. Eur J Radiol, 2005,54(3):448 - 459.

[3] GE W, YU D C, JIANG C P, et al. Giant solitary fibrous tumor of the diaphragm: a case report and review of literature [J]. Int J Clin Exp Pathol, 2014,7 (12):9044 - 9049.

[4] MULLINS M E, STEIN J, SAINI S S, et al. Prevalence of incidental Bochdalek's hernia in a large adult population [J]. AJR AmJ Roentgenol, 2001, 177(2):363 - 366.

[5] NICKELL L T, LICHTENBERGER J P, KHORASHADI L, et al. Multimodality imaging for characterization, classification, and staging of malignant pleural mesothelioma [J]. RadioGraphics, 2014,34: 1692 - 1706.

[6] WEKSLER B, G INSBERG R J. Tumour of the diaphragm [J]. Chest Surg Clin N Am, 1998,8(2): 441 - 447.

14 前纵隔病变

14.1　胸内甲状腺肿

　　14.1.1　概述

　　14.1.2　病理

　　14.1.3　临床表现

　　14.1.4　MRI 表现

　　14.1.5　诊断要点

　　14.1.6　鉴别诊断

　　14.1.7　新技术应用拓展

14.2　胸腺病变

　　14.2.1　正常胸腺解剖及其
　　　　　　影像学表现

　　14.2.2　胸腺非肿瘤性病变

　　14.2.3　胸腺上皮肿瘤

　　14.2.4　胸腺类癌

14.3　淋巴瘤

　　14.3.1　概述

　　14.3.2　病理

　　14.3.3　临床表现

　　14.3.4　MRI 表现

　　14.3.5　诊断要点

　　14.3.6　鉴别诊断

　　14.3.7　新技术应用拓展

14.4　生殖细胞瘤

　　14.4.1　概述

　　14.4.2　病理

　　14.4.3　临床表现

　　14.4.4　影像表现

　　14.4.5　诊断要点

　　14.4.6　鉴别诊断

14.1　胸内甲状腺肿

14.1.1　概述

　　胸内甲状腺肿(intrathoracic goiter)是前纵隔常见的肿瘤,占纵隔肿瘤的 5%～7%,多为良性肿块,恶性少见。胸内甲状腺肿有原发性和继发性,原发性少见,又称迷走胸内甲状腺肿,占 1%,是由胚胎时期在纵隔内遗存的甲状腺组织发展而成,与颈部甲状腺不相连,血供来源于纵隔血管;继发性胸内甲状腺肿多见,为颈部甲状腺肿或肿瘤,重力作用向下坠入胸骨后间隙,多见于前上纵隔,亦可见于中、后纵隔,其血液供应主要来源于甲状腺下动脉及分支。胸内甲状腺肿病理上多为结节性甲状腺肿,其次是甲状腺腺瘤、甲状腺癌及慢性自身免疫性甲状腺炎等。

14.1.2　病理

(1) 大体病理

　　胸内甲状腺肿病理上分为结节性甲状腺肿、甲状腺腺瘤、甲状腺癌等。大多数为结节性甲状腺肿,表现为甲状腺增大,形态扭曲,切面呈多结节状、出血、坏死、囊变、纤维化或瘢痕灶,可伴有钙化或钙化小体形成,常见不到正常甲状腺组织。部分为较大的甲状腺腺瘤,包膜多完整,切面多为实性,可有出血、坏死和囊变,少数有乳头状增生。极少数是甲状腺癌,无包膜,质地较硬,常伴有出血、坏死、钙化和纤维化。

(2)镜下病理

结节性甲状腺肿有增生活跃的小滤泡,滤泡大小不一,可见纤维分隔,也有上皮较扁平的囊性滤泡,部分上皮萎缩,胶质贮积,间质纤维组织增生、间隔包绕大小不一的结节。甲状腺腺瘤主要为滤泡状腺瘤,镜下典型的滤泡性腺瘤由厚度不一的纤维性包膜所包围,无包膜和脉管浸润。镜下乳头状甲状腺癌的乳头分支多,乳头中心有纤维血管间质,间质内可见砂粒体。癌细胞核染色质少,呈透明或磨玻璃状,无核仁。滤泡性癌可见不同分化程度的滤泡,瘤细胞异型性明显。

14.1.3　临床表现

胸内甲状腺肿好发于女性,男女之比为1:(3~4),发病年龄多在 40 岁以上。临床可无症状,肿块较大可压迫周围器官,气管受压可有刺激性咳嗽、呼吸困难等,压迫上腔静脉出现上腔静脉综合征;压迫喉返神经出现声嘶;压迫颈部交感神经出现 Horner 综合征。部分患者可有甲亢症状,表现胸内闷胀感或胸背部疼痛。甲状腺功能和甲状腺炎抗体系列检查,有助于判断患者是否合并有甲亢、甲减及甲状腺炎,甲状腺核素显像有助于确定胸内甲状腺肿的诊断。

14.1.4　MRI 表现

原发性胸内甲状腺肿可出现在纵隔任何部位,而继发性胸内甲状腺肿多由一侧或双侧甲状腺下极或峡部发出,与颈部甲状腺相连续,可伸入到气管与食管之间,甚至后纵隔,形态呈倒置的锤形(图 14-1F)。胸内甲状腺肿在 T_1WI 较正常甲状腺组织呈略低或等信号(图 14-1A),T_2WI 呈高信号,伴出血、坏死、囊变及钙化时,信号不均匀(图 14-1B),DWI 上扩散受限呈高信号影(图 14-1C)。MRI 信号强度反映了不同组织成分:滤泡样胶质在 T_1WI 呈低或高信号,T_2WI 高信号;纤维化在 T_1WI 呈低信号,T_2WI 低信号;出血信号多变;胸骨后甲状腺可以合并钙化,钙化 T_1WI 及 T_2WI 呈低信号。增强扫描肿块实性部分明显持续强化(图 14-1D~F),囊变与坏死区域无强化。当胸内甲状腺肿体积较大时,常伴有气管及食管受压移位(图 14-1F)。

表现为胸内甲状腺肿块的腺瘤,多显示与正常甲状腺分界清楚的病灶,T_1WI 呈等或低信号,T_2WI 高信号,若囊变则信号更高。

极少数的胸内甲状腺癌表现为边界不清的肿块,周围可见肿大淋巴结。采用压脂序列及 DWI 序列可对术后纤维化进行鉴别。

如怀疑胸内甲状腺肿,扫描层面应包括正常部位的颈部甲状腺。冠状位扫描对显示肿块全貌有帮助,可以显示胸内甲状腺肿与周围大血管的关系,或显示胸内甲状腺肿的血供来源,以及对纵隔、大血管及气管等压迫推移等。

14.1.5　诊断要点

连续层面上观察肿块与颈部甲状腺相连;胸内甲状腺肿增强扫描肿块持续性明显强化,囊变与坏死区无强化。

14.1.6　鉴别诊断

前纵隔继发性甲状腺肿主要与胸腺瘤、畸胎瘤及淋巴瘤鉴别。肿块与颈部甲状腺相连是其主要鉴别点。MRI 胸腺瘤信号通常较均匀。胸腺瘤偶见囊变,侵袭性胸腺瘤向周围组织侵犯,增强扫描强化程度低于胸内甲状腺肿;畸胎瘤成分多样,其内出现脂肪信号是两者主要鉴别点;淋巴瘤多表现为纵隔多发淋巴结肿大融合,少见囊变坏死以及钙化,强化程度低于胸内甲状腺肿。

原发性胸内甲状腺肿主要与巨淋巴结增生症、神经源性肿瘤鉴别。巨淋巴结增生可出现钙化及明显强化,有时表现为孤立性肿块与原发性胸内甲状腺肿难以区分,通过甲状腺核素显像可以鉴别;神经源性肿瘤多发生在后纵隔,典型者形态呈哑铃状,T_2WI 显示外周有特征性高信号,中心呈低信号(靶征)。

14.1.7　新技术应用拓展

DWI 及 DCE‐MRI 被用于甲状腺疾病包括

胸内甲状腺肿的良恶性结节的鉴别。ADC 值在鉴别良恶性结节方面表现最好,ROC 曲线下面积（AUC）为 0.95,灵敏度为 0.90,特异度为 0.91。

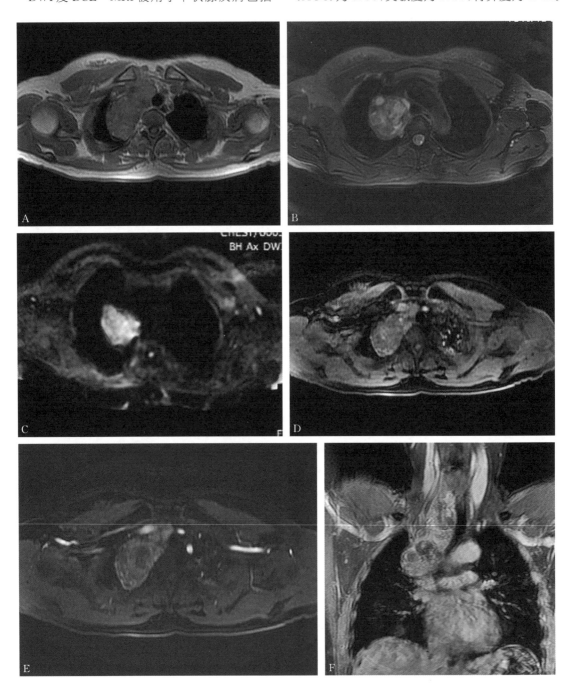

图 14‐1　胸内甲状腺肿的 MRI 表现

注:右侧甲状腺下极见不规则相连软组织肿块影,突入前、中纵隔。A. 肿块在 T_1WI 呈等信号;B. T_2WI 呈高信号,其内囊变坏死区域呈更高信号;C. DWI 呈高信号;D~F. 增强扫描肿块呈持续明显强化,囊变坏死区无强化;F. 冠状位 T_1WI 增强图像可以显示肿瘤与甲状腺下极相连,形态呈倒置的锤形,气管明显受压右移(图片由宁夏医科大学总医院王志涛、侍明海提供)。

此外,甲状腺恶性结节在 DCE - MRI 表现为延迟消退强化模式,而良性结节表现为快速消退模式,此点可资鉴别。

14.2　胸腺病变

胸腺(thymus)位于前纵隔。它的组织结构和体积随年龄增长而变化,胚胎后期及初生时重量 $10 \sim 15$ g;至青春期最重,$30 \sim 40$ g;此后随着年龄增长而逐渐退化,淋巴细胞减少,脂肪组织增多。胸腺是一种复杂的淋巴上皮器官,在胚胎期和儿童早期发挥了重要的免疫作用,是淋巴细胞的源泉。除此之外,胸腺还是内分泌腺器官,可以分泌胸腺激素及激素类物质。

14.2.1　正常胸腺解剖及其影像学表现

(1)正常胸腺的位置、形态、大小

成对的胸腺始基在胎儿第 6 周由第 3、4 对咽囊发展而来,由于含有外胚层和内胚层的上皮组织,因此具有转变为多种肿瘤的潜能。到第 8 周时胸腺始基下移,在中线部位融合,到达前上纵隔。有少数人胸腺始基下降不完全或下降过多可产生颈部、上纵隔及后纵隔的异位胸腺。

绝大多数胸腺位于前上纵隔胸骨后方,上界限位于胸廓入口,最高不超过胸骨柄上源;下界有 50%在左肺下叶背段支气管开口水平,50%在左主支气管水平,左叶较右叶位置低;前缘可在胸骨柄左侧或右侧;后缘从上至下紧邻气管、左头臂静脉、主动脉弓及其分支、上腔静脉及肺动脉干。胸腺右叶外缘,90%位于上腔静脉外缘 1/2 处,10%位于上腔静脉最外缘。胸腺左叶外缘,80%位于主动脉弓外缘 1/2 处,20%位于主动脉弓中外 1/3 交界处。

胸腺的形态、大小随年龄变化有很大不同。25 岁以下的年轻人正常胸腺大小、形态、密度和质量有较大差异。5 岁以下儿童的正常胸腺在 X 线胸片上呈方形或帆形(图 14 - 2),密度均匀,占据胸骨后,紧贴前胸壁,两侧外缘光滑,向外凸出。10 岁以后大多数呈箭头形,部分呈新月形、烧杯形。20 岁开始,胸腺细胞成分逐渐减少,由脂肪组织取代。25 岁以后,胸腺边缘逐步内凹呈三角形或萎缩成条索状。总体来说胸腺体积表现为从大变小的演变趋势,部分 60 岁后有增大趋势。中国解剖学会体质调查委员会将胸腺分为 3 种形态,即狭窄型(外缘形态为内凹或平直)、肥胖型(一侧或两侧外缘呈明显弧形外凸)、中间型(间于两者之间)。

(2)正常胸腺影像学表现

随着年龄增长,胸腺 CT 值逐渐减低。19 岁以下人群中胸腺的 CT 密度与胸大肌近似等密度,CT 值约为 30 HU。随着年龄增加腺体逐渐被脂肪组织所代,$20 \sim 39$ 岁,胸腺 80%密度低于胸大肌,20%呈均匀脂肪密度。$40 \sim 49$ 岁,密度进一步减低,20%呈均匀脂肪密度。50 岁以后呈点条状或均匀脂肪密度。60 岁之后前纵隔完全脂肪

表 14 - 1　正常胸腺影像表现

年龄(岁)	形态	CT 表现	MRI 表现
<5	体积大,呈方形	与肌肉相仿(约 30 HU)	T_1WI 低于脂肪、高于肌肉
6~19	三角形,少数为梯形 左叶略大	与<5 岁相同	T_2WI 与脂肪相仿高信号
20~40	三角形	低于肌肉(<30 HU)	T_1 信号不均匀升高
41~59	三角形,缘内凹,肥胖者边缘膨隆,少数呈线状	残留胸腺呈点状、线状及小片状,CT 值低于肌肉	T_2 与脂肪相仿高信号可见等信号残余胸腺影
>60	与 41~59 岁相同	胸腺组织被脂肪组织完全取代,可残存小条状点状胸腺组织	T_1 和 T_2 均匀高信号

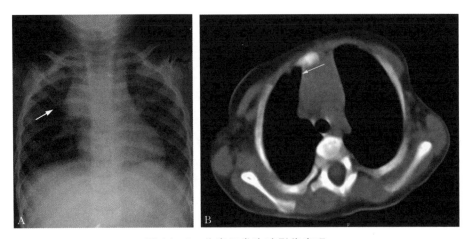

图 14-2　儿童正常胸腺影像表现

注:A.2 岁幼儿 X 线正位胸片,胸腺呈四方形,突向右肺野的部分呈帆状(箭头);B.1 岁婴幼儿胸腺 CT,表现为胸腺密度均匀,与胸肌相仿,CT 值约 45 HU,形态呈梯形,边缘光整(箭头)。

化,但大部分人还可见到密度稍高于脂肪的残存的纤维性胸腺框架,CT 上表现为低密度的脂肪衬托下的稍高密度纤维条索影(图 14-3)。

儿童和青少年时期,胸腺在 MR SE 序列 T_1WI 上表现为低于脂肪、高于肌肉的均匀稍低信号,在 T_2WI 表现为与脂肪相仿的高信号。25 岁

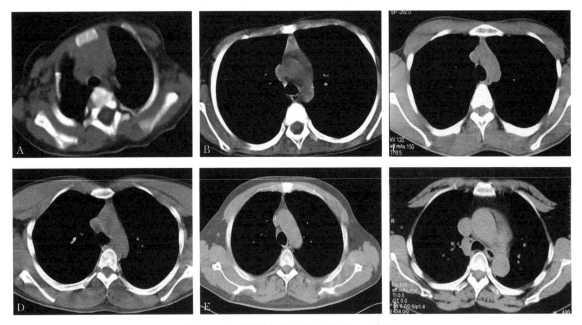

图 14-3　不同年龄正常人胸腺 CT 表现

注:图 A～F 分别为 1、11、18、27、42、54 岁正常人胸腺 CT。胸腺形态、密度和退变随年龄变化而不同,有从大到小,部分老年人有再次增大的变化规律,1 岁胸腺大,和青春期开始缩小,此时胸腺脂肪很少,密度均匀,与胸肌密度相仿;20 岁以后,胸腺开始退变,逐步为脂肪取代,密度下降;50 岁以后胸腺组织已完全退化,基本被脂肪组织取代。

以后,随着脂肪成分增多,T_1WI 上信号逐渐升高且不均匀,T_2WI 上信号无明显变化仍呈高信号。60 岁以后,胸腺组织几乎被脂肪完全取代,残留的少量胸腺组织,很难与环绕周围的纵隔脂肪相区别,在 T_1WI 和 T_2WI 上均表现为较均匀的高信号。应用化学位移成像,胸腺因弥漫脂肪浸润在反相位可表现为均匀衰减信号。

14.2.2　胸腺非肿瘤性病变

（1）胸腺增生

1) 概述:胸腺增生(thymic hyperplasia)是指胸腺体积变大超过相应年龄段正常值的上限,好发于青春期女性,发病年龄低于胸腺瘤。分为真性胸腺增生和淋巴样滤泡性增生。真性胸腺增生指胸腺的大小和重量增加而组织学结构正常,常继发于放化疗、皮质激素治疗及烧伤等应激事件,因免疫反应一过性增大,一旦应激事件停止,就会逐渐缩小甚至达到正常大小,故又称为反应性增生,临床上一般无重症肌无力症状。胸腺淋巴样滤泡性增生形成活化的原始生发中心,皮质正常或变薄,髓质扩张,淋巴细胞增生明显,伴有典型胸腺小体,也称为自体免疫性胸腺炎,约 65% 患者合并重症肌无力。

2) 病理:

A. 大体病理:真性增生为胸腺体积弥漫性增大,重量增加,但仍维持正常形态,两端对称,呈光滑的不分叶外形;胸腺淋巴样滤泡性增生者胸腺的大小和重量可以增大或在正常范围内。

B. 镜下病理:真性增生的胸腺仍保留原小叶结构,皮髓质分界清晰;腺淋巴样滤泡性增生表现为髓质内淋巴细胞增生明显,胸腺皮质受压变薄。需注意的是,只要有上皮细胞呈巢状,不论数量多少就是胸腺肿瘤,而不是胸腺增生。

3) 临床表现:真性胸腺增生有时可合并内分泌异常,如特发性甲状腺肿、Graves 病(甲状腺中毒)和肢端肥大症。少部分患者可有重症肌无力的表现(双睑下垂、张口乏力、咀嚼困难、说话不清等),部分患者有发热等感染症状。胸腺反弹性增生(thymic rebound)是真性胸腺增生的一种形式,多见于儿童及青少年,是指当人体遭受打击(疾病、化疗等)或肾上腺皮质激素水平增高时,胸腺迅速缩小,随后的数月内重新生长,一些患者反弹生长过度有时被误为肿瘤。胸腺淋巴样滤泡性增生见于 60%~80% 的重症肌无力患者,亦可见于许多免疫介导的疾病,如 SLE、RA、PSS、甲状腺毒症及 Graves 病等。胸腺通常保持正常形态,可为正常大小或弥漫性增大,偶尔可呈局灶性肿块。

4) 影像学表现:

A. X 线表现:①正位 X 线胸片显示上纵隔阴影增宽和变形,多数呈双侧弥漫性,也可以一侧显著,甚至可以表现为结节样凸出或呈分叶状,颇似胸腺瘤,但边缘均光滑;②前纵隔心脏大血管交界区前方可见局限性密度增高影。

B. CT 表现:①形态,多数呈双侧性弥漫性增生,也可以一侧显著。以三角形或帆形多见,有时表现为分叶状或不规则形(图 14-4),少数胸腺增生也可呈单发或散在椭圆形结节状,易被误诊为胸腺瘤(图 14-5)。②边缘,各种形态的增生胸腺边缘均光滑,对邻近结构无侵蚀、包裹,无淋巴结肿大及胸膜、心包膜受累等。③大小,一般认为 20 岁以下,正常胸腺的最大直径 1.8 cm;大于 20 岁者,最大厚度为 1.3 cm,如在 CT 图像上测量胸腺,超过以上标准者,可能提示胸腺增生。④密度,胸腺密度增高但较均匀,CT 值接近于胸壁肌肉的密度,在 HRCT 上有时可见密度不均匀,偶见细小钙化。增强后轻度强化为主,亦可不均匀,但无明显结节状强化。

肿瘤患者因放化疗刺激,治疗前胸腺呈脂肪密度,治疗后胸腺区出现软组织成分,密度增高现象,称为胸腺反弹性增生。CT 诊断时,需要仔细追问疾病、放化疗及用药等病史,以免被误诊为肿瘤转移(图 14-6)。

因此,胸腺增生的影像诊断从大小、形态和密度改变综合考虑,最终诊断还需紧密结合病史。

C. MRI 表现:增生的胸腺组织信号改变不明显,与正常腺体信号相仿,仅表现为形态学的增大。压脂序列有助于胸腺轮廓的显示。也有胸腺

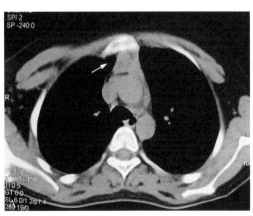
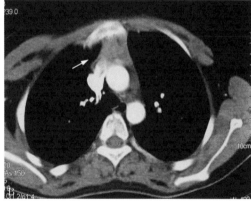

图 14－4　胸腺增生的 CT 表现

注：A. 平扫示胸腺边缘光整内凹，与血管间隙清晰，密度均匀，平扫与肌肉密度相仿（箭头）；B. 增强扫描示胸腺强化一致，CT 值升高约 25 HU（箭头）。

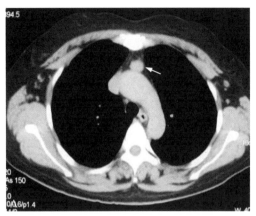
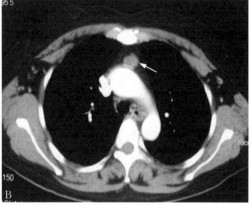

图 14－5　结节状胸腺增生的 CT 表现

注：A. CT 平扫示胸腺呈结节状（箭头），直径约 1.2 cm，边缘光整，密度均匀；B. CT 增强扫描示结节轻度均匀（箭头），与非高危胸腺瘤难以鉴别（病理上胸腺瘤具有包膜，增生结节无包膜）。

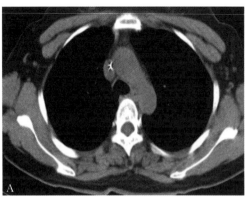
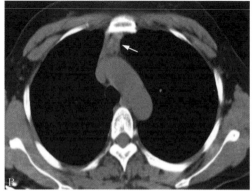

图 14－6　胸腺反弹性增生的 CT 表现

注：患者，女，36 岁。A. 宫颈癌放化疗前；B. 放疗 5 个月后，CT 示胸腺区出现软组织密度影（箭头），结合病史，考虑治疗后胸腺反弹性增生（该病例由宁波市第一医院影像科潘蛟海主任医师提供）。

增生体积无明显增大,信号也无异常,大多为胸腺滤泡增生。

5)鉴别诊断:胸腺增生常保持正常胸腺形态,无明确肿块,表现为与纵隔轮廓一致的胸腺弥漫性增大。而胸腺肿瘤则表现为结节和肿块,与纵隔轮廓不一致,多数偏于中线的一侧并导致胸腺形态的改变。但孤立结节型胸腺增生和微型胸腺瘤影像表现类似,影像学难以鉴别(图14-5)。MRI化学位移成像对鉴别二者有帮助,正常胸腺和胸腺增生因弥漫脂肪浸润而在反相位上呈均匀衰减信号。

儿童及18~30岁以下的患者,正常胸腺形态比较饱满,影像学上与胸腺增生鉴别有时比较困难,需要结合临床进行诊断,如胸腺淋巴样滤泡性增生常伴有重症肌无力症状。30岁以后,胸腺组织未退化或退化不全者,胸腺外形改变不明显,表现为胸腺区域内散在斑点状或条索状致密影,临床上无重症肌无力表现等。

(2)胸腺囊肿

1)概述:胸腺囊肿(thymic cyst)占前纵隔肿瘤的1%~3%。多位于胸骨后前上纵隔区、胸腺的发育线上,少数可异位于颈部、前下纵隔或中后纵隔。可为先天性或后天获得性,以先天性多见。先天性胸腺囊肿(congenital thymic cyst)可能为胸腺咽管未闭所致。获得性胸腺囊肿(acquired thymic cyst)是一种继发性反应性质的病变,常伴有炎症及纤维化改变。

2)病理:

A. 大体病理:先天性胸腺囊肿常为单房,囊壁薄,囊内含清亮液体。获得性胸腺囊肿通常为多房,伴有炎症及纤维化改变,囊壁较厚,囊内含混浊液体或凝胶样物。

B. 镜下病理:胸腺囊肿有鳞状上皮衬里,囊壁有正常的胸腺残留,囊内有浆液性液体或囊内出血。胆固醇结晶是囊肿退化的典型表现,囊壁上有胸腺组织为主要诊断特征。

3)临床表现:近50%先天性囊肿于20岁前偶然发现,单发多见。多房胸腺囊肿可见于自身免疫性疾病患者和HIV感染者。胸腺肿瘤(如胸腺瘤、淋巴瘤、精原细胞瘤)囊变显著者,可呈囊肿样表现。少数假性囊肿继发于胸骨切开术后。

胸腺囊肿的临床症状取决于囊肿位置,颈部胸腺囊肿多见于10~20岁,常表现为颈部肿块,一般很少有临床症状。纵隔内胸腺囊肿则多发生于30~60岁,早期也很少出现临床症状,少数较大者可以出现气促、咳嗽和胸部疼痛等压迫症状。

4)影像学表现:

A. X线表现:①多位于前上纵隔区域,可向纵隔侧缘突出,瘤肺交界面光滑;②若病变较小,可无阳性征象。

B. CT表现:①单纯先天性胸腺囊肿,表现为边缘清晰光滑、均匀水样密度肿块,囊壁菲薄(图14-7),囊内可有分隔,壁可有钙化;②获得性胸腺囊肿,边缘欠清晰、密度不均匀、单房或多房囊性肿块,以多房者多见。如继发出血或感染,密度可增高。少数病例囊壁可见弧形钙化,若CT上见到明确的囊壁或伴钙化时多提示为后天性可能大(图14-8)。

C. MRI表现:典型的胸腺囊肿表现为T_1WI低、T_2WI高信号,边界清晰,囊壁多轻微强化(图14-9)。如合并出血或感染,T_1WI及T_2WI则表现为相应的混杂信号。先天性囊肿多位于中线处,继发性囊肿大多位于一侧。

通常,MRI是囊性病变最有效的成像模式,在区分实性和囊性成分时优于CT。对碘对比剂禁忌且怀疑前纵隔肿物为胸腺瘤的患者,则采用MRI评估。

5)鉴别诊断:先天性囊肿常为单房,呈均匀水样密度,壁薄而光滑,边界锐利,偶尔可因出血或高蛋白含量而被误为实性肿块,此时可通过增强CT或MRI进行鉴别。获得性囊肿是一种继发性的反应性质的病变,通常为多房,表现为增大的胸腺内出现多房囊变区域,易与胸腺瘤或纵隔其他囊性肿瘤混淆。少数囊肿位于颈部、前下纵隔或中后纵隔等非常见部位,术前确诊困难。除此之外,尚需和前纵隔发生的其他囊性病变进行鉴别。

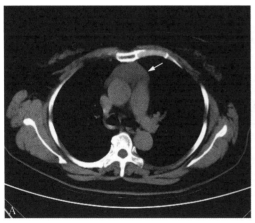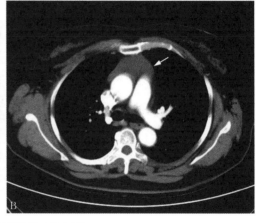

图 14-7 胸腺囊肿的 CT 表现

注:A.CT 平扫示胸腺区囊样低密度影,边缘清晰光滑、均匀水样密度肿块,囊壁菲薄难辨,张力较低(箭头);B.CT 增强扫描未见明显强化(箭头)。

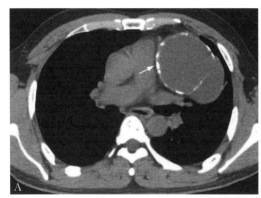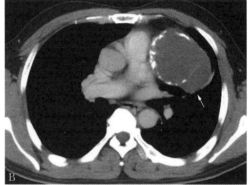

图 14-8 获得性胸腺囊肿的 CT 表现

注:A.CT 平扫示前上纵隔偏左侧部多房囊状影,水样密度,边缘尚清晰,推压邻近肺组织,囊壁可见弧形钙化(箭头);B.CT 增强扫描未见明显强化(该病例由宁波市第一医院影像科潘蛟海主任医师提供)。

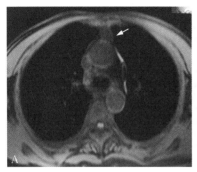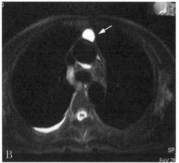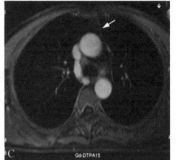

图 14-9 胸腺囊肿的 MRI 表现

注:A.MRI 示前上纵隔胸腺内可见类圆形 T_1WI 低信号(箭头);B.T_2WI 高信号囊肿影(箭头);C.增强扫描囊壁轻度强化,而囊内容物无强化(箭头)。

A. 皮样囊肿(dermoid cyst)即囊性畸胎瘤,皮样囊肿多为厚壁囊肿,有时呈均一的液体密度,也可出现脂-液平面、液-液平面。出现脂-液平面对诊断皮样囊肿具有特征性,含有的脂肪成分在 CT 值测量时显示为负值,在 MRI 图像上显示典型的脂肪信号改变。CT 及 MRI 可显示肿瘤的囊实性成分及瘤灶与周围结构间的关系,增强扫描囊壁不均匀性强化(图 14-10)。

B. 心包囊肿:通常位置较低,好发于前心膈角处,特别是右侧,与心包关系密切。囊内液体较为清亮,MRI 呈现典型的长 T_1 长 T_2 信号,囊壁较薄。

C. 支气管囊肿:好发于中纵隔气管两旁或气管分叉处,与气管或主支气管关系密切。发生在前纵隔的支气管囊肿占 3% 左右,多表现为厚壁囊肿,囊肿内容物蛋白质含量较高,平扫 CT 值较高,MRI 扫描 T_1WI 可表现为高信号,T_2WI 稍高信号,增强囊壁有强化,可资鉴别。

D. 淋巴管瘤:可呈单房或多房囊状,亦可为海绵状,可跨越多个纵隔分区呈蔓状生长,CT 上病变呈水样密度,增强扫描不强化(图 14-11)。

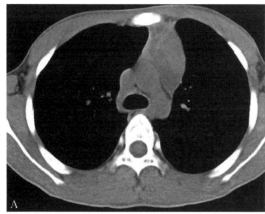
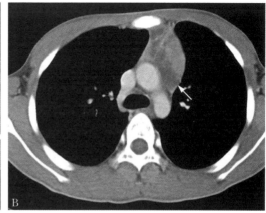

图 14-10　胸腺区皮样囊肿的 CT 表现

注:患者,男,15 岁,前上纵隔胸腺区囊实性肿块。A. CT 平扫囊性部分 CT 值 23 HU,实性部分 CT 值 44 HU;B. CT 增强扫描囊性部分未见强化(箭头),实性部分强化,CT 值 75 HU。

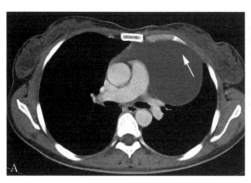
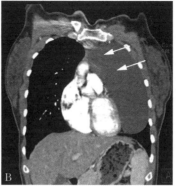
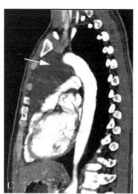

图 14-11　胸腺巨大淋巴管瘤的 CT 表现

注:A. 增强 CT 横断位;B. 冠状位;C. 矢状位显示前纵隔囊性肿块(粗箭头),自左胸腺区向后下沿心包表面生长,呈带蒂葫芦状,包膜完整,与心血管紧贴,但可分界,囊液呈水样密度,未见强化。

14.2.3　胸腺上皮肿瘤

胸腺上皮肿瘤是前上纵隔最常见的肿瘤，占全部纵隔肿瘤的 15%～22%。有关胸腺肿瘤分类的讨论很多，目前大多将胸腺肿瘤分为两大类，即胸腺上皮细胞肿瘤（胸腺瘤和胸腺癌）和非上皮细胞肿瘤（胸腺淋巴瘤、胸腺类癌、胸腺生殖细胞瘤和胸腺脂肪瘤）。

（1）概述

2015 年，WHO 将胸腺上皮性肿瘤分为胸腺瘤和胸腺癌，其中，胸腺瘤主要分为 A、AB、B1、B2、B3，此外还有微结节性胸腺瘤伴淋巴样间质、化生型胸腺瘤及其他罕见类型胸腺瘤。胸腺癌包括了多种亚型如鳞状细胞癌、基底细胞样癌、黏液表皮样癌、肉瘤样癌、伴睾丸核蛋白（the nuclear protein of the testis, NUT）基因重排的中线癌、腺癌及未分化癌，其存在表观遗传学基因突变、甲基化和表达抗凋亡基因，后者可以将其与胸腺瘤进行区分。大部分胸腺瘤亚类在临床上都具有侵袭性，所以无论分期如何都不再称之为良性肿瘤。

（2）病理

胸腺上皮性肿瘤是起源于胸腺上皮或显示向胸腺上皮分化的肿瘤。WHO 分类方案：①根据肿瘤性上皮细胞形态分为 A 型胸腺瘤和 B 型胸腺瘤。2 种形态混合的肿瘤称为 AB 型。②B 型胸腺瘤根据肿瘤性上皮与淋巴细胞的比例及肿瘤上皮细胞非典型程度分 3 个亚型：B1 型（富淋巴细胞），B2 型和 B3 型（富于上皮细胞）。③伴有 B1 样型或（罕见）B2 样型特征的混合性 A 型胸腺瘤归为 AB 型胸腺瘤。④胸腺癌是根据其分化（鳞状细胞、黏液表皮样细胞等）来命名的。⑤不再使用名词混合型胸腺上皮肿瘤，而是要在诊断中列出所有组织学改变，以最突出的组织学改变作为开始，比例较低的组织学成分依次列出。但这一原则不适用于 AB 型胸腺瘤和含有癌成分的肿瘤。在组织学特征比较模糊的胸腺瘤诊断标准中加入免疫组化特征性变化，如 A 型和 AB 型胸腺瘤的区别在于不成熟 TdT T 细胞是缺乏还是大量存在；AB 型和 B1 型胸腺瘤的区别在于细胞角蛋白网络是粗大还是纤细。

1）大体病理：低危胸腺瘤直径一般＜5 cm，包膜完整，位于胸腺的一侧，多呈膨胀性生长，形态多为圆形、卵圆形或分叶状肿块；高危胸腺瘤一般直径大于 5 cm，呈分叶状、不规则软组织肿块。两种类型均可出现出血、坏死和囊变，也可伴有钙化。胸腺癌包膜不完整，少数可跨越中线，并可突破包膜侵犯邻近的肺、心包组织。

2）镜下病理：胸腺瘤分为 4 种类型，即上皮细胞型、淋巴细胞型、梭形细胞型、淋巴细胞与上皮细胞混合型。而胸腺癌主要由恶性上皮细胞组成，有明显细胞异型性，核分裂象明显，常见的病理类型有鳞癌、淋巴上皮瘤样癌、肉瘤样癌及未分化癌等。

（3）临床表现

胸腺瘤好发年龄为 40 岁以上，无明显性别差异。大多数患者无胸部症状，仅为体检时偶然发现纵隔轮廓异常突出。约 1/3 患者由于肿块对邻近脏器的压迫或侵犯而出现胸痛、咳嗽、呼吸困难等症状，少数可出现上腔静脉阻塞综合征，如颜面部水肿等。此外，50% 以上的患者有其他合并症：①重症肌无力（myasthenia gravis, MG）：30%～50% 胸腺瘤患者伴发 MG，伴发 MG 的患者年龄常较大，症状较重。②低丙种球蛋白血症（hypogamma globulinemia, HG）：有学者统计，约 10% 胸腺瘤患者有原发性、获得性低丙种球蛋白血症，发病平均年龄为 50 岁，60% 为女性，HG 合并的胸腺瘤 78.9% 为梭形细胞起源，且极少数为恶性。③少数伴单纯红细胞生成不良（pure red cell aplasia, PRCA）。据估计大约 50% PRCA 患者患有胸腺瘤，而胸腺瘤者 5%～10% 伴发 PRCA，伴有 PRCA 的胸腺瘤预后极差。④结缔组织性疾病，如 PSS、SLE。后者与胸腺瘤之间具有相关性，两者常并存，尤其多见于恶性胸腺瘤。但无明确的组织类型差异。胸腺瘤还常并发多发性肌炎、心肌炎、Graves 病、皮肤念珠菌病等。

胸腺癌的平均发病年龄为 50 岁，男性稍多。患者的症状常来自对纵隔及周围结构的压迫、侵袭或远处转移。合并 MG 者很少见，生物学行为较高危胸腺瘤的恶性程度更大，预后也更差，存活率低，还可发生全身转移。

（4）影像学表现

1）CT表现：

A. 低危胸腺瘤：常表现为直径小于 5 cm 的圆形、椭圆形或分叶状实性肿块，边缘常清楚，密度均匀，突向右侧者多于左侧，增强扫描时肿块常呈均匀性强化，一般坏死或囊变少见（图14-12）。

B. 高危胸腺瘤：直径常大于 8 cm，但直径小于 5 cm 的肿块亦可能具有侵袭性。肿瘤密度多不均匀，常见坏死、出血和囊变，增强扫描不均匀强化，有时呈环状强化，中央坏死囊变区不强化，部分高危胸腺瘤内可见钙化。肿瘤边缘出现小结节、波浪状或尖角样突起则间接反映肿瘤突破包膜向外侵犯（图14-13），是诊断高危胸腺瘤的可靠征象。高危胸腺瘤和胸膜间皮瘤一样具有沿胸膜面生长的特性，使胸膜表面增厚或肿瘤-肺界面不规则、凹凸不平，严重时可形成对肺的包围，这是高危的重要征象之一（图14-14）。当侵犯胸

膜时可伴胸膜腔积液，伴有胸腔积液可作为高危胸腺瘤的参考依据。高危胸腺瘤倾向侵犯同侧的心包、胸膜、膈肌，很少侵犯对侧，向双侧突出者可同时侵犯双侧。肿瘤还可侵犯心包、上腔、无名静脉、升主动脉等结构，包埋上腔静脉时可伴有上腔静脉阻塞综合征，极少数肿瘤可侵入上腔静脉，并沿上腔静脉长入右心房。在多种重建技术中，薄层 MPR 重建对显示肿瘤-血管接触面和脂肪间隙价值最大，VR 可直观多方位显示血管。MRI 的横断位图像与多种后处理重建图像相结合，对显示和诊断病变具有重要价值（图14-15）。

C. 胸腺癌：肿瘤多形态多不规则，呈浸润性生长，表现为前纵隔不规则肿块，体积往往较胸腺瘤大。边缘不清，少数可有弧形或针尖样钙化，中央部可有发生于坏死或出血后的低密度区。80% 的胸腺癌侵及邻近结构（如胸膜和心包），并可见心包积液和胸腔积液。40% 有纵隔淋巴结肿大或

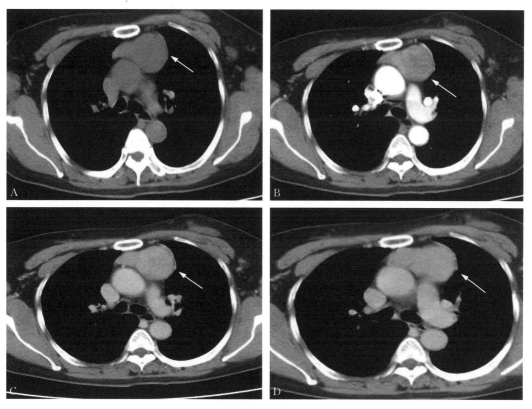

图 14-12　低危胸腺瘤（A型）的CT表现

注：患者，女性，56 岁。A. CT平扫显示前纵隔偏左侧一葫芦状软组织肿块影，与肺交界面光整，密度均匀；B～D. 三期CT增强扫描示肿块均匀明显强化，与主动脉弓间脂肪间隙清晰。

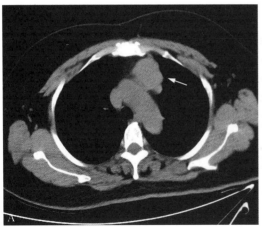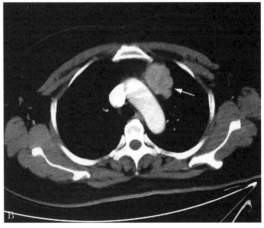

图 14 - 13　高危胸腺瘤(B1 型)的 CT 表现

注:A. CT 平扫示前纵隔偏左侧见一类圆形分叶状软组织肿块影,与肺交界面呈波浪状改变,密度均匀;B. CT 增强扫描示肿块均匀强化,与主动脉弓间脂肪间隙清晰。

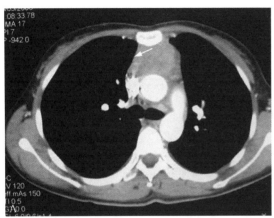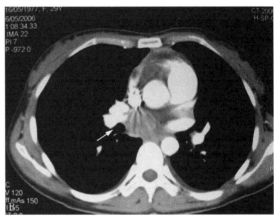

图 14 - 14　高危胸腺瘤的 CT 表现

注:患者,女,29 岁。A. 前纵隔不规则肿块(箭头),增强扫描密度不均匀;B. 肿瘤侵及右胸膜、无名静脉、上腔静脉及心包,隆突下淋巴结明显肿大(箭头)。

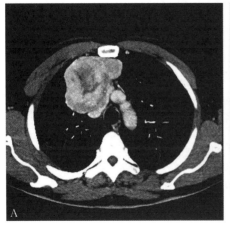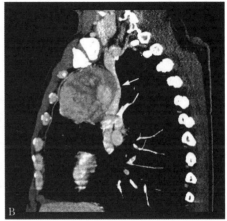

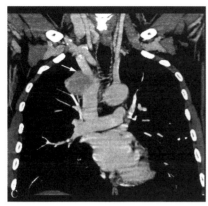
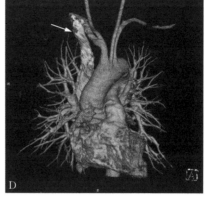

图 14-15　CTA 技术评估胸腺瘤与血管关系

注：A. 横断位；B. 矢状位 MPR；C. 冠状位 MPR；D. VR 图像影像表现，肿瘤-血管接触面为凹陷型，上腔静脉狭窄并移位（细箭头），脂肪间隙消失，VR 可直观多方位显示上腔静脉狭窄（短箭头），而主动脉及弓上分支血管壁光整，未受累。

其他部位淋巴结肿大（图 14-16）。除淋巴转移外，还可血行转移，如转移至骨、肝、肺、脑、肾上腺及脾脏，少数可见胸膜种植转移（图 14-17、14-18）。增强后，肿块常呈不均匀强化，瘤内常有坏死。当肿瘤侵犯血管时，肿瘤与血管交界面脂肪间隙不清。

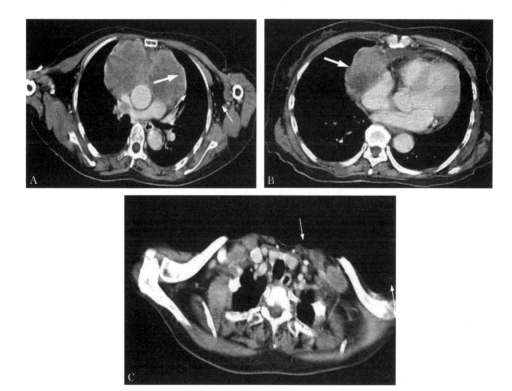

图 14-16　前纵隔巨大胸腺癌的 CT 表现

注：A~C. 为同一病例不同层面。A. 前上纵隔见直径约 11.0 cm×6.5 cm，哑铃状肿块影（粗箭头），肿块向两侧肺野突出，边缘尚清，内有囊变区，内未见钙化，增强后肿瘤不均匀强化，坏死区无强化，与大血管脂肪间隙不清（细箭头）；B. 病变侵及心包，致心包积液（短箭头）C. 同时伴有两侧锁骨上区多发淋巴结肿大（细箭头）。

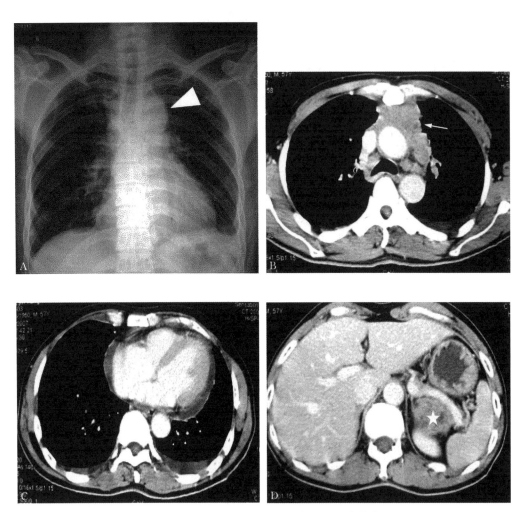

图 14 - 17 胸腺鳞癌伴肾上腺转移的影像学表现

注:A. X 线胸片显示纵隔影增宽(三角箭头);B. CT 显示前纵隔规则肿块影,包绕纵隔血管,边缘不整,边界清(箭头);C. 心包及两侧胸腔见少量积液,提示心包腔和胸膜腔受侵;D. 左侧肾上腺区类圆形占位(白星形),增强扫描不均匀强化,提示肾上腺转移。

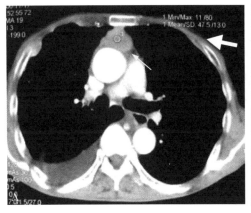
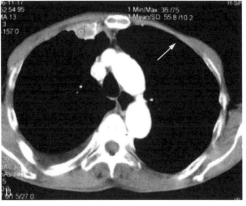

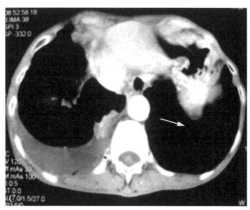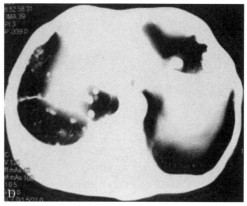

图 14-18　胸腺鳞癌伴肺转移的影像学表现

注：A. 前纵隔胸腺区肿瘤，与升主动脉紧贴（粗箭头）；A~C. 右侧胸膜多发转移性结节，与胸膜交界面呈波浪状（细箭头）；D. 右肺广泛转移。

2）MRI 表现：

A. 低危胸腺瘤（A、AB 型）形态表现与 CT 相同，T_1WI 上在纵隔脂肪背景下表现为轮廓光整的等同于肌肉的中低信号，病灶内信号均匀或不均匀，前者提示病灶内成分较一致，后者提示病灶内有钙化、出血、坏死或囊性变；T_2WI 肿瘤信号可增高，但仍低于脂肪组织信号。胸腺瘤 T_2WI 的信号强度可能接近脂肪，压脂技术可能有助于区分胸腺瘤和相邻的纵隔脂肪。囊性变和坏死的典型表现为 T_1WI 通常为低信号，T_2 加权相为高信号。纤维间隔和瘤内结节表现为低信号。瘤内出血的信号强度与出血时间相关。例如，含铁血黄素通常表现为 T_1 和 T_2WI 呈低信号，而急性或亚急性出血可表现为 T_1WI 高信号。

B. 高危胸腺瘤（B1~3 型）：表现为包膜不完整，边缘结节状或波浪状，环绕肿块的纵隔脂肪成虫蚀状。肿块 T_1WI 呈等低信号，T_2WI 呈稍高信号，邻近肿块的纵隔胸膜或前胸壁胸膜信号也可增高，提示肿块侵及胸膜。常伴有胸腔积液，呈 T_1WI 低、T_2WI 高的信号。除胸膜侵犯外，常可累及心包，表现为心包腔中到大量积液，T_2WI 与水信号一样呈高信号。当肿瘤侵犯心包腔内时，T_2 加权相为不均匀高信号。当肿瘤侵犯大血管时，造成血管轮廓不清，侵及上腔静脉时，临床上产生颈部及颜面部水肿，MRI 上表现为腔静脉内

流空信号消失，T_1WI 上中等信号，T_2WI 略高信号。

胸腺癌多呈浸润性生长，在 T_1WI 上肿块轮廓不清，环绕的纵隔脂肪呈犬牙交错状，当侵犯纵隔内血管时，肿瘤与血管交界面模糊。肿瘤信号与肌肉相似，但内部不均匀。T_2WI 上表现为不均匀高信号。胸腺癌可以侵犯纵隔胸膜和心包，并可见心包积液和胸腔积液。

3）$^{18}F-FDG$ PET/CT：可一次性获得全身影像，在寻找肿瘤原发病灶方面具有独特的优势。PET/CT 在肿瘤的诊断、分级及分期方面具有潜在价值。研究发现，$^{18}F-FDG$ PET/CT 可用于纵隔肿瘤的鉴别诊断，病灶 FDG 摄取水平可预测其 WHO 分级及组织学类型。有研究表明肿瘤的最大标准化摄取值（SUVmax）与纵隔血池 SUVmax 的比值（T/M）可评估胸腺病灶，以 T/M 2.75 为截点，可用于鉴别 A、AB、B1 与 B2、B3 胸腺瘤及胸腺癌。低危胸腺瘤 FDG 摄取较低，PET/CT 上常表现为放射性分布均匀（图 14-19）。而胸腺癌 FDG 摄取水平明显高于胸腺瘤，PET/CT 上更易表现为放射性分布不均，这可能与肿瘤组织的细胞密度、增殖分化能力、血管再生及坏死有关（图 14-20）。同时，FDG 摄取水平也是一个独立的预后因素，肿瘤细胞对 FDG 的摄取水平越高，往往患者的预后越差。

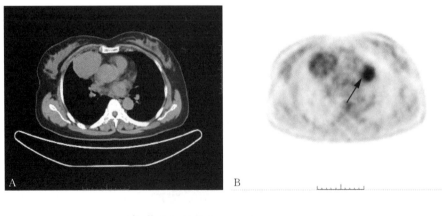

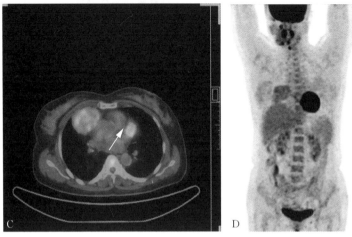

图 14 - 19　胸腺瘤^{18}F - FDG - PET/CT 表现

注:A. 前纵隔肿块,形态不规则,边界清楚,CT 显示密度均匀;B、C. PET 图像及融合图像显示肿瘤(箭头)内放射性分布尚均匀,SUVmax 值 2.83,提示低危胸腺瘤;D. 全身显像未见其他区域异常摄取(该病例由海军军医大学第一附属医院核医学科任方远教授提供)。

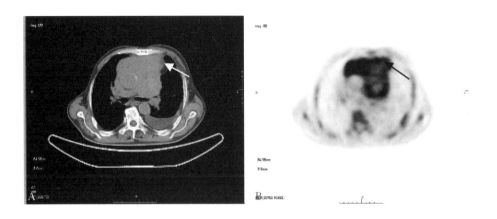

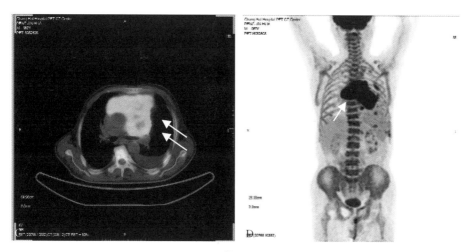

图 14 - 20 胸腺癌^{18}F - FDG - PET/CT 表现

注:A. CT图像显示前纵隔肿块,形态不规则,边界欠清,与大血管分界不清,肿瘤内见斑点片低密度囊性坏死区,与左肺呈波浪状交界,局部棘状凸起(箭头);B、C. PET图像、融合图像显示肿瘤(箭头)FDG摄取明显增高,SUVmax值 8.46,病灶内放射性分布不均,囊性坏死区放射性摄取低,肿块与心脏、大血管分界不清;D. 全身显像可见纵隔与左肺高摄取结节(箭头),提示转移(该病例由海军军医大学第一附属医院核医学科任方远教授提供)。

(5)鉴别诊断

1)低危胸腺瘤与高危胸腺瘤鉴别。低危型胸腺瘤最长径往往<5 cm,高危型胸腺瘤最长径往往>5 cm。低危型胸腺瘤(A、AB型)影像学常表现为边界光滑、密度均匀、强化显著的前纵隔肿块,常无钙化、囊变或坏死,无周围组织侵犯。低危型胸腺瘤与高危型胸腺瘤的增强存在显著差异,低危型胸腺瘤的强化程度明显大于高危型胸腺瘤,强化越明显,提示低危型胸腺瘤的可能性越高。强化程度的差别可能与低危胸腺瘤通常会形成血管外皮细胞瘤或微囊形态有关。

2)高危胸腺瘤与胸腺癌鉴别。两者的影像学表现有时相似,以下几点有助于两者的鉴别:①高危胸腺瘤可伴重症肌无力等自身免疫性疾病或结缔组织病,而胸腺癌不伴有自身免疫性疾病。②病理组织学上肿瘤细胞有明显的异型性及具有恶性上皮细胞特征时,见于胸腺癌。而高危胸腺瘤可无或仅轻度细胞异型,但局部浸润常见。③胸腺癌是侵犯性较强的肿瘤,纵隔淋巴结、肺内和胸外转移的发生率明显高于高危胸腺瘤。④胸腺癌发生年龄较高危胸腺瘤偏大。

3)与胸腺类癌鉴别。影像表现无特异度,与

胸腺癌相似,早期可出现成骨转移,增强扫描强化一般较明显。因此,前纵隔明显强化的不规则肿块伴有成骨转移者,应高度怀疑胸腺类癌可能。

4)与淋巴瘤鉴别。原发性前纵隔胸腺区淋巴瘤,可形成类似高危胸腺瘤的前纵隔肿物。两者鉴别点:①有研究认为淋巴瘤发病年龄呈两极分化,治疗前肿瘤无钙化,常不伴有重症肌无力等自身免疫性疾病,放化疗后病变均不同程度地明显缩小或消失时支持淋巴瘤诊断。而胸腺瘤则多发于成人,尤其是>40 岁以上者,近 30%的患者伴有重症肌无力,部分患者可伴单纯红细胞增多症、再生障碍性贫血、SLE、RA、低丙球蛋白血症等自身免疫性疾病和库欣综合征。②分叶征,淋巴瘤发生率明显高于胸腺瘤,提示淋巴瘤的肿块为多发肿大淋巴结融合而成。③增强扫描,淋巴瘤渐进性轻度均匀强化,强化程度不及胸腺瘤;延迟期"边缘环形强化"征象发生率高于胸腺瘤及胸腺癌。胸腺癌强化不均匀,坏死、囊变常见。继发性淋巴瘤累及前纵隔,常有全身多发淋巴结肿大,可资鉴别。

5)与纵隔生殖细胞瘤鉴别。此类肿瘤发病年龄较轻。除畸胎瘤较有特征易于鉴别外,其他类

型尤其是精原细胞瘤、胚胎性癌均表现为分叶状肿块，侵犯纵隔结构，与侵袭性胸腺瘤不易区分。

6）与纵隔型肺癌鉴别。当该肿瘤瘤体大部分位于纵隔内胸腺区时易误诊为高危胸腺瘤。纵隔型肺癌发病率低，当侵及纵隔血管、心包时，其外侧肺边缘较光滑，同时易见血行和淋巴途径转移，而高危胸腺瘤很少有血行及淋巴结转移。

（6）新技术应用

MRI在某些方面优于CT，化学位移成像可以区分正常胸腺和胸腺肿瘤，动态成像可用于区分胸腺瘤和其他前纵隔肿瘤，multi-shot spiral MR实时成像可用于术前评估膈神经受累情况，MRI黑血技术很容易显示邻近血管侵犯情况。尤其是评估胸腺瘤合并对比剂过敏和/或肾功能衰竭患者的分期。

14.2.4 胸腺类癌

（1）概述

胸腺类癌来源于胸腺组织的Kultschitzky细胞（K细胞），属于胺前体摄取脱羧化细胞（amine precursor uptake decarboxylation，APUD）细胞肿瘤。根据有无内分泌异常，分为不合并和合并内分泌异常型两种。胸腺类癌十分罕见，恶性程度高，局部侵犯和远处转移发生较早，患者往往死于全身广泛转移，预后极差。

（2）临床

大部分患者有压迫和侵袭邻近器官的症状，常主诉有咳嗽、呼吸困难、胸痛等，约20%有转移，1/3患者无症状，在查体时偶然发现。其好发年龄范围较大，平均43岁，男性好发，男女之比为3∶1。胸腺类癌很少有典型的类癌综合征，最为常见的为库欣综合征。73%有局部淋巴结或远处转移，包括成骨性骨转移。

（3）病理

1）大体病理：胸腺类癌早期体积较小，边缘清楚，有包膜样结构。当体积较大时，常伴有中央坏死，并侵及邻近结构，伴淋巴结或远处器官转移。

2）镜下病理：多呈多角形的癌细胞排列成条状、板状或器官样巢。

（4）影像学表现

前上纵隔类圆形、不规则软组织肿块，肿块体积通常较大，以往报道肿瘤最大直径在2～10 cm。肿瘤较大时胸部X线片表现为前纵隔的肿块。肿瘤较小时，胸部X线片可以表现正常。肿瘤较小时，形态尚规则。当肿块较大时，呈不规则分叶状、有侵袭性，边缘清楚或模糊。内部密度常不均匀，提示有出血或坏死。侵袭性肿块与主动脉弓、纵隔胸膜脂肪间隙可消失。增强后肿瘤实质部分中等到明显强化（图14-21、14-22）。有文献报道部分肿块内可见细丝状明显强化小血管影。肿瘤囊变坏死区不强化。

本病较为少见，相关报道多为个案，术前影像学明确诊断较难，确诊需结合病理。影像检查的价值在于准确显示肿块的位置、大小、密度、形态及周边结构，特别结合多平面重建，可以更直观地显示肿块与周围心脏和大血管的结构关系，对于手术方案的制订及患者预后具有指导性作用。

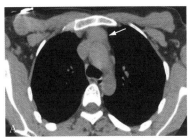
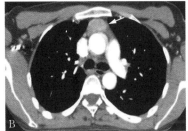
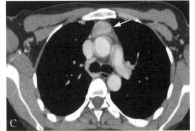

图 14-21 胸腺类癌的 CT 表现

注：A.CT平扫示上纵隔主动脉弓前方椭圆形软组织块影，密度均匀，边缘略模糊；B.增强动脉期，肿块明显强化，其内密度不均匀；C.实质期肿瘤呈强化持续。

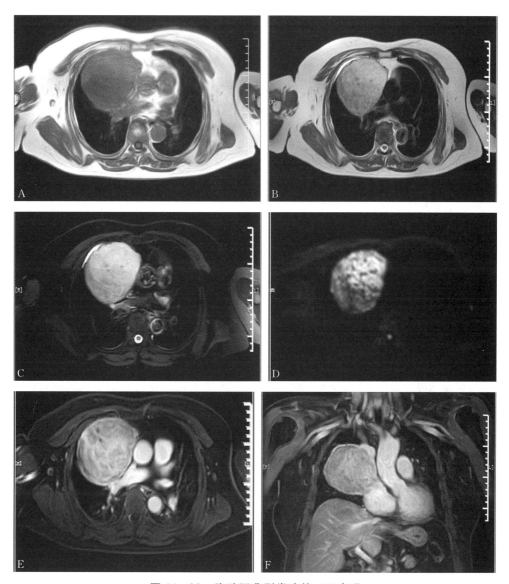

图 14-22　胸腺不典型类癌的 MRI 表现

注:患者,女性,69 岁。胸部 MRI 示前纵隔偏右侧见一类圆形软组织肿块,边界清楚,其内信号不均。A. T$_1$WI 呈低信号;B、C. T$_2$WI 及其抑脂序列均呈高信号;D. DWI 呈高信号;E~F. 增强扫描呈不均匀明显强化,纵隔大血管受推压(该病例由上海胸科医院影像科叶晓丹教授提供)。

14.3　淋巴瘤

14.3.1　概述

　　在组织病理学淋巴瘤(lymphoma)分为霍奇金淋巴瘤(HL)和非霍奇金淋巴瘤(NHL)两大类,是原发于淋巴结或结外淋巴组织的恶性肿瘤,

HL 和 NHL 均可累及纵隔。发生在纵隔的淋巴瘤可以是原发,也可以是作为全身恶性淋巴瘤的一部分,与其他部位病变同时存在或先后发生,任何年龄都可发病,是儿童最常见的纵隔肿瘤,居成年人纵隔肿瘤的第二位。HL 较 NHL 更易侵犯纵隔,HL 侵犯纵隔的比例达 50%~70%,而NHL 为 15%~25%,但由于 NHL 发病率明显高于 HL,故实际纵隔受侵的病例中,NHL 所占比

例更高。

HL大多起源于B细胞。发病年龄有两个高峰，第一个高峰在15～34岁的青壮年时期，第二个高峰在50岁以后。霍奇金病有胸腺受累的倾向，大多数患者是年轻女性。

NHL起源于淋巴组织的B细胞、T细胞和NK细胞，是一组具有高度异质性、恶性程度不同、由不同病理亚型组成的淋巴组织恶性肿瘤。原发性纵隔大B细胞淋巴瘤和前体T淋巴母细胞淋巴瘤是纵隔原发性NHL中最常见的亚型。肿瘤起源于胸腺并侵犯周围结构和组织，包括区域淋巴结，而远处淋巴结极少受累，进展期可通过血行播散累及远处器官。前体T淋巴母细胞淋巴瘤，简称淋巴母细胞淋巴瘤（lymphoblastic lymphoma，LBL），发病率占儿童NHL的40%左右，LBL属于高度侵袭性淋巴瘤，可分为T淋巴母细胞淋巴瘤（T-LBL）和B淋巴母细胞淋巴瘤（B-LBL）。B-LBL很少累及纵隔，T-LBL通常侵犯胸腺、邻近纵隔软组织及纵隔淋巴结，也可累及膈上淋巴结；多数病例有骨髓和外周血受侵，中枢神经系统受侵也很常见。胸腺受累在NHL中较少见，NHL倾向于影响前纵隔淋巴结而不是胸腺。

14.3.2 病理

（1）大体病理

HL肉眼见肿瘤切面呈实体性，由灰白色带状间隔分成多个小结节。如侵及胸腺，肿瘤亦有较厚包膜且境界清楚。受累淋巴瘤肿大，随着病程进展，相邻的肿大淋巴结彼此粘连、融合，直径可达到10 cm以上，瘤体固定。随着纤维化程度的增加，肿块质地由软变硬。肿块常呈结节状，切面灰白色，呈鱼肉样。大细胞淋巴瘤肉眼见肿瘤一般较大，最大直径可超过10 cm。切面灰白色，有凝固坏死灶。切面因纤维组织分叶而呈颗粒状。有的肿瘤带有胸腺组织。

（2）镜下表现

HL的组织学特征是细胞类型的多样化，以多种炎性细胞混合浸润为背景，包括淋巴细胞、浆细胞、中性粒细胞、嗜酸性粒细胞和组织细胞等反应性细胞成分；可见数量不等、形态不一的肿瘤细胞散布其间。肿瘤细胞包括Reed-Sternberg细胞（简称R-S细胞，又译为里-斯细胞）及其变异型细胞。典型的R-S细胞是一种直径15～45 μm的双核或分叶核瘤巨细胞，瘤细胞胞质丰富，略嗜酸或嗜碱性，核圆形或椭圆形，双核或多核；染色质沿核膜聚集呈块状，核膜厚核内有一大而醒目的、直径与红细胞相当的、包涵体样的嗜酸性核仁，核仁周围有空晕。双核R-S细胞的两个核呈面对面排列，彼此对称，形似镜中之影，称为"镜影细胞"。除了上述典型的R-S细胞外，还有一些其他变异的R-S细胞常见于HL的某些亚型中，如陷窝细胞、多核瘤细胞、"爆米花"细胞、"木乃伊"细胞等。HL组织学上分为两类，即结节性淋巴细胞为主型（<3%）和经典型HL，后者又分为4种亚型，即结节硬化型（66%）、混合细胞型（25%）、富于淋巴细胞型（<3%）和淋巴细胞减少型（5%）。结节硬化型约占纵隔HL的80%，最常侵犯前纵隔尤其是胸腺，常表现为前纵隔分叶状肿块，而其他类型的HL较少累及纵隔且通常累及淋巴结而非胸腺，故不表现为前纵隔肿块。NHL病理分型为滤泡中心淋巴瘤、间变性大细胞淋巴瘤、边缘区淋巴瘤、淋巴母细胞瘤等。通常多中心发病，累及前、中纵隔淋巴结。

14.3.3 临床表现

HL的首发症状常是无痛性的颈部或锁骨上淋巴结肿大。约1/3患者可出现发热、盗汗、消瘦、瘙痒及疲劳等全身症状。纵隔淋巴瘤常因前纵隔大肿块压迫或侵犯纵隔结构而出现胸部不适、胸痛、咳嗽、呼吸困难、上腔静脉综合征及胸腔积液等，部分患者可无明显症状，于胸部X线检查时偶然发现。80%以上HL患者淋巴结病变局限在横膈以上，主要累及前纵隔及中纵隔，伴或不伴肺门淋巴结肿大。5%～10%的HL初诊患者有结外淋巴组织或器官受侵。实验室检查HL常有轻到中度贫血，部分患者嗜酸性粒细胞升高。骨髓被广泛浸润或发生脾功能亢进时，可有全血细胞减少。疾病活动期有红细胞沉降率增速。血清乳酸脱氢酶升高提示预后不良。如血清碱性磷酸酶活力增高或血钙增加,提示骨骼受累。骨髓涂片找到 R - S 细胞是 HL 骨髓浸润的依据。

NHL 的临床表现与其组织学亚型密切相关。可见于各年龄组,但随年龄增长而发病增多。NHL 的淋巴结受累常为跳跃性,无一定规律。除惰性淋巴瘤外,一般发展迅速,易早期远处扩散,结外受侵也较多见。全身症状多见于晚期,占 $10\%\sim15\%$。原发纵隔大 B 细胞淋巴瘤好发于 $30\sim40$ 岁,平均年龄 30 岁,女性多见,男女比例约为 1∶2。临床症状主要与前上纵隔肿物局部侵犯或压迫有关,可引起咳嗽、胸痛、呼吸困难、吞咽困难等症状。上腔静脉综合征的发生率为 $30\%\sim50\%$。初诊时肿块直径达 10 cm 以上者占 $70\%\sim80\%$,并可侵犯至肺、胸壁、胸膜或心包;由于肿瘤侵犯或淋巴回流受阻,部分患者可出现胸腔积液($25\%\sim45\%$)或心包积液($15\%\sim25\%$);全身症状(B 症状)的发生率约 40%;约 70% 的患者 LDH 升高;但 β_2 微球蛋白升高者并不常见。初诊时肿瘤通常局限在胸腔内,胃肠道、脾、皮肤、骨髓等罕有受侵。复发多发生于结外器官,如肝、胃肠道、肾上腺和中枢神经系统。前体 T 淋巴母细胞淋巴瘤好发于 $10\sim20$ 岁,男性多见,男女比例约为 2∶1。患者起病较急,表现为迅速增大的原发纵隔大肿块,常有急性气道压迫症状,有时需要紧急放疗以缓解症状,多伴有胸腔积液和/或心包积液。上腔静脉综合征、大量胸腔积液及心包填塞在疾病初期较其他类型纵隔淋巴瘤更为常见。此外,早期还经常累及中枢神经系统、骨髓、性腺等。

14.3.4 MRI 表现

淋巴瘤常累及纵隔和肺门淋巴结,常累及多组淋巴结,尤其是 HL。胸内任何组淋巴结均可肿大,常表现为:①血管前、主动脉弓旁及气管旁的淋巴结最常累及,气管、支气管和隆突下淋巴结肿大次之。大多数淋巴结病变双侧不对称。HL 尤其是结节硬化型多累及血管前、主动脉弓旁和气管旁淋巴结。②无纵隔淋巴结肿大时很少见肺门淋巴结肿大,尤其是 HL。③后纵隔淋巴结较

少累及。④心旁淋巴结罕有累及,由于这个部位可能不包括在最初的放疗治疗区域内,所以成为非常容易复发的重要区域。与其他部位的淋巴瘤不同,前纵隔淋巴瘤常见低密度坏死、囊变灶(图 14 - 23)。

淋巴瘤在 T_1WI 上呈相对均匀的中等或低信号,信号强度与肌肉相似,在 T_2WI 上呈中等偏高信号,等或略高于脂肪,信号一般较均质(图 14 - 24),如出现坏死囊变,则信号不均匀。T_2WI 上高信号区对应于瘤内水肿、炎性反应、未成熟纤维组织、肉芽肿组织或囊性变。钙化及致密纤维带在 T_1WI 及 T_2WI 上均为低信号。MRI 检查有助于明确上腔静脉有无受侵、受压及移位。

HL 在 T_2WI 图像上,病变通常表现为均匀的高信号,信号强度高于肌肉,类似于脂肪的高信号(图 14 - 25)。结节硬化性霍奇金病的典型特征多表现为 T_2WI 高、低混杂信号,其组织学特征是纤维化区夹杂着更多的细胞区(图 14 - 26)。淋巴瘤播散通常是累及相邻的淋巴结,一般不出现跳跃播散。

淋巴母细胞淋巴瘤常表现为前纵隔巨大肿块,压迫气道和心血管。其内可见边界清楚的坏死区(图 14 - 27)。在 T_2WI 上信号不均,增强扫描呈不均匀轻中度强化。常见胸腔及心包积液。淋巴母细胞淋巴瘤易扩散到胸外淋巴结、骨髓、中枢神经系统和性腺。

原发纵隔大 B 细胞淋巴瘤多为较大、光滑或分叶状的肿块(图 14 - 28)。50% 的病例出现出血、坏死或囊性变性,约 40% 的病例出现不均匀强化。病灶实性部分在 T_1WI 上信号表现为低于脂肪但略高于肌肉,T_2WI 上信号表现为相对脂肪的等信号,相对肌肉的高信号。肿瘤较大,常侵犯邻近的纵隔结构、胸壁和肺。1/3 患者出现胸腔和心包积液。纵隔中最常见的受累淋巴结为前纵隔和气管旁淋巴结,其次是隆突下淋巴结、肺门淋巴结、内乳房淋巴结、心包淋巴结和后纵隔淋巴结,其发生频率依次为:前纵隔淋巴结、气管旁淋巴结、隆突下淋巴结、肺门淋巴结、内乳房淋巴结、心包淋巴结和后纵隔淋巴结。

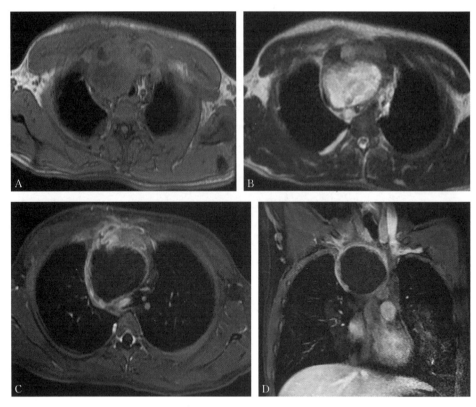

图 14 – 23　前纵隔经典型霍奇金淋巴瘤（结节硬化型，伴大片变性坏死）的 MRI 表现

注：患者，男性，18 岁，"咳嗽、咳痰 10 天"。胸部 MRI 示前纵隔见一肿块影。A. T_1WI 呈不均匀低信号；B. T_2WI 呈不均匀高信号，其内见大片状坏死区；C、D. 增强扫描呈明显不均匀强化，坏死区域无强化，病变累及邻近胸壁，增强扫描可见强化。

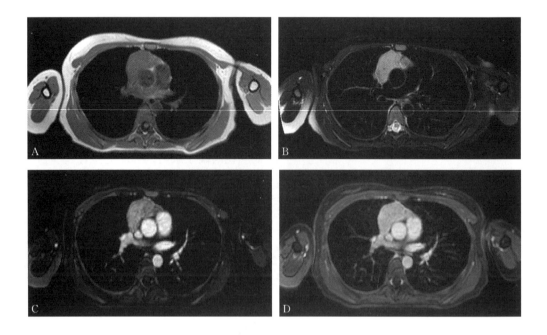

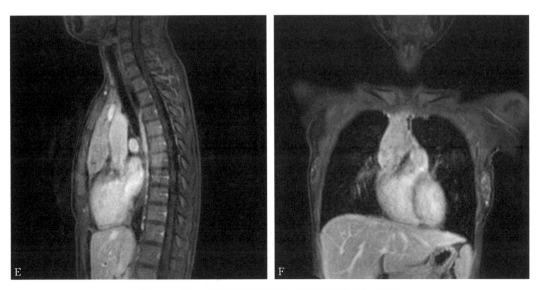

图 14 - 24 纵隔经典型霍奇金淋巴瘤的 MRI 表现

注:患者,女性,24 岁。胸部 MRI 示前纵隔偏右侧见一团块状软组织影,信号均匀。A. T_1WI 呈等信号;B. T_2WI 呈高信号;C～F. 增强扫描呈均匀延迟强化,包绕、推压邻近心脏及大血管(该病例由中国人民解放军总医院提供)。

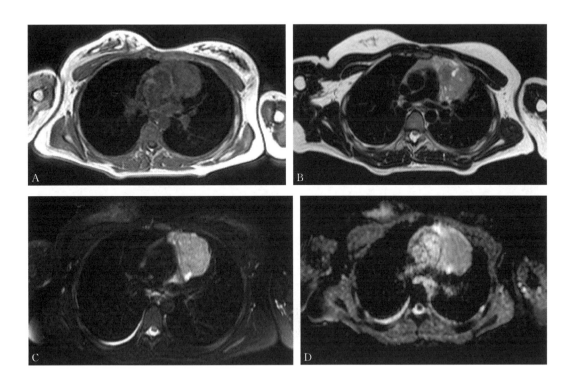

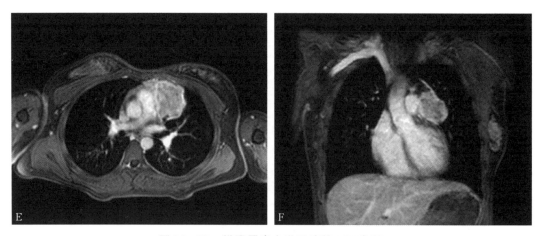

图 14 - 25　纵隔霍奇金淋巴瘤的 MRI 表现

注:患者,女性,15 岁。胸部 MRI 示前纵隔偏左侧见一团块状软组织影。A. T_1WI 呈均匀等信号(与肌肉相比);B、C. T_2WI 呈高信号;D. DWI 呈高信号;E、F. 增强扫描呈明显强化,主动脉受压,大血管前方脂肪间隙模糊(该病例由上海市胸科医院施珏倩提供)。

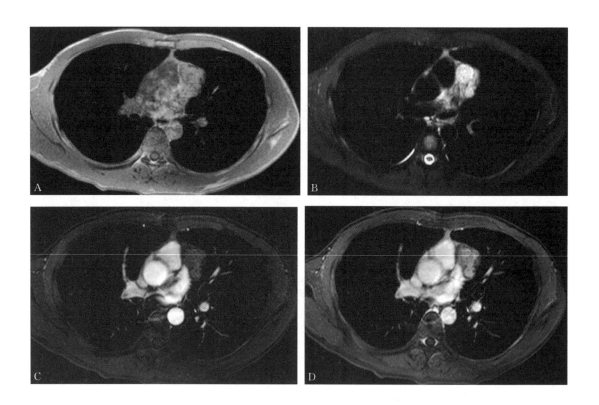

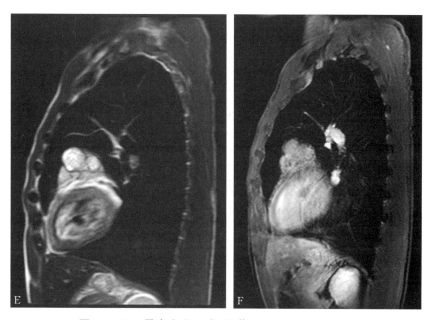

图 14 - 26 霍奇金淋巴瘤(结节硬化型)的 MRI 表现

注:患者,男性,39 岁。胸部 MRI 示前上纵隔偏左侧见团块状异常信号,边界清。A. T_1WI 呈混杂等信号;B. T_2WI 呈混杂高信号,病灶由多个结节融合而成;C~F. 增强扫描呈不均匀延迟强化。

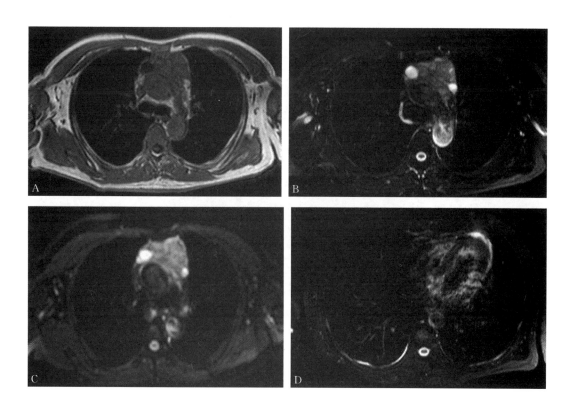

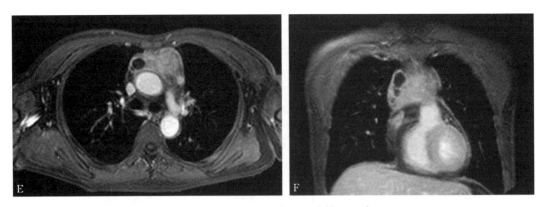

图 14 - 27　淋巴母细胞淋巴瘤的 MRI 表现

注:患者,男性,51 岁。胸部 MRI 示前纵隔见一肿块影,信号不均。A. T$_1$WI 呈低信号;B、D. T$_2$WI 呈高信号;C. DWI 呈混杂信号,其内见片状坏死区,坏死区边界清楚;E、F. 增强扫描病灶呈不均匀强化,坏死区未见强化,与心脏及大血管脂肪间隙分界不清,心包腔及右侧胸腔内见积液影(该病例由上海市胸科医院叶晓丹提供)。

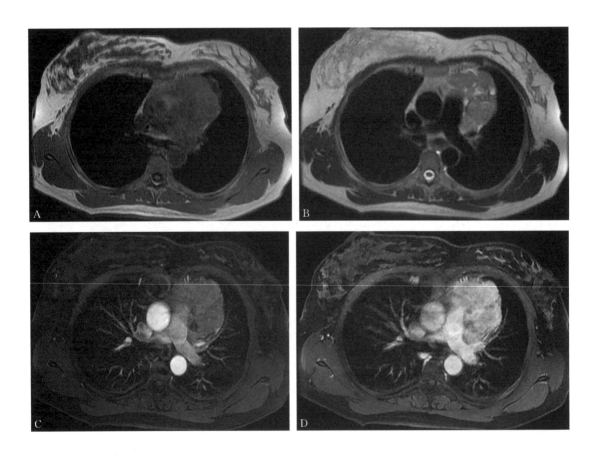

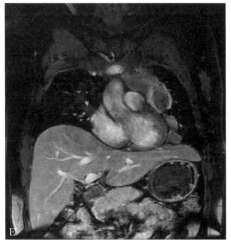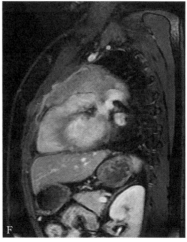

图 14‑28　纵隔大 B 细胞淋巴瘤的 MRI 表现

注：患者，女性，36 岁。前纵隔见一分叶状肿块影，边界清楚。A. T_1WI 呈低信号；B. T_2WI 呈稍高信号（相对于肌肉），T_2WI 可见肿块由多个结节融合而成；C～F. 增强扫描呈延迟强化，强化不均匀。

14.3.5　诊断要点

继发性淋巴瘤多见纵隔及肺门多组淋巴结肿大，非对称性分布，肿大的淋巴结可发生于纵隔单个或多个区域，以血管前组淋巴结和上腔静脉后组淋巴结肿大多见，肺门淋巴结肿大少见，增强扫描呈轻到中度强化，一般强化均匀，若肿块有囊变坏死，强化可不均匀。出现胸腔积液或心包积液，提示淋巴瘤侵犯胸膜或心包。原发性淋巴瘤多表现为前纵隔较大融合肿块伴周围小的淋巴结增生。确诊依赖淋巴结活检。增强扫描有"慢进慢出"特征和边缘持续强化特征，这种动态增强特点的病理基础可能与肿瘤中心部分含较多纤维成分，肿瘤质地密实，血供缓慢持续进入瘤体，而周边部分血供丰富，肿瘤增殖活跃有关。

14.3.6　鉴别诊断

淋巴瘤是一种系统性、常侵犯多个部位的疾病，纵隔淋巴瘤通常为全身淋巴瘤的一部分，仅约 5% 的淋巴瘤局限于纵隔内。确诊依靠组织病理学，多数病例通过颈部等浅表部位淋巴结活检可确诊，部分纵隔孤立性病例需要行纵隔镜或胸腔镜活检。需与引起纵隔淋巴结广泛肿大的其他疾病鉴别，如结节病、淋巴结转移、结核等；对于局限在前纵隔的原发性纵隔（胸腺）淋巴瘤要注意与其他纵隔原发肿瘤如胸腺瘤、生殖细胞肿瘤等鉴别。

（1）结节病

结节病是一种原因不明、多系统器官受累的非干酪性肉芽肿疾病。典型表现是双侧肺门淋巴结对称性肿大，可同时伴有纵隔多区淋巴结肿大。仅有纵隔淋巴结肿大而无肺门淋巴结肿大者很少见。肿大淋巴结可钙化，受累淋巴结很少融合，很少引起上腔静脉综合征。淋巴结转移多有原发肿瘤病史，患者年龄较大。多见于支气管肺癌或来自胸腔外的原发肿瘤。支气管肺癌常转移至同侧肺门和/或相应纵隔引流区淋巴结，但小细胞肺癌常引起肺门、纵隔淋巴结广泛转移，并可相互融合成不规则团块状，可类似恶性淋巴瘤表现，鉴别诊断时要想到此病的可能。纵隔淋巴结结核多为单侧性肺门或纵隔淋巴结肿大，平扫淋巴结呈不均匀中央低密度，病灶内常见钙化，增强扫描可呈环状或分隔样强化，并且常伴有结核中毒症状及结核菌素试验阳性。

（2）胸腺瘤与原发性纵隔（胸腺）淋巴瘤的鉴别

胸腺瘤与原发性纵隔（胸腺）淋巴瘤的鉴别要点如下：①临床上原发性纵隔淋巴瘤发病年龄轻，平均 <40 岁，放、化疗后肿瘤可不同程度缩小或消失；而胸腺瘤患者年龄常 >40 岁，可伴重症肌无力等自身免疫性疾病。②原发性纵隔淋巴瘤虽表现为前纵隔巨大肿块,但肿块周围常见肿大淋巴结与肿块融合或孤立存在,有时可合并锁骨上、腋窝、纵隔其他区域淋巴结肿大;而胸腺瘤范围相对局限,较少发生淋巴结转移。③淋巴瘤常浸润包埋邻近血管结构;而胸腺瘤多数有完整包膜,邻近血管结构多受推移而很少被包埋,但侵袭性胸腺瘤可不同程度地突破肿瘤包膜、侵犯邻近纵隔脂肪及周围血管结构。④胸腺瘤有时可见包膜(或边缘)或瘤内的弧形、斑点状或粗大钙化,但并非常见表现,淋巴瘤在治疗前一般不会出现钙化。⑤侵袭性胸腺瘤常沿胸膜种植转移,常有胸腔积液,淋巴瘤患者的胸腔积液很少见。⑥胸腺瘤可有中度强化而淋巴瘤强化略弱。⑦两者均可累及胸膜、胸壁、心包、心脏和大血管等结构,侵袭性胸腺瘤常见胸膜或心包结节或肿块样增厚,但不易侵犯邻近肺组织。而淋巴瘤少见胸膜或心包结节或肿块样增厚,且更容易侵犯邻近肺组织。

(3)成熟畸胎瘤

成熟畸胎瘤常混杂有脂肪、钙化、骨骼或牙齿等成分,影像表现较有特征,易于鉴别。非畸胎类生殖细胞肿瘤包括精原细胞瘤、内胚窦瘤及绒毛膜癌等,发病年龄较轻。影像表现为前纵隔边界清楚的分叶状大肿块,如侵犯邻近纵隔结构或肺组织可致边缘不规则,通常呈均质软组织密度,坏死、囊变及钙化均少见,增强后呈轻度均匀强化。可侵犯邻近结构,亦可转移至区域淋巴结、肺、骨、胸膜等部位。单凭影像学检查有时很难与原发纵隔淋巴瘤鉴别,实验室检查对生殖细胞肿瘤的鉴别很有帮助。绒毛膜促性腺激素(HCG)的升高以绒毛膜上皮癌最明显,然后依次是精原细胞瘤、胚胎癌及内胚窦瘤。甲胎蛋白(AFP)升高见于内胚窦瘤及绒毛膜上皮癌。约1/3的精原细胞瘤患者可有β-HCG升高,AFP阴性,精原细胞瘤晚期80%可出现乳酸脱氢酶(LDH)升高,LDH是重要的预后指标。

14.3.7 新技术应用拓展

MRI检查在纵隔淋巴瘤的复发评估或治疗后残留的评估是非常有意义的,特别是在初始肿块较大的病例中,MRI为区分存活的肿瘤和残留的良性改变提供了重要信息。残留肿瘤可以在T_1WI和T_2WI图像上显示不同的信号模式。MRI信号不均,提示混有脂肪和纤维组织。治疗后所致纤维化成分在T_1WI、T_2WI均表现为低信号,肿瘤复发在T_2WI表现为高信号。钆对比增强MRI检查也是有意义的,在完全缓解的患者中,纵隔肿块的强化程度明显降低,但在复发肿块没有这一现象。

淋巴瘤治疗随访过程中,有10%~20%患者出现反应性胸腺增生。化学位移MR(chemical-shift magnetic resonance,CSMR)成像有助于鉴别淋巴瘤治疗后的复发或反应性胸腺增生。与同相位图像比较,T_1WI反相位图像上病变的信号强度没有明显降低,表明肿块内没有脂肪组织成分,提示肿瘤复发可能;而T_1WI反相位图像上信号明显降低,则表明肿块内含有脂肪成分,提示胸腺增生。

化学位移MR不能检测正常儿童和青少年胸腺的生理性脂肪浸润,因为胸腺内的微观脂肪数量不足。淋巴瘤是儿童和青少年最常见的前纵隔肿瘤,因此化学位移MR在区分正常胸腺与淋巴瘤方面具有局限性。扩散加权MRI应用越来越多,它可以检测自由水分子的微观运动。由于细胞非典型性和细胞密度增加,表观扩散系数(ADC)在恶性肿瘤中较低。有研究表明,ADC在鉴别纵隔占位中的淋巴瘤和结节病方面是准确的。并且,扩散加权MRI可用于患有淋巴瘤的年轻患者的初始分期,甚至能够替代[18]F-FDG/PET-CT,反映化疗期间肿瘤细胞比例的变化,明显减少儿童所受的辐射。

14.4 生殖细胞瘤

14.4.1 概述

生殖细胞肿瘤(germ cell tumor,GCT)占成人前纵隔肿瘤的10%~15%,儿童中约为25%,最常见于青少年和年轻的成年人,55~60岁人群的发病率低于2%。纵隔是性腺外生殖细胞肿瘤最常发生的部位,其中约 60% 发生在前纵隔。胚胎发育期间,卵黄囊中形成生发上皮,原始生殖细胞从近中胚轴沿着中线迁移到后肠的背肠系膜,从而到达泌尿生殖嵴,最后在阴囊中形成睾丸。纵隔 GCT 的发生可能是因为生殖细胞停止下降并停留在前纵隔所致。发生部位与胸腺特别相关,较典型的是起源于胸腺内或非常接近胸腺处。良性 GCT 常见于女性,而恶性 GCT 常见于男性。通常将 GCT 分为精原细胞瘤和非精原细胞瘤两种类型,后者包括畸胎瘤、内胚窦瘤(又称卵黄囊瘤)、混合型生殖细胞瘤、胚胎癌及绒毛上皮癌。病理上以畸胎瘤最为常见。除畸胎瘤有良性和恶性之分,其余纵隔 GCT 均属于恶性肿瘤。

14.4.2 病理

(1)大体病理

肿瘤呈类圆形或不规则均质肿块,界限清晰,切面呈灰白、灰红或灰黄色,良性者包膜完整,恶性者包膜不完整,可伴出血、囊变和坏死。良性畸胎瘤有包膜、表面光滑、可有分叶,囊腔内充满胶冻、皮脂样物质,呈浅黄色或棕色,可见毛发、牙齿、骨骼,腔壁厚薄不一,向内有结节指状物突出。恶性畸胎瘤,具有侵袭性,可呈浸润性生长,侵犯周围组织、器官,生长速度较快,恶性程度高。

(2)镜下病理

1)精原细胞瘤:肿瘤细胞融合成簇,呈多结节状、片状、条索状或不规则小叶样生长,可见纤维分隔、显著的细胞核、胞质透亮、细胞边界清晰和肉芽肿性炎,淋巴细胞浸润是纵隔精原细胞瘤最主要的组织学特征。

2)胚胎性癌:肿瘤细胞相互挤压或重叠,可见嗜酸性核仁及不典型核分裂象,大量凋亡小体和凝固性坏死,肉芽肿不常见,约 1/3 病例的病理组织中可见散在或成组的合体滋养层细胞。85%~100% 的病例表达 CD30,SOX2 可用于区分胚胎癌和精原细胞瘤。

3)绒毛上皮癌:镜下以合体滋养层和细胞滋养层为典型的双层结构,或排列紊乱,细胞核大深染,常见到不典型核分裂象和细胞异型,有典型的扩张的血管窦,常见到出血坏死区。

4)畸胎瘤:肿瘤组织中可见两个或三个生殖层形成的成熟组织,囊壁可见皮肤和皮肤附属器、支气管黏膜和腺体、胃肠道黏膜、神经和成熟的脑组织、平滑肌和脂肪组织,75% 的成熟性畸胎瘤包膜外可见残余胸腺组织。

5)内胚窦瘤:最常见的组织学类型为网状或微囊性,呈疏松的网格状囊腔,囊壁衬有扁平或立方上皮细胞,胞质少,可见 Schiller-Duval 小体以及 PAS 染色阳性的透明小滴(免疫组化证实为 AFP)。

14.4.3 临床表现

纵隔生殖细胞瘤大部分是非精原细胞瘤,精原细胞瘤所占比例低于 20%~30%。其发病平均年龄为 25~35 岁,男性多见。内胚窦瘤是一种来源于原始生殖细胞的高度恶性肿瘤,多见于婴幼儿及青年患者,青春期后多发生于男性。畸胎瘤患者无性别差异。纵隔生殖细胞瘤没有特定的临床特征,通常表现为因肿瘤和邻近结构压迫而引起的症状,如胸痛,呼吸困难、咳嗽,有时伴有锁骨上淋巴结肿大。偶见上腔静脉综合征(所占比例低于 10%)。部分 β-HCG 升高的男性患者可出现男性乳房发育。亦有通过常规放射体检发现的病例。

生殖细胞瘤患者 LDH 升高,但不能区分肿瘤的不同亚型。70%~80% 的患者生殖细胞标志物——AFP 和 β-HCG 水平升高。单纯 AFP 升高提示内胚窦瘤,可作为诊断内胚窦瘤特异度指标,阳性率高达 97%。精原细胞瘤患者血清 β-HCG 常有增高而 AFP 水平正常。精原细胞瘤对放射疗法高度敏感,预后良好,近 80% 的转移瘤患者可通过化疗和/或放疗治愈,晚期复发率低。有报道称 5 年生存率接近 90%。而非精原细胞瘤总体长期生存率仅为 45%。生殖细胞瘤的预后与发病年龄和 β-HCG 水平相关。

14.4.4 影像表现

(1)畸胎瘤

畸胎瘤是纵隔生殖细胞瘤最常见的亚型,肿瘤内含有脂肪、液体和钙化成分,CT 表现为囊性或以囊性为主肿块,壁较厚,呈高低混杂密度。少数可呈不规则实性密度,其内可见少许低密度区,未见钙化、脂肪。囊性(成熟)畸胎瘤均为良性病变,CT平扫表现为水样低密度,壁薄完整,边缘光滑,增强扫描可见瘤壁及瘤体内分隔明显强化,其余成分未见明显强化。实性畸胎瘤CT平扫表现为包膜完整,可呈浅分叶,增强扫描瘤体轻度不均匀强化。恶性(未成熟)畸胎瘤CT平扫呈软组织密度肿块,边缘不规则,瘤周边界不清,肿瘤可向外突破包膜侵犯邻近脏器,增强扫描病变区域呈不均匀强化,中心未见明显强化。畸胎类肿瘤含有多个胚层组织成分,T_1WI可见高信号脂肪成分和低信号钙化或骨化成分,T_2WI呈高低混杂信号,抑脂序列可见脂肪成分呈低信号(图14-29)。囊性畸胎瘤的囊性部分呈T_1WI低信号、T_2WI高信号。恶性畸胎瘤可呈钻缝样生长,侵及肿瘤周围组织。

(2)非畸胎类肿瘤

精原细胞瘤MRI平扫信号均匀,增强扫描呈轻度均匀强化,肿瘤易侵犯心包、胸膜、邻近的大血管结构,可出现远处转移(图14-30)。内胚窦瘤MRI平扫为不规则囊实性肿块,瘤内信号不均,有大片状囊变、坏死区,其内未见脂肪、钙化,增强扫描动脉期不均匀强化,并可见迂曲扩张的肿瘤血管,静脉期延迟强化;瘤体内增粗、迂曲的血管为内胚窦瘤特点之一(图14-31)。混合型生殖细胞瘤组织学上为多种生殖细胞肿瘤混合,影像学表现也不同,MRI平扫多为囊实混杂信号肿块,混合有畸胎瘤者可见脂肪及钙化,增强扫描见不均匀强化,动脉期可见多发迂曲血管影,周围脂肪间隙消失,侵犯心包时可见心包积液,可出现双肺转移(图14-32)。非畸胎类肿瘤表现为不规则软组织肿块,T_1WI呈稍低信号,T_2WI呈稍高信号,囊变坏死区呈长T_1长T_2信号,钙化灶呈等/短T_1、短T_2信号。恶性者可发生肺、肝等远处转移,肺及区域淋巴结转移最常见。

14.4.5 诊断要点

年轻男性前纵隔软组织密度肿块,由多种不同形态、密度的组织成分同时存在(囊变、脂肪及钙化灶等),结合实验室检查AFP和/或β-HCG水平升高,可提示生殖细胞瘤诊断。

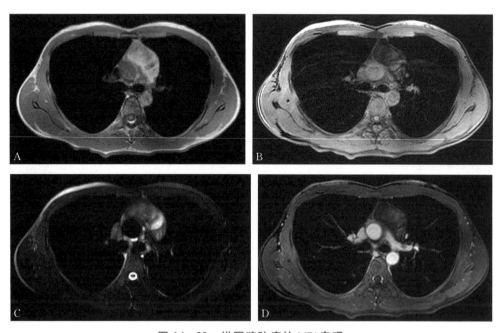

图14-29 纵隔畸胎瘤的MRI表现

注:患者,男性,26岁。前纵隔偏左侧见一软组织肿块。A. T_1WI呈高低混杂信号;B. T_1WI抑脂序列呈低信号;C. T_2WI呈高低混杂信号;D.增强扫描呈轻度不均匀强化。

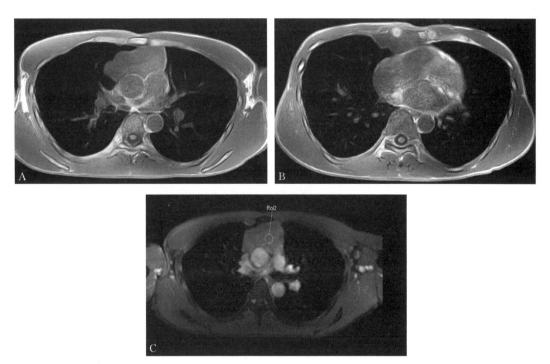

图 14 - 30 精原细胞瘤（前纵隔占位）的 MRI 表现

注：患者，男性，38 岁。A、B. 胸部 MRI T$_1$WI 示前纵隔见一团块状软组织影，边界清楚，信号均匀，邻近胸膜受侵；C. 增强扫描呈轻度均匀强化（该病例由上海胸科医院叶晓丹教授提供）。

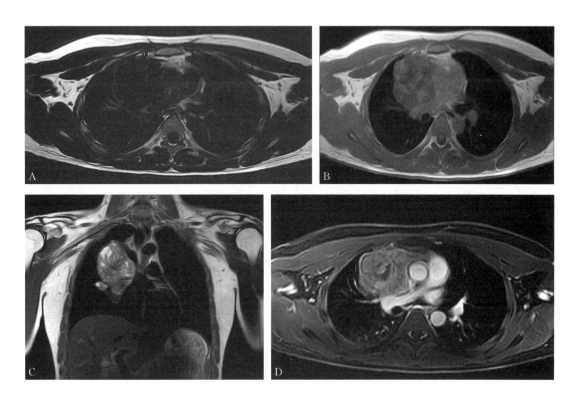

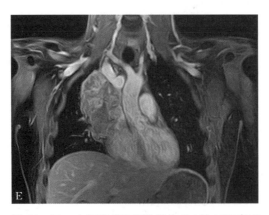

图 14-31　内胚窦瘤(前纵隔占位)的 MRI 表现

注:患者,男性,21 岁。胸部 MRI 示前纵隔见一囊实性肿块,边界清楚。A、B. T_1WI 呈低信号;C. T_2WI 呈混杂信号,其内见多个囊性成分;D、E. 增强扫描呈中度不均匀延迟强化,其内见扭曲扩张血管影(该病例由上海胸科医院叶晓丹教授提供)。

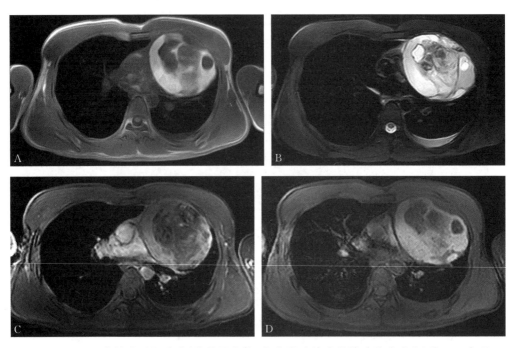

图 14-32　混合性生殖细胞瘤(前纵隔占位,卵黄囊瘤伴成熟性畸胎瘤成分)的 MRI 表现

注:患者,男性,31 岁。胸部 MRI 示前纵隔偏左侧见一团块状囊实性病变,边界清楚。A、B. T_1WI、T_2WI 均呈高低混杂信号,其内见较多脂肪成分;C、D. 增强扫描呈明显不均匀强化,左侧胸腔见少量积液(该病例由上海胸科医院叶晓丹教授提供)。

14.4.6　鉴别诊断

应与好发于前纵隔的其他肿瘤如胸腺瘤、胸腺癌和原发纵隔淋巴瘤、甲状腺肿、转移瘤等相鉴别。胸腺瘤是前纵隔最常见的原发肿瘤,多发生于 40 岁以上患者,20 岁以下人群少见,无性别差异,MRI 表现为边缘清楚,信号均匀或不均,可见钙化,约 30％伴重症肌无力,这对诊断有提示作用。胸腺癌肿块周界不清,脂肪间隙模糊或消失,肿块密度或信号不均,可出现坏死、囊变和出血。结合临床表现及血清 AFP 及 β-HCG 水平有助于鉴别诊断。原发纵隔淋巴瘤 MRI 表现为前中纵隔巨大肿块,累及相邻胸廓内结构,实质部分信号较均匀,少部分病灶内可见轻度囊变坏死区,较少见钙化,增强后呈轻中度均质强化。如伴有颈部、肺门或腋窝多发淋巴结肿大,或合并发热、体重下降和盗汗症状,则提示淋巴瘤诊断。胸内甲状腺以成年女性多见,核素扫描可判断肿瘤位置、大小和有无相应病变。转移瘤一般有原发肿瘤病史,可资鉴别。

（樊荣荣　程晓青　萧　毅）

主要参考文献

[1] 朱风叶,李红,乔继红,等. CT 平扫与增强扫描对纵隔畸胎瘤的诊断价值分析[J]. 中国 CT 和 MRI 杂志, 2019 Sep:16(9):144-146.

[2] 刘士远,陈起航,吴宁. 实用胸部影像诊断学[M]. 北京:人民军医出版社,2015:636-641.

[3] 刘彤华. 刘彤华诊断病理学[M]. 北京:人民卫生出版社,2018:252-257.

[4] 杨正汉,冯逢,王霄英. MR 成像技术指南[M]. 北京:人民军医出版社,2007.

[5] 吴鸿飞,吕云福. 胸骨后甲状腺肿的诊治现状[J]. 中华内分泌外科杂志,2012,6(4):250-252.

[6] 汪建华,左长京,田建明,等. 原发于纵隔(胸腺)淋巴瘤的 MRI 诊断[J]. 实用放射学杂志,2009,25(2):187-191.

[7] 汪建华,陈一平,刘炜,等. 医学影像技术与临床应用[M]. 天津:天津科学技术出版社,2017:5.

[8] 张桓虎. 纵隔生殖细胞瘤的 CT 表现分析[J]. 中国药物与临床. 2019,19(5):730-731.

[9] 周康荣,陈祖望. 体部 MR 成像[M]. 上海:上海医科大学出版社,2000.

[10] 周康荣. 胸部颈面部 CT[M]. 上海:上海医科大学出版社,1996.

[11] 姚柳清. 成人正常胸腺 CT 表现与年龄、性别、BMI 及吸烟的相关性[J]. 国际医学放射学杂志,2016,39(2):199-200.

[12] 顾玲玲,张兰芳,沈文荣,等. 纵隔原发精原细胞瘤的临床及影像学特征[J]. 临床肿瘤学杂志,2017,22(12):1121-1126.

[13] 郭佑民,陈起航. 纵隔影像诊断学[M]. 北京:人民军医出版. 2008:22.

[14] 涂来慧. 重症肌无力[M]. 上海:第二军医大学出版社,2010:10.

[15] ADAM A, DIXON A K, GILLARD J H, et al. 格-艾放射诊断学[M]. 张敏鸣,译. 北京:人民军医出版社,2015:220.

[16] CARTER B W, BETANCOURT S L, BENVENISTE M F. MR imaging of mediastinal masses [J]. Top Magn Reson Imaging, 2017,26(4):153-165.

[17] CARTER B W, LICHTENBERGER J P, BENVENISTE M F. MR imaging of thymic epithelial neoplasms [J]. Top Magn Reson Imaging, 2018,27(2):65-71.

[18] FOROULIS C N, RAMMOS K S, SILELI M N. Primary intrathoracic goiter: a rare and potentially serious entity [J]. Thyroid, 2009,19(3):213-218.

[19] GU L, ZHANG L, HOU N, et al. Clinical and radiographic characterization of primary seminomas and nonseminomatous germ cell tumors [J]. Niger J Clin Pract, 2019,22(3):342-349

[20] HEGEDÜS L. Approach to management of the patient with primary or secondary intrathoracic goiter [J]. J Clin Endocrinol Metab, 2010,95(12):5155-5162.

[21] KAO C S, BANGS C D, ALDRETE G, et al. A clinicopathologic and molecular analysis of 34 mediastinal germ cell tumors suggesting different modes of teratoma development [J]. Am J Surg Pathol, 2018, 42(12):1662-1673.

[22] MAROM E M. Advances in thymoma imaging [J]. J Thorac Imaging, 2013,28(2):69-83.

[23] MCINNIS M C, FLORES E J, SHEPARD J A O, et al. Pitfalls in the imaging and interpretation of benign thymic lesions: how thymic MRI can help [J]. Am J Roentgenol, 2016,206(1):W1-W8.

[24] PRIOLA A M, GALETTO G, PRIOLA S M. Diagnostic and functional imaging of thymic and mediastinal involvement in lymphoproliferative disorders [J]. Clin Imaging, 2014,38(6):771-784.

[25] PRIOLA A M，PRIOLA S M，CICCONE G，et al. Differentiation of rebound and lymphoid thymic hyperplasia from anterior mediastinal tumors with dual-echo chemical-shift MR imaging in adulthood: reliability of the chemical-shift ratio and signal intensity index [J]. Radiology，2015,274(1):238-249.

[26] PRIOLA A M，PRIOLA S M，GNED D，et al. Nonsuppressing normal thymus on chemical-shift MR imaging and anterior mediastinal lymphoma: differentiation with diffusion-weighted MR imaging by using the apparent diffusion coefficient [J]. Eur Radiol，2018,28:1427-1437.

[27] PRIOLA A M，PRIOLA S M. Primary mediastinal Hodgkin lymphoma and rebound thymic hyperplasia: differentiation with chemical-shift magnetic resonance imaging after treatment [J]. Int J Hematol，2009,90(1):8-10.

[28] ROSTI G，SECONDINO S，NECCHI A，et al. Primary mediastinal germ cell tumors [J]. Semin Oncol，2019,46(2):107-111.

[29] SALYER W R，SALYER D C，EGGLESTON J C. Carcinoid tumors of the thymus [J]. Cancer，2015,50(1):58-61.

[30] SHIMAMOTO A，ASHIZAWA K，KIDO Y，et al. CT and MRI findings of thymic carcinoid [J]. Br J Radiol，2017,90(1071):20150341.

[31] TAKAHASHI K，AL-JANABI N J. Computed tomography and magnetic resonance imaging of mediastinal tumors [J]. J Magn Reson Imaging，2010,32(6):1325-1339.

[32] WANG H，WEI R，LIU W，et al. Diagnostic efficacy of multiple MRI parameters in differentiating benign vs malignant thyroid nodules [J]. BMC Med Imaging，2018,18(1):50-58.

[33] YUAN Y，YUE X H，TAO X F. The diagnostic value of dynamic contrast-enhanced MRI for thyroid tumors [J]. Eur J Radiol，2012,81(11):3313-3318.

15 中纵隔淋巴结病变

15.1   淋巴结结核
    15.1.1   概述
    15.1.2   病理
    15.1.3   临床表现
    15.1.4   MRI 表现
    15.1.5   诊断要点
    15.1.6   鉴别诊断
15.2   结节病
    15.2.1   概述
    15.2.2   病理
    15.2.3   临床表现
    15.2.4   MRI 表现

    15.2.5   诊断要点
    15.2.6   鉴别诊断
15.3   淋巴瘤
15.4   转移性淋巴结肿大
    15.4.1   概述
    15.4.2   病理
    15.4.3   临床表现
    15.4.4   MRI 表现
    15.4.5   诊断要点
    15.4.6   鉴别诊断
    15.4.7   新技术应用拓展

15.1   淋巴结结核

15.1.1   概述

纵隔淋巴结结核（mediastinal tuberculosis）为结核分枝杆菌侵入纵隔内多组淋巴结引起的一种慢性肉芽肿疾病。受累的淋巴结多为前上纵隔淋巴结、气管旁淋巴结、气管支气管淋巴结和隆突下淋巴结等。典型病变为结核结节形成伴有不同程度的干酪样坏死。既往本病多见于儿童，经抗结核治疗或自身免疫功能增强后大多可自愈；但近年来随着器官移植、术后免疫抑制剂的应用及艾滋病等免疫低下患者增多，成人纵隔淋巴结结核等肺外结核的发病率逐年增高。原发性结核病的发病年龄后移，成人原发性结核病有增多趋势，现

有资料表明，成人原发性结核病的发病率可高达 $5.0\% \sim 35.7\%$。临床上以成人原发性结核多见，少数为原发综合征表现。目前该病发病机制尚不明确，推测可能与结核分枝杆菌经呼吸道感染后导致肺结核或结核性胸膜炎有关，结核菌再沿淋巴管回流至肺门及纵隔淋巴结，引起多组淋巴结炎性肿大或干酪样坏死，尤其是幼儿淋巴结对各种感染具有强烈的反应。此时，若机体免疫功能较强，侵入的结核分枝杆菌数量少、毒力弱，则一般不发病，肿大的淋巴结内病灶逐渐吸收或形成钙化；若在初始治疗或自愈的过程中未得到完全清除，转为休眠状态，在机体免疫力低下，或者入侵的结核分枝杆菌数量多、毒力强，又未能及时治疗，则病情迅速发展恶化，肿大淋巴结干酪样变性坏死、液化，形成纵隔增殖性淋巴结核或结核性冷脓肿，肿大的淋巴结或冷脓肿压迫毗邻组织

器官,产生相应的症状及体征。由于原发性纵隔淋巴结结核起病隐匿,加之临床表现及影像学检查均缺乏特异度,故早期诊断比较困难,较易误诊,从而延误治疗。

15.1.2 病理

(1)大体病理

淋巴结大小直径为 1.0～8.2 cm,多为 1～4 cm,可能与淋巴结结核具有自限性有关,以多发为主,部分融合。大体病理可见病变淋巴结肿大,大部分包膜完整,部分互相粘连,切面实性均质,灰白兼灰黄,质地松软,不同程度干酪样坏死。单个结核结节非常小,直径约 0.1 mm,肉眼不易看见;当三四个结节融合成较大结节时才能见到。这种融合结节境界分明,约粟粒大小,呈灰白透明状;有干酪样坏死时略显微黄。结核坏死灶由于含脂质较多呈淡黄色、均匀细腻,质地较实,状似奶酪,故称干酪样坏死(caseous necrosis)。

(2)镜下病理

基本病理变化为渗出、增生和干酪坏死,常以某一种病变为主。

1)以渗出为主的病变,出现于结核性炎症的早期或机体抵抗力低下,菌量多,毒力强或变态反应较强时,主要表现为浆液性或浆液纤维素性炎。病变早期局部有中性粒细胞浸润,但很快被巨噬细胞所取代。在渗出液和巨噬细胞中可查见结核杆菌。渗出物可完全吸收不留痕迹,或转变为以增生为主或以坏死为主的病变。

2)以增生为主的病变,见于细菌量少,毒力较低或人体免疫反应较强时,则发生以增生为主的变化,形成具有诊断价值的结核结节(tubercle)。结核结节是在细胞免疫的基础上形成的,由上皮样细胞(epithelioid cell)、朗格汉斯(Langhans)巨细胞加上外周局部集聚的淋巴细胞和少量反应性增生的成纤维细胞构成,典型者结节中央有干酪样坏死。

3)以坏死为主的病变,在结核杆菌数量多、毒力强,机体抵抗力低或变态反应强时,上述以渗出为主或以增生为主的病变均可继发干酪样坏死。干酪样坏死镜下为红染无结构的颗粒状物,

对结核的病理诊断具有一定的意义。干酪样坏死物中大都会有一定量的结核杆菌,可成为结核病恶化进展的原因。

结核病的渗出、增生和坏死病变的 3 种变化往往同时存在而以某一种改变为主,而且可以相互转化。一般说来,淋巴结结核外周带由淋巴细胞、上皮样细胞、朗格汉斯巨细胞及多少不一的纤维组织、肉芽组织组成,内部为不同程度无结构且均匀红染的干酪样坏死。大致可分为 4 期:第 1 期为淋巴组织增生形成结核结节和肉芽肿,见大量淋巴细胞、上皮样细胞及朗格汉斯巨细胞;没有发生干酪性坏死,肉芽肿内毛细血管丰富。第 2 期淋巴结内发生干酪性坏死,但包膜尚光整。第 3 期在发生干酪性坏死的基础上,形成淋巴结周围炎,包膜破坏至多个淋巴结粘连、融合,其周围脂肪层消失。第 4 期为淋巴结结核干酪性坏死液化破裂进入周围软组织,形成融合性脓腔。结核是慢性疾病,同一患者受累的淋巴结可处于不同病理时期。结核病的发展和结局取决于机体抵抗力和结核杆菌致病力之间的矛盾关系。在机体抵抗力增强时,结核杆菌被抑制、杀灭,病变转向愈合;反之,则转向恶化。

15.1.3 临床表现

纵隔淋巴结结核好发于中青年患者,女性稍多,约占 53.2%。起病隐匿,少数患者可急性发病,主要症状为寒战、高热,体温可达 40℃,伴有头痛、周身酸痛等结核病中毒症状及纵隔肿大的淋巴结压迫症状,急性结核中毒往往被误诊为上感、流感等,抗炎及抗病毒治疗无效。大部分患者病程较长,早期症状不典型甚至无任何症状。部分患者可有结核中毒症状,出现症状时常出现周边脏器受压或受累,慢性起病者同样可有低热、乏力、盗汗等常见的结核病中毒表现、压迫症状及体征。纵隔淋巴结结核可产生不同程度的压迫症状。气管旁、主支气管旁淋巴结肿大可压迫气管和主支气管引起呼吸困难,尤其是幼儿症状更明显,表现为吸气性呼吸困难,发绀,重者出现"三凹征"。气管及支气管长期受压,局部黏膜充血、水肿,气管壁缺血、软化、坏死,或淋巴结脓肿直

接穿破气管壁而形成气管、支气管淋巴瘘;若瘘口较小表现为刺激性咳嗽,可咳出干酪样坏死物,瘘口较大,大量干酪样物质溃入气管可引起窒息,同时还可能出现血痰、发热及阻塞性肺炎。食管旁淋巴结肿大压迫食管可引起吞咽困难,食管吞钡检查为外压性狭窄,长期压迫侵蚀可发生食管穿孔,引起胸痛、进食呛咳等,干酪样坏死物经食管排出后,症状随之缓解。肿大的淋巴结压迫喉返神经可引起同侧声带麻痹,出现声音嘶哑;压迫膈神经出现顽固性呃逆;压迫交感神经则出现Horner综合征;累及心包出现急性心包炎甚至心包填塞,出现发热、胸闷、气急;累及大血管出现大咯血,压迫上腔静脉时可出现上腔静脉压迫综合征。有时纵隔淋巴结结核可向上蔓延引起颈部淋巴结结核;脓肿穿破纵隔胸膜可形成脓胸,穿破胸骨或剑突下皮肤形成慢性窦道,经久不愈。由此可见,纵隔淋巴结结核具有较强侵蚀性,延误诊治可导致严重后果。当肺门纵隔淋巴结明显肿大或融合时,即使有临床症状但常缺乏特异度,无创性实验室检查又很难发现确诊的依据,因此易误诊为淋巴结转移癌、淋巴瘤、结节病和巨大淋巴细胞增生症等相关疾病。除影像学可见淋巴结肿大外,支气管镜刷片细胞学检查(刷检)、纵隔淋巴结经支气管镜针吸活检(TBNA)穿刺液抗酸杆菌检查及结核菌培养可呈阳性。血结核 γ 干扰素释放试验(T - SPOT)可呈阳性。血沉多有升高。痰及诱导痰找抗酸杆菌常阴性,血常规、CRP、肝肾功能、总IgE、血肿瘤指标多在正常范围。病原学、病理学依据对结核病的诊断至关重要。支气管镜检查在纵隔淋巴结结核的诊断中是不可或缺的,当纵隔淋巴结结核肿块压迫气管支气管或形成淋巴支气管瘘时,支气管镜下通常以支气管腔的外压性狭窄或嵴突的增宽为主要表现,少数也可表现为支气管腔内"新生物阻塞""黏膜粗糙",易引起误诊。若合并淋巴气管瘘则在管壁上可见干酪样坏死物,用活检钳将干酪样物质清除后多能见瘘口存在。通过支气管镜刷检和活检可找到结核病的证据。TBNA是最重要的检查方法,如能在超声引导(EBUS - TBNA)或CT引导下穿刺更为完美,其在纵隔淋巴结结核中的诊断应用已

越来越广泛。所有操作均在常规的气管镜检查过程中进行,患者术前准备同常规气管镜检查。按术前根据CT扫描所确定的穿刺点,在管腔内明确相应部位,经气管镜活检获取组织学标本。拔出穿刺针,直接将标本喷涂在玻片上,涂匀后送检找抗酸杆菌及癌细胞,组织学标本用福尔马林固定后制作病理切片,所有患者均予以2个以上部位的穿刺。75%的纵隔及肺门淋巴结核患者可获得满意的穿刺标本,得到明确的病理学诊断。条件允许时,必须进行穿刺液找抗酸杆菌,抗酸杆菌培养,细胞学、组织学检查,如找到抗酸杆菌、抗酸杆菌培养阳性、上皮样肉芽肿伴干酪样坏死均可以明确诊断。经规范抗结核治疗后,一般肉芽肿在1~2个月内消散吸收,黏膜恢复光滑,坏死溃疡3个月后完全愈合。治疗后咳嗽、痰血等症状1~2个月可缓解消失。

15.1.4 MRI表现

纵隔淋巴结结核好发于前上纵隔淋巴结、气管旁淋巴结、气管支气管淋巴结和隆突下淋巴结等。可能与纵隔肺门淋巴结接受肺内淋巴引流有关,肺结核好发于双肺上叶尖、后段及下叶背段,而上述纵隔区域淋巴结接受右侧上、中、下肺叶及左侧下肺叶的淋巴引流,因此淋巴结受累机会增加。以不融合多见,大部分受累淋巴结的边缘光滑、清楚,周围脂肪间隙可清晰可模糊;融合少见,破溃时,边缘模糊,与周围组织分界不清,容易累及邻近支气管,形成支气管淋巴结瘘。MRI平扫大部分信号不均匀。结核肉芽肿部分 T_1WI、T_2WI 为稍高信号(图15-1),DWI为高信号,其表观扩散系数(ADC)图表现为稍低或等信号,T_2WI 压脂序列病灶周围脂肪组织为高信号,提示淋巴结周围炎;如病灶中心出现干酪样坏死区则为长 T_1WI、长 T_2WI 信号,ADC图表现为高信号(图15-2)。

MR增强扫描表现形式多样,主要表现为:

1)增强后病灶可呈明显均匀强化,轻中度均匀强化,此时淋巴结以结核性肉芽肿为主,内部暂未发生干酪样坏死灶,此期包膜较完整,边缘清晰,体积一般较小。

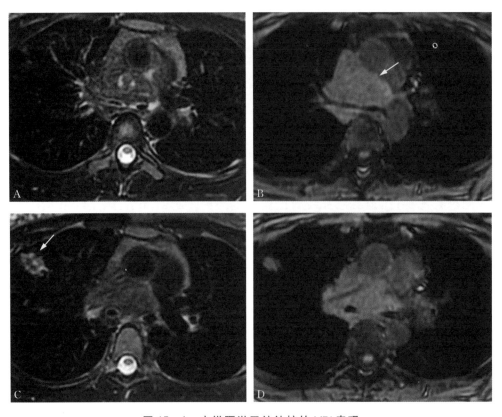

图 15 - 1 中纵隔淋巴结结核的 MRI 表现

注:患者,女性,20 岁,确诊"纵隔淋巴结结核"。A、C.纵隔肿块(箭头)T_2WI 呈等信号;B、D. T_1WI 高信号,另右肺上叶可见一结节(箭头)在 T_2WI 上呈不均匀信号。

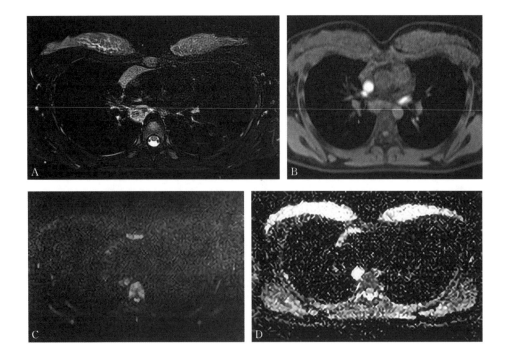

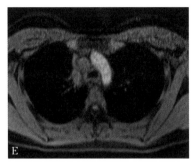
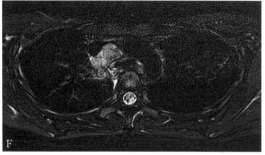

图 15 - 2　纵隔淋巴结结核的 MRI 表现

注:患者,女性,15 岁,诊断为"纵隔淋巴结结核"。A. T_2WI 脂肪抑制序列显示纵隔 7 区见大小约 $1.3\,cm \times 2.4\,cm$ 的不规则形高信号影,内见斑片状低信号影,右侧心包旁可见类椭圆形囊性灶;B. T_1WI 脂肪抑制序列显示病灶呈均匀等信号影;C. DWI($b=1\,000\,s/mm^2$)显示病灶呈稍高信号影;D. ADC 序列显示病灶呈明显高信号影;E、F. T_1WI 和 T_2WI 显示纵隔 4 区可见不规则形 T_1WI 等、T_2WI 稍高信号影。

　　2)周边不规则厚壁环形强化,中心存在点状、结节状或不规则无强化区,周围脂肪间隙尚存在,不规则强化的厚壁主要为结核性肉芽肿,此期周围结核性肉芽肿较多,中心干酪样坏死灶较少,包膜完整,周围脂肪间隙清晰。

　　3)周边薄环状强化或环形细小分隔样强化或边缘结节样强化,中心无强化,周围脂肪间隙基本存在,薄壁环形或分隔强化是由于中心干酪样坏死组织增多,周围结核性肉芽肿减少。

　　4)无明显强化,淋巴结结核病灶内部干酪样液化坏死灶进一步增大,内部及边缘几乎不存在结核性肉芽肿。

　　5)病灶边缘厚壁、薄壁或不规则形强化,且干酪样坏死灶形成的无强化区从病灶中心延伸至病灶外,大部分周围脂肪间隙消失,但病灶未相互融合。无强化区的干酪样坏死物质可破溃到受累淋巴结包膜外,部分病灶可与邻近支气管形成支气管淋巴结瘘。

　　6)病灶边缘厚壁、薄壁或不规则形强化、中心细小分隔状强化、多环重叠性强化、周围脂肪间隙完全消失,多个病灶相互融合成块,内部多发干酪样坏死灶及液化区,而结核性肉芽肿构成病灶边缘厚壁、薄壁或不规则形强化环,内部残存少量纤维组织或新生结核性肉芽组织形成分隔。

　　淋巴结结核常以多种强化形式共同存在为特征,以多环重叠性强化和环形细小分隔样强化最具特点。淋巴结结核之所以存在多种强化形式,主要是因为淋巴结结核为慢性疾病且不同病灶处于不同病理时期,内含的肉芽组织和血管的多少与其分布及淋巴结大小不同密切相关。总之,结核肉芽肿病灶常表现为明显均匀强化,病灶中心合并干酪样坏死灶时则无强化。

15.1.5　诊断要点

　　中青年患者,结核中毒症状,多发淋巴结肿大,病灶直径多<4 cm,好发于前上纵隔淋巴结、气管旁淋巴结、气管支气管淋巴结和隆突下淋巴结等;MR 平扫信号多欠均匀,伴不均匀强化或环形强化,也可有其他多种强化形式。同时合并其他部位结核病变,有助于提示原发性纵隔淋巴结结核的诊断。

15.1.6　鉴别诊断

　　应注意与纵隔淋巴瘤、结节病和转移瘤等鉴别。

（1）淋巴瘤

　　淋巴瘤多见于青壮年,以全身浅表淋巴结肿大、肝脾肿大为临床主要表现,其纵隔及肺门多组淋巴结肿大,肿大淋巴结以融合为主要表现,常融合成片块或斑块状改变并同时侵犯纵隔脂肪、血管及神经组织,邻近血管被融合淋巴结包埋,形成"血管漂浮征""冰冻纵隔",坏死囊变及钙化少见;增强扫描淋巴结多呈中度均匀强化,ADC 图信号明显减低。

（2）结节病

　　结节病为原因不明的全身性非干酪性肉芽肿。其典型表现是两侧肺门淋巴结对称性增大,伴或不伴纵隔淋巴结肿大,呈圆形、卵圆形软组织影,信号均匀,边缘清楚,增强后呈中至高度均匀一致性强化,ADC 图信号与结核相近。

（3）转移性肿瘤

一般有原发肿瘤病史,信号均匀,病灶直径一般较淋巴结结核大,2R 区淋巴结转移明显少于 4R 及 7 区,增强后呈明显均匀或不均匀性强化,部分可呈环形强化,ADC 图信号明显减低。

15.2　结节病

15.2.1　概述

结节病(sarcoidosis)是一种原因不明、免疫介导的以非干酪性上皮样细胞肉芽肿为病理特征的多系统性疾病。根据美国胸科学会(ATS)与欧洲呼吸学会(ERS)对结节病达成的共识,其定义包含了下列要点：①原因不明；②多系统受累,尤以肺、眼、皮肤受损居多；③青年及中年发病；④病理为非干酪性上皮样肉芽肿,排除其他已知原因；⑤免疫特点,皮肤迟发型过敏反应受抑制,病变处 Th1 反应增强。可发生于全身各器官,最常见于胸内淋巴结和肺脏,90％以上有胸部改变,肺门和纵隔淋巴结肿大,是胸内结节病最常见的影像学表现,占 75％～80％。胸内淋巴结肿大又以中纵隔最多见,多发生于主动脉弓旁、上腔静脉后及支气管分叉上下间隙内。女性稍多,男女发病比例约为 1：1.6,非吸烟者高于吸烟者,好发于 20～29 岁及 50 岁以上人群。患者可无症状体征,仅仅是常规体检发现,也可以有各种各样的临床表现,而且由于地域、种族不同,主要的临床表现也不同。

15.2.2　病理

（1）大体病理

灰白色小结节,直径 1.5～3.5 cm。

（2）镜下病理

典型的病变分为中心区或细胞结集区和周边区两部分。中心区由紧密团状的细胞形成肉芽肿性结节,其特征性表现为一种散在的、紧密的、非干酪样坏死性上皮样细胞肉芽肿。上皮细胞肉芽肿由高度分化的单核吞噬细胞(上皮细胞和巨细胞)和淋巴细胞所组成。肉芽肿的中心部分主要由 CD4＋淋巴细胞组成,而 CD8＋淋巴细胞主要出现在周围带。结节样肉芽肿可发生纤维化改变,通常出现在周围部分,随后向中心部位发展。以完全纤维化和/或透明样变化而告终。周边区由圈状的疏松排列的淋巴细胞、单核细胞和成纤维细胞组成。结节可彼此融合,但通常仍保留原有的结节轮廓。可有局灶性凝固样坏死,无干酪样坏死。结节内可见郎格汉斯细胞或多核巨细胞。结节周围淋巴细胞少。在结节间可见无细胞成分的玻璃样变物质。进一步特殊染色均阴性。应注意的是非干酪样肉芽肿不是结节病所特有的,病理上属于非特异度炎症反应,多种疾病均可有此表现。在获得病理诊断后,还应仔细排除其他可能原因,如结核、炎症、真菌、寄生虫、肿瘤、异物(石棉)等,方可考虑结节病。特别是那些有发热或标本有坏死表现的患者,更应重点排查感染因素。病理标本须常规进行抗酸染色、真菌染色及组织培养。应格外关注与结核病的鉴别,当其仅表现为坏死性肉芽肿而非干酪样时,与结节病在病理上有很大的重叠性,即结核亦可表现为无坏死性肉芽肿,而结节病也可出现坏死样表现,仅凭肉芽肿或坏死灶无法区分两者。

15.2.3　临床表现

临床表现差异较大,主要与患者的种族、病程长短、部位、结节病分型、受累器官的多少、受累器官的功能以及疾病的状态有关。胸部是结节病最易累及的器官,约 90％的结节病患者有肺累及,但仅有 40％～60％的患者有呼吸道症状。本病的起病隐匿,早期症状相对较轻甚至无症状,进程缓慢,缺乏特异度。较常见的症状有咳嗽、咳痰、咯血、呼吸困难、发热(低热)、胸痛及气促。晚期患者可见气胸、肺动脉高压等。约半数患者无症状,多因体检时被发现。临床症状与影像学表现不相称是本病的特点之一,如临床症状较轻微或无,而影像学表现胸内淋巴结肿大及肺部有明显异常者,应考虑到本病的可能。在实验室检查方面,由于全身免疫水平降低,结节病的皮肤迟发型变态反应受抑制,对结核菌素实验无或低反应性。血管紧张素转化酶常增高,血管紧张素转化酶主要由上皮细胞肉芽肿分泌,理论上认为,活动期结节病血管紧张素转化酶活性增高,与结节病的肉芽肿性病变有关,为"肉芽肿负荷"的标志物,目前临床研究表明,活动期结节病血管紧张素转化酶升高的阳性率只有 $50\%\sim75\%$。高血钙、高尿钙,可能是受活化巨噬细胞和肉芽肿的影响,结节病的维生素 D_3 代谢异常,导致钙代谢异常。血沉快、碱性磷酸酶增高及血清 γ 球蛋白增高有助于诊断。结节病的确诊基于活检病理发现非干酪样坏死性肉芽肿,并除外其他肉芽肿性疾病。因结节病是多系统受累的疾病,因此获得诊断的方法很多,包括经支气管镜黏膜活检或肺活检、胸腔镜活检、B超或 CT 引导下肺门或纵隔淋巴结穿刺活检、开胸肺活检、皮下结节活检、浅表淋巴结活检等。尽管诊断方法众多,但由于部分患者可能并无症状和体征,临床表现无特异度,从症状发生到确诊的时间可以从 1 个月到 6 年。须注意的是,尽管结节病诊断需要至少 2 个脏器的肉芽肿性炎症来支持,但临床上不必在第 2 个脏器获取病理,而只须有影像学、心电图、肝功能异常或高血/尿钙等支持有其他脏器受累即可。

结节病是否需要治疗主要取决于临床症状、体征、肺功能等多个方面。目前认为治疗的指征有:①累及眼、神经、心脏、肾脏者;②有症状的Ⅱ期(包括Ⅱ期)以上的结节病;③肺功能进行性下降者;④恶性高钙血症。目前,结节病药物治疗首选糖皮质激素(激素),但对于糖皮质激素不敏感或有糖皮质激素治疗禁忌证的患者需要考虑替代用药,如甲氨蝶呤。近2/3的结节病患者病程自限、预后良好,但仍有约 50% 患者存在轻度、永久性器官功能损害,约 10% 呈慢性进行性发展,肺、心脏和中枢神经系统受累是主要死因,死亡率 $1\%\sim4\%$。胸内结节病患者分期越晚、预后越差,早期发现并治疗者治疗效果较好、有利于预后。

15.2.4　MRI 表现

MRI 检查不仅可以显示病变的部位、大小、范围及与邻近结构的关系,而且对本病的诊断也很有价值。结节病以双肺门及中纵隔淋巴结增大最常见,常见的部位为上腔静脉后淋巴结、升主动脉旁淋巴结、支气管分叉部和支气管隆突下淋巴结。纵隔淋巴结增大合并两肺门淋巴结增大视为典型影像学表现,约 46% 的结节病患者具有典型的三联征(左肺门和右肺门淋巴结肿大及右支气管旁淋巴结肿大)。T_1WI 上中等信号,T_2WI 上呈略高信号,信号较均匀,ADC 图表现为稍低或等信号,边界清晰(图 15-3),增强扫描多为中至高度均匀一致性强化。

15.2.5　诊断要点

纵隔淋巴结增大合并两肺门淋巴结增大,肺门淋巴结肿大程度常超过纵隔淋巴结。患者可有干咳、呼吸困难等呼吸道症状和其他非特异度如发热、浅表淋巴结肿大、皮肤损害等临床表现时,经临床检查无结核和肿瘤证据者应高度考虑本病的诊断。

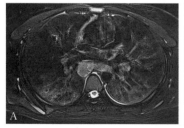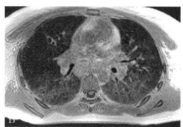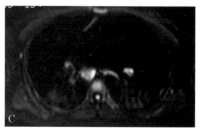

图 15-3　肺结节病的 MRI 表现

注:患者,女性,诊断为"肺结节病"。A. T_2WI 脂肪抑制序列显示双肺内可见散在斑片状、条片状稍高信号影,边缘欠清晰,双侧肺门可见肿大淋巴结影,分布较对称,呈稍高信号影,左侧胸膜腔内可见少量积液;B. T_1WI 序列显示肺内病变呈稍高信号影,双侧肺门肿大淋巴结呈等高信号影;C. DWI 序列显示双肺内见条片状稍高信号影,双侧肺门肿大的淋巴结扩散受限,呈高信号影。

15.2.6　鉴别诊断

应与结核、纵隔淋巴瘤和转移瘤等鉴别。

（1）淋巴结结核

多见于中青年患者，可有结核中毒症状，多发淋巴结肿大，单侧受累多见，信号多欠均匀，环形强化为主，ADC 图信号与结节病相近表现为稍低或等信号。

（2）纵隔淋巴瘤

多见于青壮年，以全身浅表淋巴结肿大、肝脾肿大为临床主要表现，其纵隔及肺门多组淋巴结肿大，且有包绕大血管趋势，易融合成团，不易区分各淋巴结，可坏死或囊变，伴肺门淋巴结肿大时往往不对称，坏死囊变及钙化少见，增强扫描淋巴结均匀强化，ADC 图信号明显减低。

（3）转移性肿瘤

一般有原发肿瘤病史，多位于气管前上腔静脉后、肺门部及气管分叉部，多为一侧性，呈浸润性生长，信号可均匀，增强后呈明显均匀或不均匀性强化，ADC 图信号明显减低。

15.3　淋巴瘤

详见本书第 14 章 14.3 节"淋巴瘤"。

15.4　转移性淋巴结肿大

15.4.1　概述

恶性肿瘤的纵隔淋巴结转移（mediastinal metastasis），其原发肿瘤可以为任何部位的肿瘤，但是以肺癌淋巴结转移最为多见。恶性肿瘤的淋巴结转移包括血行方式和淋巴道方式。肺癌最多见的转移途径是淋巴道，而其他部位恶性肿瘤转移至纵隔淋巴结多为血行方式。转移性淋巴结肿大的具体特点与原发肿瘤部位、大小、病理类型及分化程度等有关。

15.4.2　病理

（1）大体病理

多发性淋巴结肿大，质地坚硬，活动度差，病变淋巴结最大径在 1.3～5.5 cm。

（2）镜下病理

淋巴结转移组织学类型呈多样性，由原发肿瘤组织学类型决定，由于生长迅速，镜下多可见大小不等的坏死区并且其血管分布不均匀，因此坏死区域多为不规则的中心性坏死。

15.4.3　临床表现

转移性淋巴结肿大好发于中老年人，男性居多。其症状与体征、实验室检查等主要与原发肿瘤相关，其次是转移灶邻近结构有无受压。

15.4.4　MRI 表现

淋巴结增大，呈偏心性皮质增厚或淋巴结门消失。T_1WI 多与肌肉等信号，T_2WI 多为稍高信号，坏死区为更高信号，脂肪抑制序列呈高信号。DWI 呈高信号，ADC 低信号，提示扩散受限（图 15-4），可能与转移性淋巴结细胞更密集、更高的核质比及更小的细胞外间隙有关；增强扫描病灶呈明显均匀或不均匀性强化。在良恶性淋巴结肿大鉴别诊断时，DWI 具有较高的敏感度及特异度，有研究发现 DWI 对良恶性淋巴结的鉴别诊断优于 PET/CT。

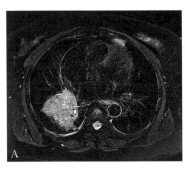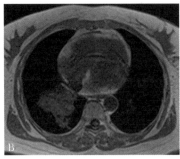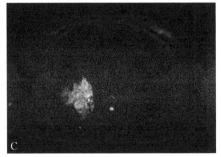

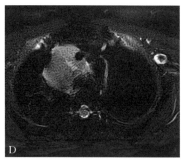 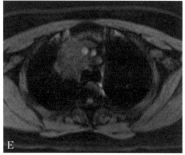 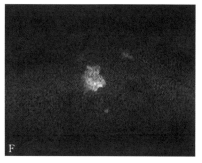

图 15-4　右肺下叶小细胞肺癌伴纵隔淋巴结转移的 MRI 表现

注：患者，女性，53 岁，诊断为"右肺下叶 SCLC 伴纵隔淋巴结转移"。A. T_2WI 脂肪抑制序列显示右肺下叶靠近肺门处见一大小约 5.5 cm×6.8 cm 的孤立性实性肿块影，呈明显高信号，双侧胸膜腔内可见少量积液；B. T_1WI 序列显示病灶呈等信号；C. DWI（b=1 000 s/mm²）显示肿瘤扩散受限而呈高信号；D、E. T_2WI 和 T_1WI 可见纵隔 2R 区淋巴结转移呈 T_2WI 高信号、T_1WI 等信号影，信号较均匀，直径约 3.2 cm×4.3 cm，包绕邻近血管；F. DWI（b=1 000 s/mm²）显示转移性淋巴结扩散受限，呈明显高信号。

15.4.5　诊断要点

原发肿瘤病史，纵隔多发淋巴结肿大并扩散受限，病灶呈明显均匀或不均匀性强化。

15.4.6　鉴别诊断

纵隔淋巴结良恶性鉴别诊断在治疗方式的选择以及预后判断方面具有重要价值，例如术前提示淋巴结转移则限制了治疗方式的选择且提示预后不佳。纵隔淋巴结病变种类较多，应注意与结核、纵隔淋巴瘤和结节病等鉴别。

（1）淋巴结结核

多见于中青年患者，无症状或可有症状，多发淋巴结肿大，信号多欠均匀伴多种环形强化，ADC 图信号较转移性淋巴结肿大高。

（2）纵隔淋巴瘤

多见于青壮年，以全身浅表淋巴结肿大、肝脾肿大为临床主要表现，其纵隔及肺门多组淋巴结肿大，且有包绕大血管趋势，坏死囊变及钙化少见，增强扫描淋巴结均匀强化，ADC 图信号与转移性淋巴结肿大相近。

（3）结节病

两侧肺门淋巴结对称性增大，伴或不伴纵隔淋巴结肿大，呈圆形、卵圆形软组织影，信号均匀，边缘清楚，增强后呈中至高度均匀一致性强

化，ADC 图信号较转移性淋巴结肿大高。

15.4.7　新技术应用拓展

在纵隔淋巴结肿大方面，MR 新技术主要应用于病灶良恶性的鉴别诊断，主要包括 IVIM、DKI、MR 灌注成像（perfusion-weighted imaging，PWI）、MR 波谱（MR spectrum，MRS）及血氧水平依赖（blood oxygen level dependent，BOLD）成像等。IVIM 及 DKI 拥有较 DWI 更加复杂的扩散模型，更能真实地反映病灶内水分子扩散受限等情况，D 值为真性扩散系数，反映了水分子扩散，又称慢扩散；D* 值为假性扩散系数，反映了微循环血流灌注，又称快扩散；f 值为灌注分数，代表 ROI 组织内微循环血流灌注效应占总体扩散效应的容积比率。IVIM 不仅可以生成更多的参数且较 DWI 对病灶的鉴别诊断具有更高的灵敏度和特异度，在 IVIM 的研究中结合 D 和 f 值对良恶性淋巴结的鉴别诊断特异度和诊断准确度分别可达 92.9%、90.1%，优于单独的 ADC 值或其他单独的 IVIM 参数，对于肿瘤的 TNM 分期具有重要价值，从而更好指导临床的诊治，比如术前评价淋巴结未转移，患者可采取手术切除原发病灶并有较好的生存预后。PWI 主要可以反映肿瘤新生血管情况，它不仅可以用于病灶良恶性的鉴别，同时还能反映治疗及预后。MPS 主要用于反映病灶

组织微环境代谢情况。BOLD 成像可以反映病灶
内是否处于乏氧状态。

（萧　毅　于　晶　汪建华）

主要参考文献

［1］刘小琴,丁晶晶,张英为,等.94 例结节病临床影像及
病理特征分析［J］.临床肺科杂志,2019,24（3）:
487－490.

［2］罗家友,华峰,王斌,等.32 例纵隔淋巴结结核诊治分
析［J］.中国医师杂志,2017,19（7）:1083－1085.

［3］施举红,许文兵,张竹花,等.肺结节病 46 例病理及
胸部 CT 特征［J］.中华结核和呼吸杂志,2007,30
（8）:561－564.

［4］谢汝明,周新华,马大庆,等.成人纵隔淋巴结结核
CT 增强表现及其病理对照观察［J］.中华放射学杂
志,2005,39（6）:641－645.

［5］BRONCANO J, ALVARADO-BENAVIDES A M,
BHALLA S, et al. Role of advanced magnetic
resonance imaging in the assessment of malignancies of
the mediastinum ［J］. World J Radiol, 2019, 11
（3）:27.

［6］QI L P, CHEN K N, ZHOU X J, et al. Conventional
MRI to detect the differences between mass-like
tuberculosis and lung cancer ［J］. J Thorac Dis, 2018,
10（10）:5673.

［7］QI L P, YAN W P, CHEN K N, et al. Discrimination
of malignant versus benign mediastinal lymph nodes
using diffusion MRI with an IVIM model ［J］. Eur

Radiol, 2018,28（3）:1301－1309.

［8］RAZEK A A K A, ELKAMMARY S, ELMORSY A
S, et al. Characterization of mediastinal lymphadenopa-
thy with diffusion-weighted imaging ［J］. Magn Reson
Imaging, 2011,29（2）:167－172.

［9］RAZEK A A K A, GABALLA G, ELASHRY R, et
al. Diffusion-weighted MR imaging of mediastinal
lymphadenopathy in children ［J］. Jpn J Radiol, 2015,
33（8）:449－454.

［10］TAKENAKA D, OHNO Y, HATABU H, et al.
Differentiation of metastatic versus non-metastatic
mediastinal lymph nodes in patients with non-small cell
lung cancer using respiratory-triggered short inversion
time inversion recovery（STIR）turbo spin-echo MR
imaging ［J］. Eur J Radiol, 2002,44（3）:216－224.

［11］USUDA K, SAGAWA M, MOTONO N, et al.
Advantages of diffusion-weighted imaging over positron
emission tomography-computed tomography in
assessment of hilar and mediastinal lymph node in lung
cancer ［J］. Ann Surg Oncol, 2013,20（5）:1676－
1683.

［12］YEH D W, LEE K S, HAN J, et al. Mediastinal
nodes in patients with non-small cell lung cancer: MRI
findings with PET/CT and pathologic correlation
［J］. Am J Roentgenol, 2009,193（3）:813－821.

［13］YOUSSEF H A A, ELZORKANY M A, HUSSEIN S
A, et al. Evaluation of mediastinal lymphadenopathy
by diffusion weighted MRI: correlation with histopatho-
logical results ［J］. Adv Respir Med, 2019,87（3）:
175－183.

16 后纵隔病变

16.1 神经源性肿瘤
    16.1.1 神经鞘瘤和神经纤维瘤
    16.1.2 恶性外周神经鞘瘤
    16.1.3 起源于交感神经节的肿瘤
    16.1.4 副交感神经节瘤
16.2 神经管原肠囊肿
    16.2.1 概述
    16.2.2 临床表现

16.2.3 MRI 表现
16.2.4 诊断要点
16.2.5 鉴别诊断
16.3 髓外造血
    16.3.1 概述
    16.3.2 病理
    16.3.3 临床表现
    16.3.4 MRI 表现
    16.3.5 诊断要点
    16.3.6 鉴别诊断

16.1 神经源性肿瘤

神经源性肿瘤是最常见的后纵隔肿瘤性病变,约90%发生于后纵隔,约占后纵隔原发性肿瘤的75%,占成人原发性纵隔肿瘤的9%～20%,儿童的29%～35%。根据组织学起源,此病可分为三类:①起源于外周神经和神经鞘,包括神经鞘瘤、神经纤维瘤和恶性外周神经鞘瘤;②起源于交感神经节,包括神经母细胞瘤、节神经母细胞瘤、节细胞神经瘤;③起源于副交感神经节,包括副交感神经节瘤和化学感受器瘤。70%～80%神经源性肿瘤是良性的,神经鞘瘤常见于成人,交感神经节瘤常见于儿童。不同肿瘤的平均诊断年龄:神经母细胞瘤5.8岁,节神经母细胞瘤8.4岁,节细胞神经瘤19.6岁,神经纤维瘤29.7岁,神经鞘瘤38岁。

16.1.1 神经鞘瘤和神经纤维瘤

(1)概述

神经鞘瘤和神经纤维瘤是最常见的纵隔神经源性肿瘤,常起源于肋间神经,少数起源于迷走神经、膈神经或喉返神经,属良性、缓慢生长的肿瘤。神经鞘瘤由胶原基质中的神经膜细胞构成,内无神经穿过。神经纤维瘤起源于神经,并且神经纤维分散于整个病变。

(2)病理

1)大体病理:神经鞘瘤大体观呈圆形或椭圆形,无包膜,切面呈棕黄色或灰白色,有时呈囊性,充满水样液体或部分为出血性。

神经纤维瘤大体观呈圆形或椭圆形,常有包膜,质地均匀,无囊变、出血及黄瘤区,可见钙化。

2)镜下病理:根据神经鞘瘤肿瘤细胞的形态

和空间排列,可发现两种类型的组织,即 Antoni A 型和 Antoni B 型。Antoni A 型由紧密排列的纺锤细胞构成,具有苍白的胞质,细胞核排成一列,被清晰的透明质带状结构分隔,这一生长方式被称为"Verosay"结节。Antoni B 型通常为少细胞性,质地松散,有黏液及微囊变,融合可形成囊变。肿瘤的血供丰富,钙化罕见。

神经纤维瘤中心区为致密排列的嗜伊红纤维和较多的细胞成分,周边区由松散排列的纤维和丰富的非纤维基质构成。

(3)临床表现

神经鞘瘤和神经纤维瘤好发于 30~40 岁人群,无性别差异。绝大部分患者无临床症状,当肿瘤体积较大对周围结构产生压迫时,患者可出现感觉异常或疼痛等症状。两者极少复发。30%~45%的神经纤维瘤发生于多发性神经纤维瘤患者。多发神经源性肿瘤或单个丛状神经纤维瘤是神经纤维瘤的特征性表现。

(4)MRI 表现

神经鞘瘤和神经纤维瘤均为边界清楚的球形或分叶状肿块,分布于椎旁区或神经走行的区域。椎旁肿瘤可延伸至椎管内,常伴神经孔的扩大。可对周围骨质产生压力性侵蚀或导致肋骨、椎体或神经孔畸形。若为丛状神经纤维瘤,则表现为沿神经分布的广泛的梭形或浸润性肿块。神经鞘瘤可位于椎管内髓外硬膜下(图 16-1),在 MRI 的 T_1WI 多为等或稍高信号,T_2WI 呈明显高信号,若中央坏死则中央信号更高,增强扫描呈不同程度强化,以边缘强化较为常见。神经纤维瘤在 T_1WI 呈中等信号,T_2WI 呈高信号,若外周出现黏液样变性则表现为特征性的外周高中央低信号,增强扫描呈不规则或显著强化。

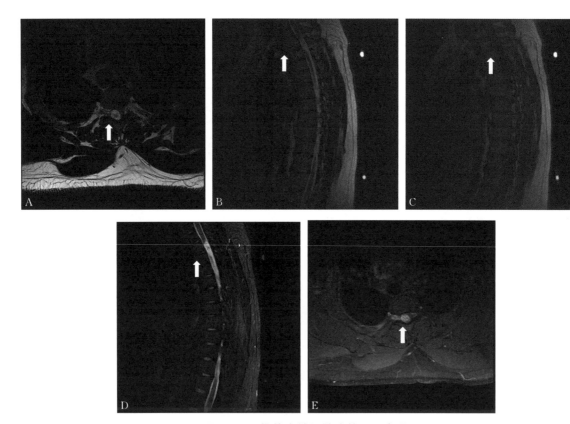

图 16-1 椎管内神经鞘瘤的 MRI 表现

注:A. 横断位 T_2WI;B、C. 矢状位 T_1WI 显示肿瘤为 T_2WI 高信号、T_1WI 低信号,脊髓受压;D. STIR 为高信号;E. 注入对比剂呈明显不均匀强化。

（5）诊断要点

中年人，无特异度临床症状，位于后纵隔椎旁或神经走行区域，可伴有椎间孔扩大，偶可伸入椎管内，呈均匀或不均匀中等或明显强化，提示神经鞘瘤及神经纤维瘤诊断。

（6）鉴别诊断

位于纵隔上部者应与胸内甲状腺鉴别，后者与甲状腺相连，增强扫描明显均匀强化；位于纵隔下部者应与食管囊肿鉴别，后者以囊性为主，不跨越椎间孔，对周围椎体无破坏。

16.1.2　恶性外周神经鞘瘤

（1）概述

恶性外周神经鞘瘤是一种少见的肉瘤，占所有软组织肉瘤的 5%～10%，起源于外周神经、神经鞘膜细胞、神经周细胞或成纤维细胞。可为原发，亦可继发于Ⅰ型神经纤维瘤病。病因不明，但具有放射暴露史的患者发病率上升，且约 50% 的恶性外周神经鞘瘤继发于Ⅰ型神经纤维瘤病。

（2）病理

为交替存在的致密细胞群与黏液组织，这些细胞可呈纺锤状、卵圆形或梭形，轮廓不规则，为局限性或多结节形，常见坏死区，异化可导致出现软骨和上皮成分。

（3）临床表现

恶性外周神经鞘瘤好发于 20～50 岁成年人，20 岁之前者占 10%～20%，偶见发生于 11 个月以下婴儿。临床行为不一，包括根性疼痛、偏瘫及肌无力等。继发于Ⅰ型神经纤维瘤病时常有快速的增长，可伴或不伴疼痛。大部分恶性外周神经鞘瘤发生于大的外周神经，如坐骨神经、臂丛神经或骶丛神经。继发于Ⅰ型神经纤维瘤病的患者 5 年生存率仅为 15%～30%，孤立型为 75%。肿瘤切除后易原位复发，2 年内可转移至肺、肝、皮肤和骨骼。

（4）MRI 表现

位于大的外周神经走行区域，直径一般大于 5 cm，边缘模糊，内部可有出血或坏死，也可有钙化，增强扫描呈中等强化。可侵犯纵隔组织和邻近胸壁。肺为最常见的血行转移部位，淋巴结转移少见。

（5）诊断要点

常继发于Ⅰ型神经纤维瘤病患者。表现为上肢、下肢近端或躯干深部的肿块，直径常大于 5 cm，浸润性生长，可有出血或坏死，增强扫描呈轻中度强化。

（6）鉴别诊断

恶性外周神经鞘瘤与良性神经鞘瘤在影像表现上可非常相似，故有时鉴别较困难。下列征象和表现对诊断有帮助：直径较大，内部结构质地不均，脂肪间隙受侵，骨质破坏，胸腔积液及淋巴结受侵，远处转移。

16.1.3　起源于交感神经节的肿瘤

（1）概述

起源于交感神经节的肿瘤包括节细胞神经瘤、节神经母细胞瘤和神经母细胞瘤。节细胞神经瘤和节神经母细胞瘤主要起源于后纵隔的交感神经节，神经母细胞瘤 30% 以上起源于后纵隔，50% 起源于肾上腺。节细胞神经瘤是最多见的起源于交感神经节良性肿瘤，节神经母细胞瘤属中等恶性，神经母细胞瘤恶性程度最高。

（2）病理

节细胞神经瘤常较大，有包膜，切面呈浅黄褐色和细小梁状，由有 Nissl 颗粒的神经节细胞和成熟基质组成。节神经母细胞瘤由不同比例的成熟神经节细胞和不成熟神经母细胞构成。神经母细胞瘤常较大，有包膜，质软，切面有出血区，分化可好可差，基本由神经母细胞构成。

（3）临床表现

节细胞神经瘤的分布年龄较广，从 1 岁至 50 岁均有发生，无性别偏好。虽然肿瘤较大，但一半患者是无症状的，若出现临床症状，则与肿瘤的占位效应或椎管内延伸有关。节神经母细胞瘤基本累及 10 岁以下儿童，无性别偏好，临床症状一般与肿瘤占位效应、椎管内延伸、局部侵犯、广泛转移有关。90% 神经母细胞瘤发生于 5 岁以下儿童，发病率男性为女性的 1.3～2 倍。2/3 的患者有临床症状，多与远处转移有关。患者可出现疼痛、呼吸窘迫等全身症状和 Horner 综合征、共济失调等神经功能损害。90％的神经母细胞瘤患者伴有血浆儿茶酚胺和血管活性肠肽的升高,导致患者出现高血压、潮红和顽固性水样腹泻等症状。

（4）MRI表现

节细胞神经瘤（图16－2）表现为边界清楚的椭圆形或腊肠形的肿块,宽基底,中心与椎体相对,可跨越3～5个椎体或更大,可能会产生脊柱侧凸和移位,以及邻近骨骼的良性压力性吸收侵蚀。T_1WI呈低或中等信号,常呈螺纹样改变,T_2WI呈不均匀高信号,增强扫描早期不强化,呈渐进性轻度或中度不均匀强化。T_2WI的信号表现和强化方式是由于肿瘤是由黏液样物质和相对较少的神经节细胞组成。极少数文献报道肿瘤内见脂肪成分,这可能是肿瘤自发退变导致纵隔内脂肪继发浸润所致。

节神经母细胞瘤和神经母细胞瘤在MRI表现上有许多相似之处。两者在T_1WI上均表现为相对低信号,T_2WI上呈不均匀高信号,可有出血及囊变,增强扫描呈渐进性不均匀强化。30％的神经母细胞瘤可出现不同形状的钙化,CT显示更清楚。节神经母细胞瘤可有部分包膜,边界清楚,可为球形肿块,也可为小的细长的腊肠形肿块。神经母细胞瘤无包膜,形态不规则,可有椎管内延伸、对周围组织的侵犯、包绕血管等表现。间碘苄胍（MIBG）核素显像对交感神经来源肿瘤具有一定特异度,故可用于检测幼儿原发性和转移性神经母细胞瘤。

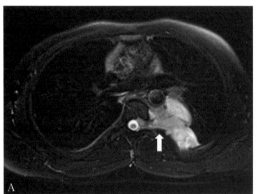
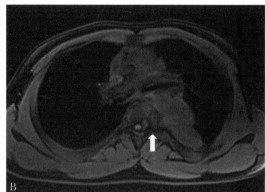
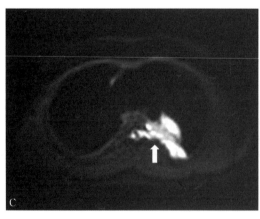
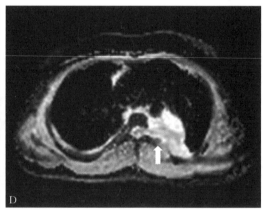

图16－2　左后纵隔节细胞神经瘤的 MRI 表现

注：A. 横断位 T_2WI 显示肿瘤呈混杂高信号；B. T_1WI 呈稍低信号；C. DWI 信号增高；D. ADC 图信号无明显减低,病灶局部包绕降主动脉,局部伸入椎间孔,邻近肋骨变粗。

（5）诊断要点

患者多为儿童，可无明显临床症状，影像表现为位于后纵隔椎旁的软组织肿块，边界清楚，对周围结构产生推压性或侵犯改变，可有椎管内延伸，内部信号均匀或不均匀，增强后呈渐进性轻度强化。

（6）鉴别诊断

本病发病年龄较小，病灶多见于后纵隔，可见椎间孔扩大或邻近椎体破坏等特点，不难作出诊断。常需与其鉴别的有：①椎旁囊肿，多为梭形，中心为液化区，周围为纤维组织的壁，再结合其他特征性表现不难鉴别。②脑脊膜膨出，有先天性脊椎畸形，结合病变与脊柱的关系及其内部密度不难鉴别。

16.1.4　副交感神经节瘤

（1）概述

副神经节瘤是一组起源于交感或副交感神经的副神经节细胞的罕见肿瘤，按主细胞对铬盐的反应分为嗜铬性副神经节瘤和非嗜铬性副神经节瘤。嗜铬性副神经节瘤90%起源于肾上腺，10%起源于肾上腺外，主要为主动脉旁、肾门旁、膀胱等，常为有功能性。非嗜铬性副神经节瘤在头颈、胸腔、椎管、腹部等多个部位均可发生，常为无功能性。发生在纵隔者约占纵隔神经源性肿瘤的

4%，主要发生在主动脉弓和脊柱旁区域。

（2）病理

大体病理表现为卵圆形、略呈分叶状、有弹性的肿块，表面光滑。包膜往往不完整，可有局部浸润。切面灰红至棕红色，血管非常丰富。

镜下病理表现为由排列呈巢状的上皮样主细胞构成，被丰富而扩张呈血窦状的纤维血管性间质分隔。巢的周边部可有支持细胞，神经纤维难以查见。

（3）临床表现

纵隔副神经节瘤见于任何年龄，男女发病无差异。多表现为前或后纵隔肿块，较少为中纵隔肿块，表现为与儿茶酚胺分泌过多有关的症状，如高血压、头痛等，也可表现为与肿瘤占位效应有关的症状，如胸痛或背痛、咳嗽、声音嘶哑、呼吸困难等。

（4）MRI表现

表现为主肺动脉窗或后纵隔等典型部位的软组织肿块（图16-3），边界清楚，T_1WI呈中等信号，T_2WI呈高信号，肿瘤体积较小时信号较均匀，体积较大时可出现坏死导致信号不均匀，增强扫描呈明显强化。

（5）诊断要点

位于纵隔主动脉旁或脊柱旁的软组织肿块，边界清楚，可有坏死，增强扫描呈明显强化。

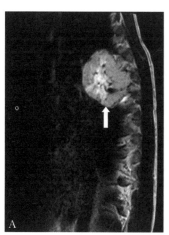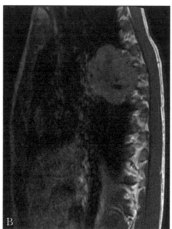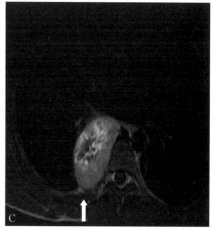

图 16-3　右后纵隔副交感神经节瘤的 MRI 表现

注：A. 横断位 T2WI 显示肿瘤呈高信号；B. T1WI 呈中等信号；C. 增强扫描呈明显不均匀强化，中央见坏死无强化区。

（6）鉴别诊断

应注意与转移性肿瘤（如肾癌、甲状腺癌）、主动脉瘤、原发性神经源性或气管源性肿瘤鉴别。转移性肿瘤应注意询问病史。主动脉瘤表现为主动脉管径增宽，管壁可有钙化或软斑，强化方式与动脉血管一致。原发性神经源性肿瘤结合患者年龄、病灶位置和强化方式，不难作出鉴别。气管源性肿瘤与气管关系密切，病灶主体位于气管内，临床症状包括咳嗽、声音嘶哑、呼吸困难等，必要时行纤维支气管镜活检可明确。

16.2 神经管原肠囊肿

16.2.1 概述

神经管原肠囊肿是很少见的先天性畸形，由于胚胎早期内胚层与脊索的不完全分离发育而形成，占所有纵隔囊肿的 2%～5%。90% 以上的神经管原肠囊肿位于后纵隔，囊肿壁包含肠道和神经组织，囊肿常有一蒂（闭塞纤维索或可通的管道）与脊膜相通。

16.2.2 临床表现

几乎所有的神经管原肠囊肿均在 1 岁左右被诊断，患儿常表现为气管支气管压迫症状，如呼吸困难、喘鸣和持续咳嗽，偶尔也可无临床症状。

16.2.3 MRI 表现

囊肿位于后纵隔脊柱旁，壁薄，呈圆形或椭圆形，轮廓清楚光滑，T_1WI 呈低信号，T_2WI 呈明显高信号，囊液信号均匀，增强后囊肿无强化。囊肿可与椎管相通，与脊膜附着处通常有明显的椎体畸形。患儿可合并肠重复及肠系膜囊肿。

16.2.4 诊断要点

婴儿，有气管支气管压迫症状，影像表现为后纵隔脊柱旁囊性灶，壁薄，无强化，与脊膜附着处常有椎体异常，如椎体融合异常、脊柱裂、脊柱侧凸和 Klippel-Fell 综合征，亦可与椎管相通，提示神经管原肠囊肿。

16.2.5 鉴别诊断

应与支气管囊肿、重复囊肿和脊膜膨出等鉴别，结合患者发病年龄、病灶位置和脊柱的相关改变可予以鉴别。

16.3 髓外造血

16.3.1 概述

髓外异位造血组织增生，又称髓外造血，是由于慢性贫血（溶血）性疾病或原位造血功能不足引起的骨髓外造血组织增生，系良性病变。原发病多为地中海贫血或遗传性球形红细胞增生症等。髓外造血部位主要见于肝、脾、淋巴结，发生在纵隔者极少见。纵隔脊柱旁骨膜下存在少量具有潜在造血功能的造血组织，在病理状态可因造血功能的需要而过度增生。

16.3.2 病理

大体病理表现为质软，边界清楚，无包膜，切面多呈深红或暗红色。镜下病理表现为结节状肿物内见脂肪组织及大量成群聚集的各阶段幼红、幼粒及巨核细胞。

16.3.3 临床表现

髓外造血好发于 20～89 岁患者，无明显性别差异。80% 以上的患者无明显症状，多为影像检查偶然发现。如发生在椎管附近或硬膜下者可出现脊髓压迫症状，如背部疼痛、下肢无力、麻木甚至瘫痪。罕见症状有胸腔积液、血胸、呼吸衰竭等。治疗方式主要为对原发病的治疗，如出现脊髓压迫时需要手术干预。

16.3.4 MRI 表现

髓外造血（图 16-4）常表现为脊柱旁多发的边界清楚的肿块，单个发生者少，单侧多发或双侧多发均可见，多位于中下纵隔。根据组织的造血活跃程度，MRI 可表现为不同的信号。造血活跃的组织在 T_1WI 及 T_2WI 上均为中等信号，增强扫描呈中等均匀强化。造血不活跃的肿块有两种信号表现,一是由于脂肪成分增多导致 T_1WI 及 T_2WI 均呈为高信号;二是由于铁沉积导致 T_1WI 及 T_2WI 均呈低信号,增强扫描呈中等不均匀强

化。MRI 对显示病灶与脊髓的关系有很大优势,避免压迫脊髓造成不可逆的神经损伤。核素显像及 CT 引导下穿刺可用于不典型病灶,如脊柱旁的单个病灶。

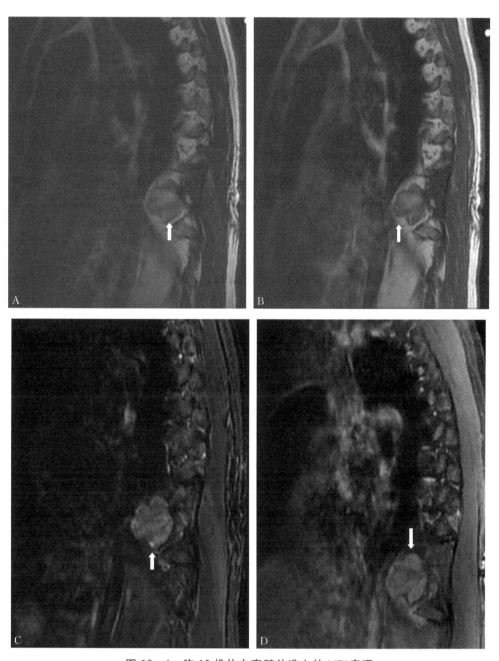

图 16 - 4 胸 10 椎体右旁髓外造血的 MRI 表现

注:A. 矢状位 T_2WI 和 B. T_1WI 呈混杂稍高信号;C. STIR 呈高信号;D. 注入对比剂呈不均匀强化。

16.3.5　诊断要点

有原发慢性贫血或原位造血功能不足的血液病史，影像表现为位于脊椎旁的多发软组织肿块，边界清楚，无侵袭性，增强扫描呈中等强化。若能发现肝、脾或淋巴结等其他部位的相似病变，则更支持髓外造血的诊断。

16.3.6　鉴别诊断

需与神经源性肿瘤及淋巴类肿瘤鉴别。神经源性肿瘤无相关血液病史，多为单侧病变，病灶信号可不均匀，邻近骨质有压迫性骨质吸收或椎间孔增宽等表现。淋巴类肿瘤多发生于中纵隔，病变呈分叶状且互相融合，多合并全身其他部位的淋巴结肿大。

（杨文洁　萧　毅）

主要参考文献

［1］李坤成,卢洁,杜祥颖,等. 全身影像与病理对照-深刻理解疾病［M］.北京:人民军医出版社,2014.

［2］GINZEL A W, KRANSDORF M J, PETERSON J J, et al. Mass-like extramedullary hematopoiesis: imaging features ［J］. Skeletal Radiol, 2012,41(8):911 - 916.

［3］KAWASHIMA A, FISHMAN E K, KUHLMAN J E, et al. CT of posterior mediastinal masses ［J］. Radiographics, 1991,11(6):1045 - 1067.

［4］OCCHIPINTI M, HEIDINGER BH, FRANQUET E, et al. Imaging the posterior mediastinum: a multimodality approach ［J］. Diagn Interv Radiol, 2015,21(4):293 - 306.

［5］RESTREPO CS, ERASO A, OCAZIONEZ D, et al. The diaphragmatic crura and retrocrural space: normal imaging appearance, variants, and pathologic conditions ［J］. Radiographics, 2008, 28(5): 1289 - 1305.

［6］SOHAWON D, LAU KK, LAU T, et al. Extra-medullary haematopoiesis: a pictorial review of its typical and atypical locations ［J］. J Med Imaging Radiation Oncol, 2012,56(5):538 - 544.

［7］STROLLO D C, ROSADO-DE-CHRISTENSON M L, JETT J R. Primary mediastinal tumors: part Ⅱ. Tumors of the middle and posterior mediastinum ［J］. Chest, 1997,112(5):1344 - 1357.

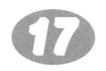

缺血性心脏病

17.1　心肌缺血
　　17.1.1　概述
　　17.1.2　影像学表现
17.2　心肌梗死

17.2.1　急性心肌梗死
17.2.2　陈旧性心肌梗死
17.2.3　心肌梗死并发症
17.3　冠状动脉成像

　　冠心病(coronary heart disease)全称冠状动脉粥样硬化性心脏病,是由于冠状动脉血管发生动脉粥样硬化病变而引起血管腔痉挛、狭窄或阻塞,造成心肌缺血、坏死而导致的一类心脏病。临床表现为体力活动或情绪激动引起的心前区疼痛,呈压榨性,可放射至左臂、手指或肩背部,伴不同程度的憋闷感。据统计,2016年中国城市和农村居民冠心病死亡率继续2012年以来的上升趋势,2016年中国城市居民冠心病死亡率为113.46/10万,农村居民死亡率为118.74/10万。总体上看,农村地区冠心病死亡率略高于城市地区,男性高于女性。冠心病的危险因素诸多,包括高血压、吸烟、血脂异常、糖尿病和肥胖等。MR影像在冠心病诊断与预后判断中发挥了重要作用。

　　心血管MR(cardiovascular magnetic resonance,CMR)是一种无创、无辐射的多参数成像模式,具有较高的空间、时间和组织分辨率,以及视野大、无死角、无声窗限制、无操作者依赖性和任意层面成像等优点。一次成像能够同时评估心脏形态、功能和心肌灌注,结合钆对比剂延迟强化(late gadolinium enhancement,LGE)还可以识别瘢痕组织等。在临床实践指南中,越来越多的证据支持CMR用于冠状动脉疾病(coronary artery disease,CAD)的诊断和处理。

17.1　心肌缺血

17.1.1　概述

　　心肌缺血是冠心病重要的病理生理学阶段,早期识别有助于再血管化适应证的选择,预防心肌梗死。如同核素心肌灌注扫描成像一样,CMR也可以通过血管扩张剂或正性肌力药物负荷来评估潜在的心肌缺血。根据欧洲心脏协会和欧洲心胸外科协会联合颁布的指南,对中高危冠心病风险的患者,负荷MR心肌灌注扫描为Ⅰ类推荐水平和A类证据。

17.1.2　影像学表现

　　负荷MR心肌灌注需首先应用血管扩张剂进行冠状动脉充血诱导,再对钆对比剂通过心肌时有无充盈缺损进行判断。负荷状态下首过灌注时缺血心肌呈低灌注区,表现为心肌信号强度减低或峰值延迟(图17-1)。血管扩张剂有腺苷和双嘧达莫,临床常用的为腺苷,其通过激动A2A和

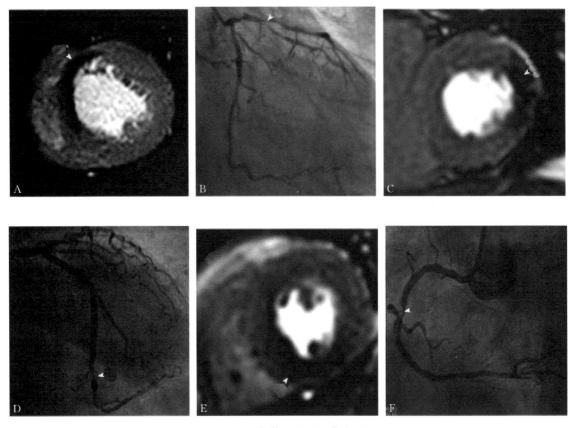

图 17 - 1　负荷 MR 心肌灌注显示

注：A. 前间隔；C. 侧壁；E. 下壁的灌注缺损，分别与冠状动脉造影证实的；B. 前降支；D. 回旋支；F. 右冠状动脉的病变相对应。

A2B 受体使包括冠脉循环在内的血管床扩张。腺苷通过静脉注射给药，注射速度通常为 $140\ \mu g/(kg \cdot min)$，若无血流动力学反应，可以酌情增加剂量。腺苷的主要不良反应包括短暂性心脏阻滞和支气管痉挛。近年来，新兴的选择性 A2A 腺苷受体激动剂瑞加德松（regadenason），经静脉团注法给药，比腺苷不良反应小，已被 FDA 和欧洲药品评价局（The European Agency for the Evaluation of Medicinal Products，EMEA）批准应用于临床。

多个大型临床试验结果表明，负荷 MR 心肌灌注诊断阻塞性 CAD 有高度的准确性。荟萃分析表明，负荷 MR 心肌灌注诊断阻塞性 CAD 的灵敏度为 89%、特异度为 76%。以冠状动脉血流储备分数为金标准，负荷 MR 心肌灌注诊断 CAD 的灵敏度和特异度分别为 90% 和 87%。正性肌力

负荷 CMR 类似于负荷心脏超声，通过不同剂量的多巴酚丁胺诱导，在负荷峰值时可检测局部室壁运动异常，从而将所对应的冠状动脉狭窄识别出来，其优点在于无须应用钆对比剂。荟萃分析显示，多巴酚丁胺负荷 CMR 诊断 CAD 灵敏度为 83%，特异度为 86%。此外，有研究显示，在多巴酚丁胺负荷峰值时行首过灌注成像有望提高冠状动脉中度狭窄的诊断准确性，尤其是对于那些室壁运动异常和左束支阻滞导致收缩不同步的挑战性病例。多中心研究已经证明，多巴酚丁胺负荷 CMR 检查安全性高，但有诱发心律失常的危险，持续性室速、非持续室速和房颤的发生率分别为 0.1%、0.4% 和 1.6%。

目前，腺苷负荷 MR 心肌灌注为 CMR 评估心肌缺血的首选方法，但有血管扩张剂使用禁忌和

肾小球滤过率差或者对钆过敏不能接受钆对比剂的患者,可考虑选择多巴酚丁胺负荷 CMR。

17.2　心肌梗死

17.2.1　急性心肌梗死

（1）概述

心肌缺血会引起一系列顺序发生的病理生理学变化,如心肌水肿、细胞凋亡、坏死、纤维化以及伴随的并发症等。CMR 具有多参数、多序列成像能力,因此能够对心肌损伤的不同病理生理阶段进行在体评估。其他影像学检查如 CT 和超声等只能通过左室射血分数（left ventricular ejection fraction, LVEF）粗略地反映心功能变化。

急性心肌梗死后 1 周是行 CMR 检查的最佳时间,因为该时间点可以相对准确地在体评估可逆性心肌损伤（reversible myocardial injury）、梗死心肌（myocardial infarction, MI）、微血管阻塞（microvascular obstruction, MVO）、心肌内出血（intramyocardial hemorrhage, IMH）等（图 17-2）。

（2）心肌水肿与可挽救心肌

急性心肌梗死时,在缺血级联反应中,水肿心肌代表可逆性心肌损伤。通常水肿区组织 T_2 横向弛豫时间延长,在 T_2 加权序列上表现为高信号,而在 T_2 加权序列上急性心肌梗死区亦表现为高信号,因此通过 T_2 加权能够全面勾画出水肿和梗死区,统称为心梗后心肌危险区（area at risk）。

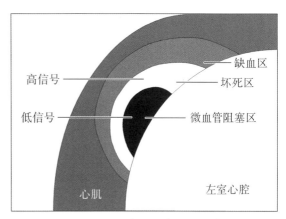

图 17-2　冠心病不同病理生理学阶段所对应的 MR 影像学特点

早期迅速恢复心肌再灌注目的是挽救危险区可逆性损伤的心肌细胞,减少心肌梗死范围。CMR 识别心肌梗死最有效的方法是钆对比剂延迟强化（late gadolinium enhancement, LGE）,因此结合 T_2 加权和 LGE 图像可计算心肌挽救指数（myocardium salvage index, MSI）（图 17-3）。MSI 是指危险区可逆性损害心肌占总危险区的百分比,即 MSI =（AAR－MI）/AAR×100%,AAR, MI 一般以受累心肌占左室心肌质量百分比表示,如图 17-3。

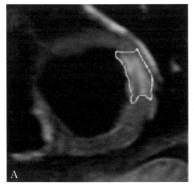
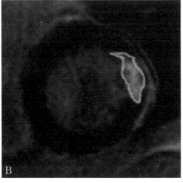
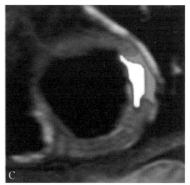

图 17-3　心肌挽救指数的计算

注：A. T_2 加权示左室侧壁危险区总心肌；B. 延迟强化显示相应部位梗死心肌；C. 两者之差为可挽救心肌（蓝色部分）,即危险区总心肌-梗死心肌。

（3）梗死面积

CMR 在体识别心肌梗死需借助钆对比剂。钆对比剂为细胞外大分子螯合物，静脉注射后 10 min 左右通过 LGE 可以将梗死心肌识别出来（图 17-4）。急性心肌梗死时，LGE 主要与细胞膜破裂有关；慢性心肌梗死时，LGE 系因纤维化导致细胞外容积增大所致。钆对比剂因缩短 T_1 弛豫时间导致梗死心肌区呈高信号（白色），而正常心肌则呈低信号（黑色）。值得一提的是，在急性心肌梗死时，LGE 所对应的并非完全是坏死组织。由于心肌水肿的存在，细胞间隙增大，钆对比剂同样也存在晚进迟出的现象，因此梗死周边区亦可能出现强化带，换言之，常规的对比剂延迟强化可能会高估真正的梗死面积，这部分取决于扫描时间的选择。

研究证明，LGE 识别的心肌梗死面积是急性心梗后远期左室收缩功能、重构和临床预后等强有力的预测因子。Kim 等描述急性心肌梗死后等待再血管化的稳定患者中，室壁 LGE 程度可强有力预测收缩功能不全节段的恢复程度，LGE 透壁程度＞75％的节段再血管化后仅 2％的患者（受累＞75％）收缩功能改善。

（4）微血管阻塞

急性心肌梗死时，心肌坏死区域会以波阵面形式从心内膜下向心外膜扩展。在急性梗死核心区，毛细血管内皮细胞坏死，残余的红细胞、炎性细胞、微血栓等阻塞微血管，此外周围心肌细胞坏死与间质水肿压迫微血管，加重微血管阻塞（MVO），这样即使梗死相关动脉快速再通，微血管功能和心肌灌注也不能恢复，这种现象称为"无复流"，MVO 被认为是无复流的重要原因之一。通常急性心梗后 60％患者可见 MVO，48 h 达最高峰，随后逐步恢复，持续存在至少 1 周，甚可长达 1 个月。MVO 将对左心室功能、顺应性和重构等产生严重不良影响，进而导致心力衰竭和心律失常。

CMR 显像可以显示 MVO 的病理改变，MVO 时，钆对比剂注射后 1～3 min 在早期反转恢复图像上呈低灌注区；在 LGE 图像（图 17-5）上梗死核心区内（白色）出现无信号或低信号区域（黑色）。

研究显示，CMR 图像上微血管阻塞程度与梗死面积、心肌水肿、心肌内出血严重程度，及经皮冠状动脉介入治疗（percutaneous coronary intervention，PCI）前的 TIMI 心肌灌注分数、再灌注时间呈正相关。荟萃分析显示，MVO 是心血管联合终点事件和心血管死亡的强有力预测因子，且独立于 LVEF 和梗死面积。

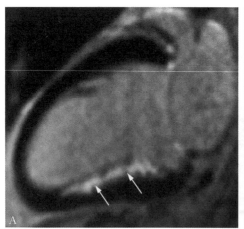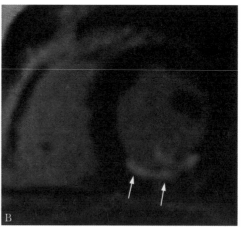

图 17-4　急性心梗的延迟强化

注：左室两腔心（A）、短轴（B）延迟强化显示左室下壁和后内侧乳头肌梗死（箭头所示）。

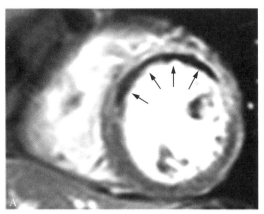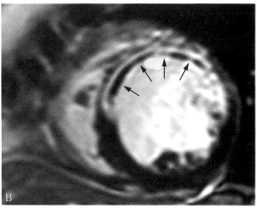

图 17-5　心梗内微血管阻塞

注:左室短轴早期(A)、晚期(B),高信号梗死区域内可见无信号微血管阻塞区(箭头所示)。

(5)心肌内出血

心肌内出血(IMH)系再灌注损伤时,恢复的再灌注血流中红细胞从受损的毛细血管内渗出到心肌细胞外间隙。顺磁性血红蛋白分解产物缩短 T_2 弛豫时间,IMH 在 T_2WI 表现为高信号水肿心肌内出现低信号(图 17-6)。IMH 是心源性死亡和心衰住院强有力的独立预测因子。

IMH 往往伴随着微血管阻塞发生而发生,两者几乎重叠(图 17-6)。通常 MVO 不一定合并出血,但是 IMH 基本都存在 MVO 现象,两者并存临床预后极差。IMH 和 MVO 在 T_2WI 和 LGE 图像均表现为高信号区域内低信号,虽然应用 T_2 映射(mapping)可以进行定量分析,但唯 T_2^* 序列能够将两者区别开来。急性心肌梗死伴 MVO 时,LGE 示高信号区内低信号,T_2 映射示 T_2 值升高,T_2^* 无异常改变;而急性心肌梗死伴心肌内出血时,LGE 示高信号区内低信号,T_2 映射示 T_2 值减低,T_2^* 表现为信号减低或缺失(图 17-7)。

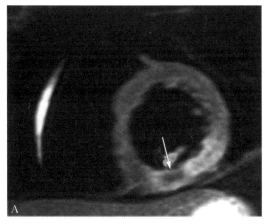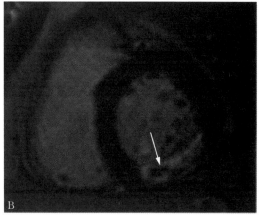

图 17-6　心肌内出血

注:A.T_2WI 显示高信号水肿区内低信号(箭头所示);B.延迟强化显示高信号梗死心肌内低信号(箭头所示)。

Contrast MRI T_2^* mapping T_2^* mapping

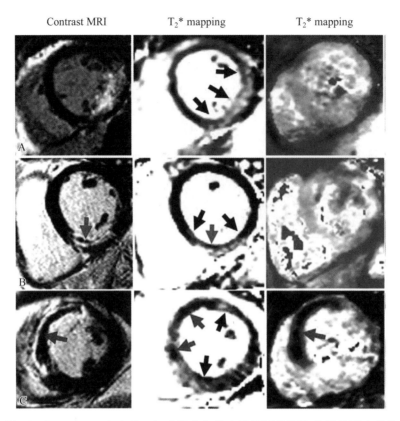

图 17 - 7   LGE、T_2 加权和 T_2^* 成像在急性心肌梗死诊断和鉴别诊断中价值

注：A. 左室侧壁急性心肌梗死。LGE 示高信号，T_2 映射示 T_2 值升高，T_2^* 无异常改变。B. 左室下壁急性心肌梗死伴 MVO。LGE 示高信号区内低信号（箭头所示），T_2 映射示 T_2 值升高，T_2^* 无异常改变。C. 左室前壁急性心肌梗死伴心肌内出血，LGE 示高信号区内低信号（箭头所示），T_2 映射示 T_2 值减低，T_2^* 信号减低或缺失。

17.2.2 陈旧性心肌梗死

心肌梗死病程超过 8 周者称为陈旧性心肌梗死。对比其他检查，CMR 是评估心脏结构与功能的金标准，它能够准确评估陈旧性心梗患者的心腔大小、室壁厚度以及节段和整体运动异常。不仅如此，CMR 结合钆对比剂延迟强化识别心肌梗死后的心肌纤维化，已成为在体检测心肌瘢痕的金标准。缺血性心肌梗死部位与肇事血管所支配的区域相对应，轻则表现为心内膜下强化；严重者则为透壁性强化（图 17 - 8）。这种强化方式有别于其他心肌疾患的表现形式，通常扩张型心肌病表现为室间隔肌壁间线样强化；心肌炎表现为弥漫性斑点状不规则强化；应激性心肌病无明显强化；肥厚型心肌病强化主要发生在肥厚部位或室间隔与游离壁交界处。重要的是，无论纤维化的形式如何，LGE 的存在均与不良心血管事件发生密切相关，与预后呈负相关。大量的临床实践已证实相对于 LVEF，LGE 是心血管疾病预后不良更强的预测因子。

17.2.3 心肌梗死并发症

（1）室壁瘤

室壁瘤是心肌梗死常见的并发症之一，通常分为真性和假性室壁瘤两种。真性室壁瘤瘤壁系坏死的心肌，以纤维瘢痕修复为主；假性室壁瘤是左心室壁破裂后，被外面的心包粘连包裹所致，两者的鉴别要点为室壁瘤的瘤壁是否是心室壁的一部分。CMR 良好的组织特定性有助于两者的诊断和鉴别诊断，钆对比剂延迟强化时真性室壁瘤

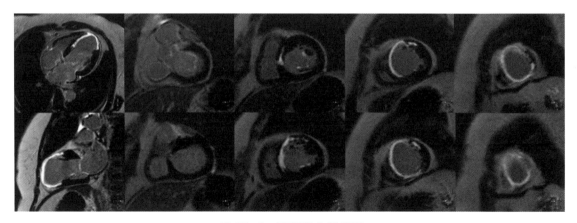

图 17 - 8　陈旧性心肌梗死

注：LGE 表现为在不同扫描层面上心尖部、前壁和前间壁陈旧性心肌梗死的透壁性强化。

的瘤壁表现为透壁性强化，且与正常左室壁相连续，有时候腔内可见附壁血栓（图 17 - 9A），而假性室壁瘤的瘤壁则无明显强化，常常伴有大量血栓形成的影像（图 17 - 9B）。

（2）附壁血栓

附壁血栓易发生在室壁瘤或室壁运动严重障碍毗邻的心腔内，特别是在心尖部或深陷在肌小梁中。CMR 电影结合 LGE 很容易将其识别，特别是在 LGE 图像中，高信号血池内出现无或低信号血块，两者呈良好的对比（17 - 9A、B）。

17.3　冠状动脉成像

目前 CMR 冠状动脉成像能够评估冠状动脉起源异常和冠状动脉扩张或瘤，因此对以冠状动脉扩张为主的疾患如川崎病等可以诊断，但是无法准确评估单支冠状动脉的狭窄。少数单中心研究提示，部分健康志愿者可以获得高质量的图像，进而可以排查冠心病，但是大规模临床应用在技术上仍存在诸多挑战。然而，相比 CT，CMR 冠

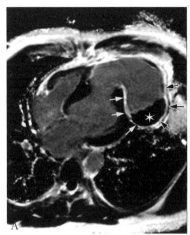
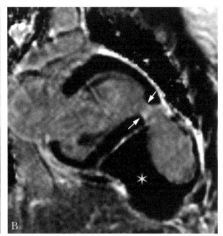

图 17 - 9　真假性室壁瘤对比

注：LGE 分别：A. 真性室壁瘤囊腔壁呈均匀一致的强化（箭头），与正常心室壁相连续，囊腔内无信号团块状影为附壁血栓（星号）；B. 假性室壁瘤囊腔壁无强化，箭头所示为瘤颈破口处，星号为附壁血栓。

脉成像不受钙化影响,而且无电离辐射、亦无须应用对比剂,因此是一种真正的无创和无害检查方法,令人期待(图17-10)。此外,CMR组织学特征也赋予其巨大潜能,CMR多参数成像结合特定性对比剂,通过分子探针和靶点把斑块的组织成分甄别出来,有望建立冠状动脉粥样硬化斑块分子、细胞和组织成像新模式。

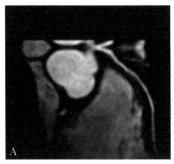 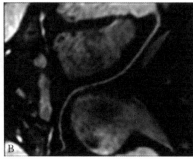 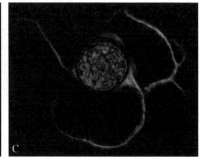

图17-10 CMR冠脉成像

注:A.左冠状动脉前降支;B.右冠状动脉;C.全心冠状动脉重建显示左右冠状动脉管壁光滑,管腔无狭窄。

(赵世华)

主要参考文献

[1] 吴桂贤,吴兆苏,刘军,等.北京部分地区15年心脑血管病死亡率变化趋势[J].中华预防医学杂志,2001,35:98-101.

[2] 吴锡桂.我国人群冠心病流行现况与趋势[J].中国慢性病预防与控制,2003,11(4):190-191.

[3] 赵世华.心血管病MR诊断学[M].北京:人民军医出版社,2011.

[4] 赵冬,吴兆苏,王薇,等.北京地区1984~1997年急性冠心病事件发病率变化趋势(中国MONICA方案的研究)[J].中华心血管病杂志,2000,28(1):14-17.

[5] CARRICK D, HAIG C, AHMED N, et al. Myocardial hemorrhage after acute reperfused ST-segment-elevation myocardial infarction: relation to microvascular obstruction and prognostic significance [J]. Circ Cardiovasc Imaging, 2016,9(1):e004148.

[6] DURANTE A, LARICCHIA A, BENEDETTI G, et al. Identification of high-risk patients after ST-segment-elevation myocardial infarction: comparison between angiographic and magnetic resonance parameters [J]. Circ Cardiovasc Imaging, 2017, 10 (6):

e005841.

[7] FLORIAN VON KNOBELSDORFF-BRENKEN-HOFF, GUENTER PILZ, JEANETTE SCHULZ-MENGER. Representation of cardiovascular magnetic resonance in the AHA/ACC guidelines [J]. J Cardiovas Magn Reson,2017,19:70.

[8] FLORIAN VON KNOBELSDORFF-BRENKEN-HOFF, GUENTER PILZ, JEANETTE SCHULZ-MENGER. Role of cardiovascular magnetic resonance in the guidelines of the European Society of Cardiology [J]. J Cardiovasc Magn Reson,2016,18:6.

[9] MEMBERS ATF, STEG PG, JAMES SK, ATAR D, et al. ESC guidelines for the management of acute myocardial infarction in patients presenting with ST-segment elevation: the task force on the management of ST-segment elevation acute myocardial infarction of the European Society of Cardiology (ESC)[J]. Eur Heart J, 2012,33(20):2569-619.

[10] PAUL M, DONFENG G, RACHEL P. W, et al. Prevalence of physical activity among Chinese adults: results from the international collaborative study of cardiovascular disease in Asia [J]. Am J Public Health, 2005,95(9):1631-1636.

[11] WINDECKER S, KOLH P, ALFONSO F, et, al.

2014 ESC/EACTS guidelines on myocardial revascular-ization: the task force on myocardial revascularization of the European Society of Cardiology (ESC) and the European Association for Cardio-Thoracic Surgery (EACTS) developed with the special contribution of the European Association of Percutaneous Cardiovascular Interventions (EAPCI) [J]. Eur Heart J, 2014, 35 (37):2541 – 619.

18 非缺血心肌病

18.1 扩张型心肌病
　　18.1.1 概述
　　18.1.2 MRI表现
18.2 肥厚型心肌病
　　18.2.1 概述
　　18.2.2 MRI表现
18.3 限制型心肌病
　　18.3.1 概述

18.3.2 MRI表现
18.4 致心律失常性右室型心肌病
　　18.4.1 概述
　　18.4.2 MRI表现
18.5 其他类型心肌病
　　18.5.1 心肌炎
　　18.5.2 应激性心肌病
　　18.5.3 代谢性心肌病

心肌病(cardiomyopathy)是一组异质性心肌疾病,由各种不同原因引起,伴有心肌机械和/或心电活动障碍,常表现为不适当心室肥厚或扩张,可导致心血管死亡或心功能不全。心肌病可分为原发性和继发性心肌病两种,后者心肌的病变系全身多器官病变的一部分,包括浸润性心肌病(淀粉样变性病)、蓄积性疾病(Fabry病,糖原贮积症)、中毒性疾病、神经肌肉型疾病(进行性肌营养不良)等。原发性心肌病系原因不明的心肌疾患,主要分为遗传性心肌病、混合心肌病和获得性心肌病,分别包括肥厚型心肌病(hypertrophic cardiomyopathy,HCM)、限制型心肌病(restrictive cardiomyopathy,RCM)、致心律失常性右室型心肌病(arrhythmogenic right ventricular cardiomyopathy,ARVC);扩张型心肌病(dilated cardiomyopathy,DCM)、炎症性心肌病(inflammatory cardiomyopathy)、应激性心肌病等。在西方国家,DCM、HCM和ARVC发病率分别达到400/10万、200/10万、(2~10)/10万。心肌

病主要累及心肌组织,因此CT和超声心动图诊断价值有限,而CMR组织特征性好,不仅能提供射血分数、室腔容积等心功能参数,而且延迟强化可以定量识别心肌纤维化,进一步基于T_1映射序列的初始T_1和细胞外容积(ECV)值还能早期识别心肌组织特征变化。近年来CMR对于心肌病的病因诊断、危险分层及预后评估具有独特价值,已成为心肌病最理想的无创检查手段。

18.1 扩张型心肌病

18.1.1 概述

扩张性心肌病(DCM)起病缓慢,可在任何年龄发病,以30~50岁多见。DCM以左心室或双侧心室腔扩张,以及室壁运动功能减低等改变为主。病理多见弥漫性心肌细胞萎缩,代偿性心肌细胞肥大和不同程度间质纤维化。以中年人居多。起病多缓慢,有时可达10年以上。症状以

充血性心力衰竭为主,气短和乏力最为常见。心电图可见广泛 ST-T 段改变,各导联低电压有时候可见病理性Q波。

18.1.2 MRI 表现

(1) 心室腔扩大与室壁变薄

左室扩大是扩张型心肌病的最常见征象(图18-1),常合并不同程度的左房增大,右房室正常或轻度扩大。典型者左室壁普遍变薄,严重者左室壁厚度仅数毫米。与冠心病不同,冠心病主要表现为与冠状动脉供血区域相对应的节段性室壁变薄,左室前壁和心尖部为最常见的受累部位,而 DCM 则表现为左室各节段普遍变薄。

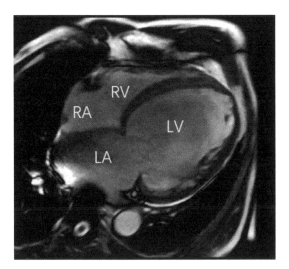

图 18-1 扩张型心肌病 True FISP 电影序列——左室舒张末期

注:True FISP 电影,四腔心切面,左心室舒张末期,左心房(LA)、左心室(LV)明显扩张,左室壁普遍变薄,右心房(RA)及右心室(RV)内径大致正常。

(2) 心室整体运动功能降低

MR 电影能定量评价心功能,包括射血分数(EF)值、心排血量、心室容积、室壁运动、心肌质量等参数。DCM 时左心室收缩功能显著降低,左心室 EF 值常低于 40%,严重者可达 20% 以下(图18-2)。通常正常人左心室各节段心肌收缩增厚率不同,表现为从基底段至心尖室壁增厚率逐渐增加,而 DCM 患者丧失了该特点,表现为左

心室壁增厚率梯度消失。线条或网格标记的电影(tagging)可以更加清晰显示各个节段室壁运动的情况,日趋完善的室壁应变技术有望发挥进一步的诊断价值。

(3) 心肌灌注与对比剂延迟强化

DCM 患者心肌首过灌注常无异常,但 LGE 常提示有室间隔壁间强化(图18-3)。

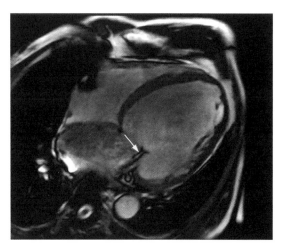

图 18-2 扩张型心肌病 True FISP 电影序列——左室收缩末期

注:True FISP 电影,同一位置左室收缩末期,左心室各节段收缩运动普遍减弱,二尖瓣环扩大,左心房区可见反流(箭头所示)信号。

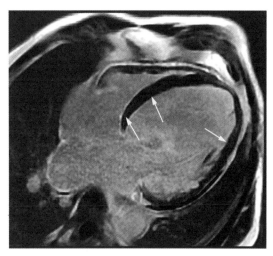

图 18-3 扩张型心肌病 PSIR T_1WI

注:PSIR T_1WI,四腔心切面,室间隔及左室侧壁近心尖部心肌壁内细线状高信号(箭头所示),提示心肌纤维化。

18.2　肥厚型心肌病

18.2.1　概述

　　HCM 以心肌肥厚为主,左室壁多见,室间隔为其好发部位,但可累及左室壁任何节段包括心尖部。正常情况下室间隔较其他各壁略厚,但比值小于 1.3∶1,若≥1.5 则可诊断为 HCM。基底段室间隔高度肥厚并向左室腔内突出,收缩时引起左室流出道梗阻者,称为梗阻性肥厚型心肌病,旧称特发性主动脉瓣下狭窄,2/3 的患者伴二尖瓣关闭不全。HCM 冠状动脉正常,但显微镜下可见心肌细胞排列紊乱,细胞核畸形,肌纤维排列紊乱,常伴间质纤维增生。随着年龄增长,症状逐渐明显,主要表现为胸部不适,有时候有类似心绞痛症状,心电图可见 ST - T 段改变,异常 Q 波等。

18.2.2　MRI 表现

　　（1）直接征象

　　1）心肌肥厚和左室腔相对缩小:要特别指出的是,HCM 与高血压所致心肌肥厚不同,前者为非对称性肥厚（图 18 - 4）,后者是各节段心肌相对均匀一致性肥厚。

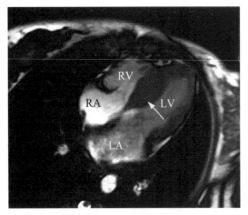

图 18 - 4　肥厚型心肌病 True FISP 电影序列——四腔心切面

　　注:True FISP 电影序列,四腔心切面,室间隔明显增厚（箭头所示）,左室腔变小。RV,右心室;RA,右心房;LV,左心室;LA,左心房。

　　2）运动异常:肥厚心肌收缩及舒张运动均不同于正常心肌。舒张期双室的峰值充盈率降低、峰值充盈时间延长,收缩期受累心肌增厚率降低,采用心肌 tagging 技术则更能直观地显示正常与受累心肌的异同。基底段室间隔肥厚常引起左室流出道狭窄,可见 Sam 征,在左室流出道（LVOT）切面可观察到左室收缩期主动脉瓣下高速血流信号（图 18 - 5）。采用流速编码技术（velocity coding, VEC）,可定性定量地评价梗阻程度,计算压差。

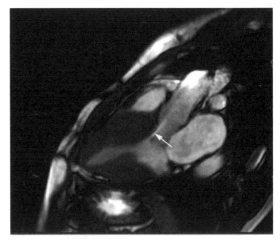

图 18 - 5　肥厚型心肌病 True FISP 电影序列——LVOT 切面

　　注:True FISP 电影,LVOT 切面,左室流出道明显变窄,收缩期可见主动脉瓣下高速血流信号（箭头所示）。

　　3）心肌信号异常:对比剂延迟增强扫描后肥厚心肌壁内常表现为点片状或者晕状强化（图 18 - 6）,可能与肥厚所致心肌缺血和心肌纤维化有关。国内外研究均显示强化程度和预后密切相关,强化越重,预后越差。

　　（2）间接征象

　　梗阻性肥厚型心肌病常引起二尖瓣前叶活动异常,导致二尖瓣关闭不全。SE 序列表现为左房增大,左室长轴四腔心切面或两腔心切面电影收缩期可见反流信号。VEC 电影结合心功能分析可定性及定量测量反流程度（图 18 - 7）。

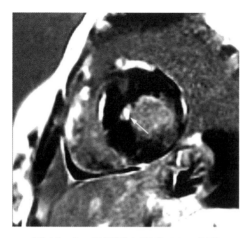

图 18-6 肥厚型心肌病 PSIR 序列

注:PSIR 序列,对比剂延迟增强扫描示异常肥厚的室间隔心肌壁内出现多发斑片状强化(箭头所示)。

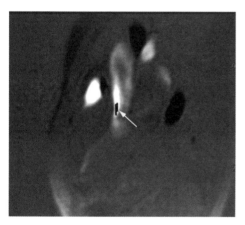

图 18-7 肥厚型心肌病平面内相位对比电影

注:平面内相位对比电影(phase contrast cine, PC cine),LVOT 切面,LVOT 明显变窄并可见高速喷射血流(箭头所示)。

18.3 限制型心肌病

18.3.1 概述

RCM 依据受累心室可将 RCM 分为三型,即右心室型、左室型及双室型,以右心室型最常见,主要累及心室流入道与心尖,严重者流入道短缩、心尖闭塞,致房室瓣反流,双房高度扩大。RCM 患者主要为心室舒张功能障碍,顺应性降低,引起类似缩窄性心包炎的病理生理变化。乏力、呼吸

困难和运动耐力下降是限制性心肌病的常见症状。心电图可出现异常 P 波、心房颤动等。

18.3.2 MRI 表现

(1) 受累心室舒张受限

SE 序列及电影序列扫描可见受累心室流入道短缩,心腔缩小,舒张受限(图 18-8)。右心室受累时右心室流出道扩张,常合并不同程度的房室瓣反流(图 18-9)。

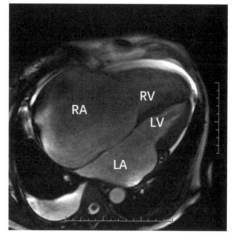

图 18-8 限制型心肌病 True FISP 电影序列——舒张末期

注:True FISP 电影序列,四腔心切面,舒张末期,右心房(RA)显著扩张。

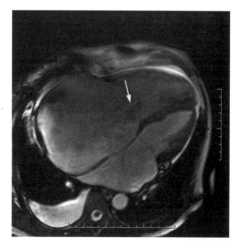

图 18-9 限制型心肌病 True FISP 电影序列——收缩期

注:True FISP 电影序列,四腔心切面,收缩期右房室瓣关闭不全,可见血流反流信号(箭头所示)。

（2）心房高度扩大

RCM患者因受累心室舒张功能受累致心房血流回流受阻，导致心房明显增大，右心房扩大尤其明显，常伴上下腔静脉扩张。限制型心肌病可合并心包或胸腔积液，但无心包增厚，据此可与缩窄性心包炎相鉴别。

18.4 致心律失常性右室型心肌病

18.4.1 概述

ARVC的病理特征为心肌被脂肪和/或纤维脂肪所替代，严重者可全层替代，心肌变薄，呈"羊皮纸样"改变。右心室受累为主，但晚期左室亦可受累。临床上ARVC一般分4期：第一期为隐匿期，患者无明显症状，但有猝死可能，常于剧烈运动时发生，几乎无形态学改变。第二期为症状明显期，临床上以心律失常为主要表现，形态学表现为较明显的右心室形态与功能异常。第三期为右心室受累加重期，表现为右心室整体收缩功能异常，右心功能衰竭，但无明显左室受累。第四期为双室受累期，为疾病的晚期，形态及功能类似扩张型心肌病的改变。

18.4.2 MRI表现

（1）心肌脂肪和/或纤维脂肪浸润

正常人随着年龄的增长，心包下特别是右心室游离壁可有脂肪沉积，但ARVC患者，脂肪沉积严重并向心肌壁内浸润，以右心室游离壁及右心室流出道最为典型，在T_1WI及T_2WI上表现为特征性的脂肪高信号，且可被抑脂序列所抑制（图18-10）。纤维组织在T_1WI及T_2WI上均为低信号或无信号，但对比剂延迟增强扫描则出现强化（图18-13）。晚期患者双室受累，左室壁内有时亦可见高信号强化带（图18-12）。指出的是，由于正常右心室壁薄，加上心外膜下脂肪的干扰，因此脂肪和/或纤维脂肪浸润的征象有时很难鉴别，因此并非是本病诊断的不可缺少条件。

（2）右心室腔扩大

早期仅见右心室流出道扩张，变薄（<2 mm），

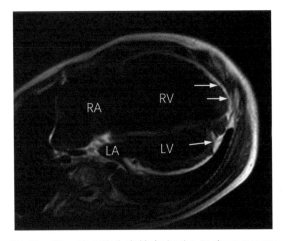

图18-10 致心律失常性右室型心肌病 TSE T_1WI

注：TSE T_1WI，四腔心切面，右室游离壁、心尖及左室侧壁近心尖处心肌广泛脂肪浸润（箭头），右室腔轻度扩大。RA，右心房；RV，右心室；LA，左心房；LV，左心室。

右心室心尖部肌小梁粗大；晚期右心室腔显著扩张，壁薄，严重者呈"羊皮纸"样改变（图18-11、18-12、18-13）。

（3）室壁运动功能异常

早期仅表现为右室部分节段运动异常，如右心室壁、流出道局部呈小室壁瘤样改变，但右心室整体收缩及舒张功能大致正常。晚期则表现为右心功能不全，严重者伴有左心室扩张及收缩运动降低（图18-12）。

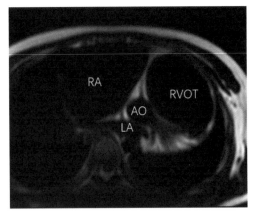

图18-11 致心律失常性右室型心肌病 HASTE序列

注：HASTE序列，右室流出道（right ventricular outlet，RVOT）横轴面，RVOT明显增宽，肌壁变薄，局部可见脂肪样高信号浸润影，RVOT与升主动脉（AO）根部内径之比>2∶1。

（4）其他

要特别指出的是,极少数 ARVC 患者右心室受累较轻,甚至无明显阳性发现,而突出表现为左室形态及功能异常,有的学者将其称为致心律不齐性左室型心肌病。

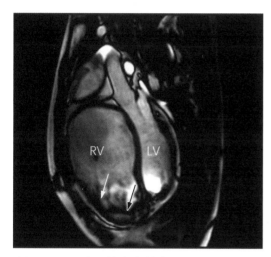

图 18-12　致心律失常性右室型心肌病 True FISP 电影序列

注:True FISP 电影序列,左室流出道切面,右室收缩期,右室(RV)腔扩大,右室收缩功能减弱,心尖部收缩末期可见局限性膨隆(箭头所示),呈小室壁瘤样改变。

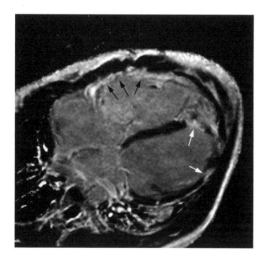

图 18-13　致心律失常性右室型心肌病 PSIR T₁WI

注:PSIR T₁WI,四腔心切面,右室游离壁弥漫性强化(黑色箭头),室间隔远段及左室心尖部亦可见片状透壁性异常强化(白色箭头)。

18.5　其他类型心肌病

18.5.1　心肌炎

（1）概述

根据 2006 年 AHA 心肌病分类。心肌炎(myocarditis)也被归为获得性心肌病,又称炎症性心肌病(inflammatory cardiomyopathy)。心肌炎可分为急性期及慢性期。由于缺乏特异度的症状和体征,临床诊断难度很大。MR 多参数成像能够在体反映心肌炎的病理演变过程,从而为疾病诊断提供很大的帮助。毫无疑问,首当其冲的是钆对比剂延迟强化技术,而近年来兴起的 T₁映射、ECV 以及心肌应变技术也有望早期诊断心肌炎。

（2）MRI 表现

基于心脏结构与功能的 MR 电影成像与正常人无明显差异(图 18-14)。但 LGE 可以在体显示心肌坏死和纤维化(图 18-15、18-16)。心肌炎急性期表现为左室侧壁心外膜下心肌带状强化,常常延伸至室间隔,随着治疗变化而变化。近来研究提出,MRI MOLLI 序列映射技术能指导心肌炎的诊断,急性心肌炎表现为初始 T₁ 值、T₂值及 ECV 增高(图 18-17),慢性心肌炎表现为T₂ 值升高。

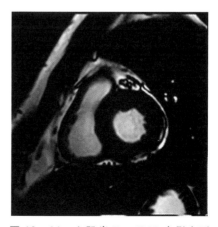

图 18-14　心肌炎 True FISP 电影序列

注:左室短轴层面,心脏结构与功能无明显变化。

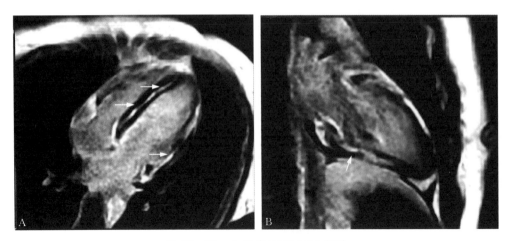

图 18-15　心肌炎 PSIR LGE 序列

注：A、B. 心脏左室两腔心与四腔心延迟强化成像，可见左室室间隔，左室游离壁肌壁内强化（箭头所示）。

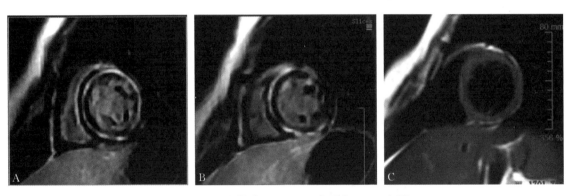

图 18-16　心肌炎 PSIR LGE 序列和 T_2WI 序列

注：A、B. 心脏短轴延迟强化成像，可见左室心肌肌壁间环状强化和弥漫性心肌强化；C. T_2 参数成像未显示心肌内脂肪信号。

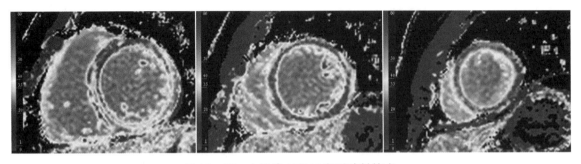

图 18-17　心肌炎 MOLLI 序列映射技术

注：心肌炎从左至右分别为左室短轴基底段、中段和心尖部 ECV 图显示室间隔及左室游离壁基底段 ECV 明显增加，最高达 58%。

18.5.2 应激性心肌病

（1）概述

应激性心肌病（stress cardiomyopathy）的特点是冠状动脉造影未见有意义的病变，而左心室中远段端，心尖部出现急性短暂性室壁无运动。此病于20世纪90年代初期由日本学者报道，也称Takotsubo心肌病。通常以绝经期女性居多，常伴胸痛，与急性心肌梗死症状相似。

（2）MRI表现

MR电影序列能全面显示受累心肌运动障碍（图18-18），常累及左室中远段和心尖部，呈球形扩张，但受累节段无延迟强化或仅轻度强化与左心收缩功能严重受损程度不符则是本病最大特征（图18-19）。

18.5.3 代谢性心肌病

代谢性心肌病（metabolic cardiomyopathy）是一类因物质代谢障碍逐渐累积，最终导致心肌结构和功能障碍的疾病。初期常无明显症状，中晚期可能出现心脏扩大，室壁变薄等一系列改变。常见的有心肌淀粉样变性（cardiac amyloid，CA）、Fabry心肌病（Anderson-Fabry disease）、Danon病（Danon disease）等。

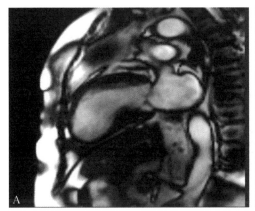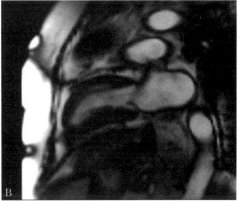

图 18-18 应激性心肌病 True FISP 电影序列

注：分别为基线（A）及3年后（B）两腔心收缩末期，发病时（基线）左室腔中远段呈球样扩张，矛盾运动，3年后（B）心功能完全恢复。

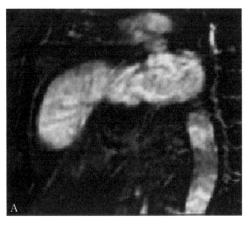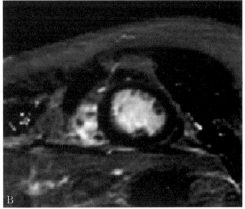

图 18-19 应激性心肌病 PSIR LGE 序列

注：发病时（基线）左室两腔心及中段短轴切面左室心肌未见明显强化。

（1）心肌淀粉样变性

1）概述：淀粉样变性是细胞外不可溶性纤维蛋白异常沉积所致，通常是全身性淀粉样变性在心脏的表现。不同类型淀粉样变均可累及心脏，其中免疫球蛋白轻链型 CA 发生率最高，预后最差。沉积部位包括心室、心房、外周血管、瓣膜和传导系统等。过去诊断需要通过心肌活检，病理上可见心肌细胞外及间质血管壁内大量刚果红着色的淀粉样物质沉积，目前 MR 延迟强化成像有望在体明确诊断。

2）MRI 表现：

A. 形态和功能学异常：室壁弥漫性增厚，双室受累，左室受累为主，通常心室腔不大，心房继发扩张，心肌顺应性下降，收缩和舒张功能下降，以舒张功能受限明显（图 18-20）。

B. 延迟强化：淀粉样蛋白沉积部位和聚集形式不同，增强也随之改变。淀粉样物质常聚集于心内膜下，因此内膜下增强是 CA 最常见的延迟强化形式。严重者左室壁呈广泛透壁性强化。此外，右室壁、心房壁及房间隔也常出现不同程度强化（图 18-21）。

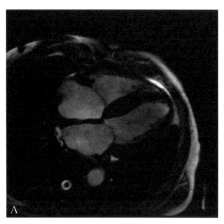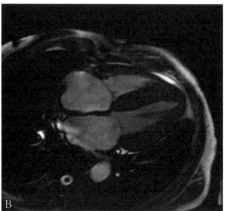

图 18-20　心肌淀粉样变性 True FISP 电影序列

注：四腔心切面（A 为舒张期，B 为收缩期），左心室壁普遍肥厚，左心室整体收缩，舒张功能下降，右心房增大，右心室不大，右心室收缩舒张功能亦减弱。

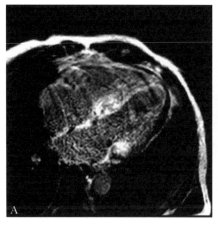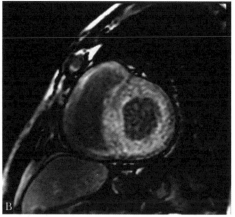

图 18-21　心肌淀粉样变性 PSIR LGE 序列

注：A. 四腔心；B 左心室短轴切面，左心室心肌弥漫性强化，以心内膜下环形强化为主，右心室及双房壁、房间隔亦可见线状强化。

（2）Fabry 心肌病

1）概述：Fabry 心肌病是 α-半乳糖苷酶 A 的基因突变导致的 X 染色体遗传性多系统溶酶体贮积症，累及心血管系统，可出现心脏的相应改变。男女均受累，多在儿童至青少年时期发病，女性症状较男性症状轻。

2）MRI 表现：Fabry 病累及心脏不同部位其影像表现也不尽相同，随疾病发展可呈现冠心病、心脏瓣膜病、肥厚型心肌病等类似改变。MRI 可表现为左心室壁普遍增厚，乳头肌粗大，运动减弱等（图 18-22）。MRI 延迟强化可见左室壁不同程度强化病灶（图 18-23）。MRI T_1 映射技术可定量测定心肌细胞外容积改变早期识别心肌病变（图 18-24）。

（3）Danon 病

1）概述：Danon 病是一种罕见的 X 连锁显性遗传性溶酶体病，伴随溶酶体膜相关蛋白突变，常呈现出肥厚性心肌病、骨骼肌病和智力障碍三联征，其引起的心肌病变与典型的肥厚型心肌病相似，青年男性多见，病程发展迅速，常表现为预激综合征或室性心律失常。

2）MRI 表现：MRI 常规电影成像可显示心肌室壁厚度，舒张收缩运动异常，累及瓣膜时，可探及血流反流信号。延迟强化初期可呈现室间隔左室插入点部位强化，随病变进展，可出现左室游离壁甚至整个左室壁的环状弥漫强化。T_1 映射技术可早期识别心肌异常，表现为 T_1 值和 ECV 值增高（图 18-25）。

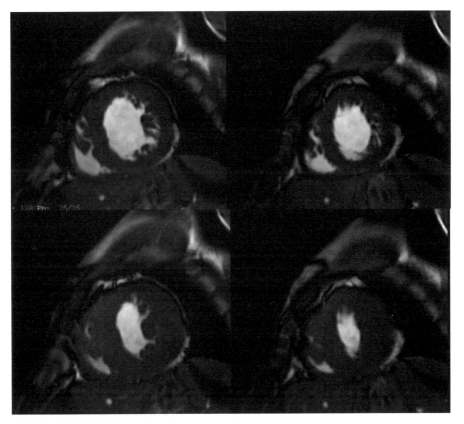

图 18-22 Fabry 心肌病 True FISP 电影序列

注：左心室短轴层面，左心室壁普遍增厚，左心室内前后组乳头肌均较粗大；左心室各节段收缩舒张功能减弱，以左心室前壁近中段为著。

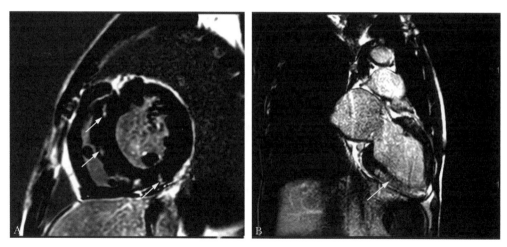

图 18 - 23 Fabry 心肌病 PSIR 序列

注:左心室壁广泛晕状强化,伴室间隔、左心室下壁及侧壁灶状或结节样强化(箭头所示)。

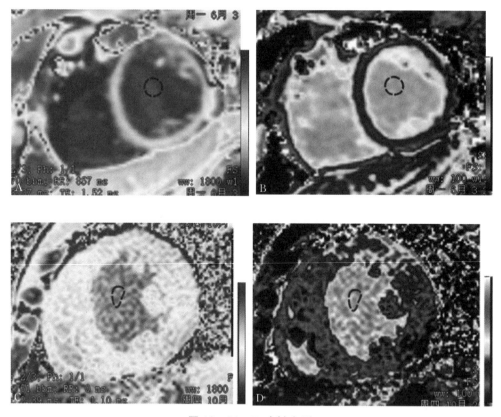

图 18 - 24 T₁ 映射序列

注:A、B. 正常人初始 T_1 和 ECV;C、D. Fabry 病患者初始 T_1 和 ECV,可见左心室室壁弥漫性的初始 T_1 值和 ECV 值减低,细胞外容积减小。

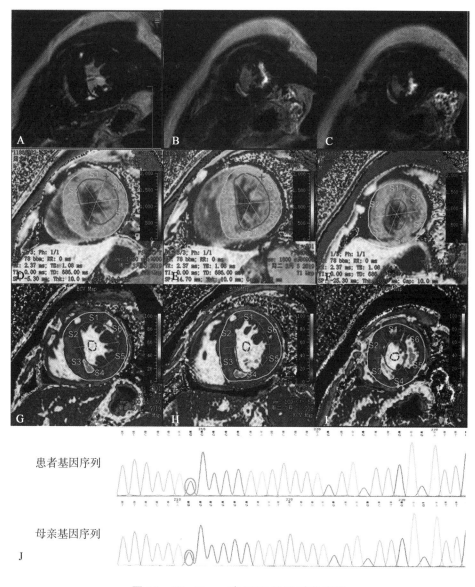

图 18‑25 Danon 病 PSIR 及 T₁ 映射序列

注:可见室间隔左室插入点及左室游离壁强化(A～C),初始 T_1 值(D～F)及 ECV 值(G～I)可早期识别心肌病变(箭头所示);J 图为 Danon 病基因突变位点。

(赵世华)

主要参考文献

[1] 王志民,邹玉宝,宋雷,等.超声心动图检查调查 8 080 例成人肥厚型心肌病患病率[J].中华心血管病杂志,2004,32(12):39‑43.

[2] 韦云青,赵世华,陆敏杰,等.心尖肥厚型心肌病的 MRI 诊断[J].中华放射学杂志,2007,41:800‑804.

[3] 中华医学会心血管病学分会,中国心肌炎心肌病协作组.中国扩张型心肌病诊断和治疗指南[J].临床心血管病杂志,2018,34(5):421‑434.

[4] 中华医学会心血管病学分会.心肌病 MR 成像临床应用中国专家共识[J].浙江医学,2015,37(17):1409‑

1417.

［5］兰天,赵世华,陆敏杰,等.MR 成像在缺血性心脏病与特发性扩张型心肌病鉴别诊断中的价值［J］.中国循环杂志,2014,29(4):284－287.

［6］刘琼,赵世华.延迟增强 MRI 在非缺血性心脏病诊断中的应用［J］.中华放射学杂志,2008,42(11):1227－30.

［7］闫朝武,赵世华,李华,等.肥厚型心肌病心肌 MRI 延迟强化特征分析［J］.中华放射学杂志,2010,44(9):903－6.

［8］闫朝武,赵世华,陆敏杰,等.左室心肌致密化不全的临床特征和 MR 成像表现［J］.中华心血管病杂志,2006,34(12):1081－1084.

［9］闫朝武,赵世华,蒋世良,等.肥厚型心肌病患者临床特征及肥厚节段分析［J］.中华心血管病学杂志,2010,38(9):781－785.

［10］李世国,赵世华.心肌病的分类和临床特征以及影像学诊断特点［J］.中华放射学杂志,2007,41:879－881.

［11］陆敏杰,赵世华,蒋世良,等.MR 成像在致心律不齐性右室型心肌病的诊断价值［J］.中华心血管病杂志,2006,34(12):1077－1080.

［12］赵世华,于进超,蒋世良,等.左心室心肌致密化不全的 MRI 诊断及与过度小梁化的鉴别诊断［J］.中华放射学杂志,2010,44(7):711－715.

［13］赵世华,于进超,蒋世良,等.影像学在左室致密化不全诊断中的价值［J］.中华心血管病杂志,2010,38(2):387－388.

［14］赵世华,闫朝武,何作祥,等.应激性心肌病的临床特征及影像诊断［J］.中华放射学杂志,2007,41(698):701.

［15］赵世华,陆敏杰,周阳,等.合并左心受累的致心律不齐性右室型心肌病的组织学和 MRI 表现［J］.中华放射学杂志,2007,41:792－796.

［16］赵世华,蒋世良,陆敏杰.心血管病 MR 诊断学［M］.北京:人民军医出版社,2011.

［17］赵世华,蒋世良,程怀兵,等.MRI 在限制型心肌病中的诊断价值［J］.中华放射学杂志,2011,43(9):903－907.

［18］赵世华.心脏 MR 2010 专家共识解读［J］.中华放射学杂志,2011,45(2):380－382.

［19］胡大一,吴彦.扩张型心肌病［J］.新医学,2006(3):150－151.

［20］程怀兵,赵世华,蒋世良,等.致心律失常性右室型心肌病 MR 特征与 QRS 波离散度的相关性分析［J］.中华放射学杂志,2010,44(9):903－906.

［21］AKUTSU Y, KAWAMURA M, FUKAMIZU S, et al. Stratified analysis using three-dimensional fusion imaging of delayed-enhancement magnetic resonance and 128-slice multi-detector computed tomography to identify an epicardial focus of ventricular tachycardia in a patient with arrhythmogenic right ventricular cardiomyopathy［J］. Eur Heart J Cardiovasc Imaging, 2016,19(9):1068－1073.

［22］AQUARO G D, BARISON A, TODIERE G, et al. Usefulness of combined functional assessment by cardiac magnetic resonance and tissue characterization versus task force criteria for diagnosis of arrhythmogenic right ventricular cardiomyopathy［J］. Am J Cardiol, 2016,118:1730－1736.

［23］BASSO C, CORRADO D, MARCUS F I, et al. Arrhythmogenic right ventricular cardiomyopathy［J］. Lancet, 2009,373(9671):1289－1300.

［24］BOHNEN S, RADUNSKI U K, LUND G K, et al. Tissue characterization by T1 and T2 mapping cardiovascular magnetic resonance imaging to monitor myocardial inflammation in healing myocarditis［J］. Eur Heart J Cardiovasc Imaging, 2017,18(7):744－751.

［25］CHIMURA M, ONISHI T, TSUKISHIRO Y, et al. Longitudinal strain combined with delayed-enhancement magnetic resonance improves risk stratification in patients with dilated cardiomyopathy［J］. Heart, 2017,103:679－686.

［26］HALLIDAY B P, CLELAND J G F, GOLDBERGER J J, PRASAD S K. Personalizing risk stratification for sudden death in dilated cardiomyopathy: the past, present, and future［J］. Circulation, 2017,136(2):215－231.

［27］HUNDLEY W G, BLUEMKE D A, FINN J P, et al. ACCF/ACR/AHA/NASCI/SCMR 2010 expert consensus document on cardiovascular magnetic resonance: a report of the American College of Cardiology Foundation Task Force on Expert Consensus Documents［J］. Circulation, 2010, 121 (22): 2462－2508.

［28］LATUS H, GUMMEL K, KLINGEL K, et al. Focal myocardial fibrosis assessed by late gadolinium enhancement cardiovascular magnetic resonance in children and adolescents with dilated cardiomyopathy [J]. J Cardiovasc Magn Reson, 2015,17:34 - 45.

[29] LEE J W, JEONG Y J, LEE G, et al. Predictive value of cardiac magnetic resonance imaging-derived myocardial strain for poor outcomes in patients with acute myocarditis [J]. Korean J Radiol, 2017,18(4):643 - 654.

[30] LU M, ZHAO S, YIN G, et al. T1 mapping for detection of left ventricular myocardial fibrosis in hypertrophic cardiomyopathy: a preliminary study [J]. Eur J Radiol, 2013,82(5):e225 - e231.

[31] LURZ P, LUECKE C, EITEL I, et al. Comprehensive cardiac magnetic resonance imaging in patients with suspected myocarditis: the MyoRacer-Trial [J]. J Am Coll Cardiol, 2016,67(15):1800 - 1811.

[32] MCKENNA W J, MARON B J, THIENE G. Classification, epidemiology, and global burden of cardiomyopathies [J]. Circ Res, 2017,121(7):722 - 730.

[33] NGUYEN C, LU M, FAN Z, et al. Contrast-free detection of myocardial fibrosis in hypertrophic cardiomyopathy patients with diffusion-weighted cardiovascular magnetic resonance [J]. J Cardiovasc Magn Reson, 2015,17(107).

[34] RAPHAEL C E, COOPER R, PARKER K H, et al. Mechanisms of myocardial ischemia in hypertrophic cardiomyopathy: insights from wave intensity analysis and magnetic resonance [J]. J Am Coll Cardiol, 2016,68(15):1651 - 1660.

19 心脏瓣膜病

19.1 二尖瓣狭窄
19.2 二尖瓣关闭不全
19.3 主动脉瓣狭窄
    19.3.1 概述
    19.3.2 MRI 表现
19.4 主动脉瓣关闭不全
    19.4.1 概述
    19.4.2 MRI 表现
19.5 三尖瓣狭窄和三尖瓣关闭不全
    19.5.1 概述

19.5.2 三尖瓣关闭不全的 MRI 表现
19.6 肺动脉瓣狭窄
    19.6.1 概述
    19.6.2 MRI 表现
19.7 肺动脉瓣关闭不全
    19.7.1 概述
    19.7.2 MRI 表现
19.8 联合瓣膜病
    19.8.1 概述
    19.8.2 MRI 表现

由于全球人口老龄化的加剧,心脏瓣膜病(valvular heart disease,VHD)的发病率和死亡率预计未来几十年内将迅速上升。在西方国家,常见瓣膜病有二尖瓣反流(mitral valve regurgitation,MVR)、主动脉瓣反流(aortic valve regurgitation,AR)及主动脉瓣狭窄(aortic valve stenosis,AS),发病率分别为 1.7%、0.5% 和 0.4%。中国瓣膜病患病人数也呈逐年上升的态势,国内 VHD 的病因主要为风湿热和退行性变,最常累及的瓣膜为主动脉瓣和二尖瓣。H. Po 等研究了国内 139 496 例门诊及住院重度瓣膜病患者的患病率构成,发现 MVR 最常见,其次是二尖瓣狭窄(mitral stenosis,MS)、主动脉瓣狭窄、主动脉瓣反流。心脏瓣膜病起病隐匿,通常在疾病进展期才出现症状,临床表现缺乏特异度,因此在瓣膜病早期诊断和干预,可降低其并发症和死亡率。

超声心动图因实时、便捷目前已广泛用于瓣膜病临床诊断并可评估病变严重程度,通过测量异常的彩色血流图来评价返流量和压差,属于半定量分析,且存在空间分辨率及信噪比低、视野小以及操作者依赖性等局限性。近几年迅猛发展的 CMR,不仅可提供瓣膜形态、跨瓣压差、流速、流量及评价心功能等重要信息,还提供包括心室大小、心肌质量、心肌纤维化、心脏形变等重要参数,可早期发现心室功能障碍的无症状患者,为瓣膜病的病理生理学机制研究和精准定量评估、制订治疗策略提供了新的见解。2017 欧洲心脏病学会(European Society of Cardiology,ESC)和欧洲心胸外科学会(European Association for Cardio-

Thoracic Surgery，EACTS)的瓣膜病临床管理指南推荐 CMR 作为超声检查不确定时的替代方法。

19.1 二尖瓣狭窄

MS 的 MRI 表现如下。

（1）直接征象

左室长轴两腔心及四腔心切面电影序列左心室舒张期时，左心室内可见因质子失相位所致的高速血流信号（图 19‑1），该征象在常规梯度回波（GRE）或扰相梯度回波（SPGR 或 FLASH）序列更为明显，真实稳态进动快速成像（True FISP）序列由于其 TR 及 TE 非常短，观察瓣膜及高速湍流信号不如前者。二尖瓣叶增厚，开放受限，行经二尖瓣口电影序列扫描，直接观察二尖瓣最大开放程度，并可进行面积测量（图 19‑2），作半定量分析，2.0～4.0 cm^2 为轻度狭窄，1.0～2.0 cm^2 为中度狭窄，<1.0 cm^2 为重度狭窄。流速编码相位电影（VEC‑MR）可测量舒张期经二尖瓣口充盈的血流的峰值流速，继而根据 Bernoulli 方程计算跨瓣压差，<5 mmHg 为轻度，5～10 mmHg 为中度，>10 mmHg 为重度（图 19‑3）。

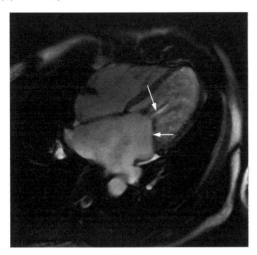

图 19‑1　二尖瓣狭窄 True FISP 电影序列四腔心切面

注：可见增厚并开放受限的二尖瓣（短箭头）、通过瓣膜高速的血流信号（长箭头）。

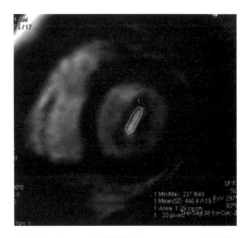

图 19‑2　二尖瓣狭窄 True FISP 电影序列二尖瓣口切面

注：二尖瓣最大开放面积 3.05 cm^2，为轻度狭窄。

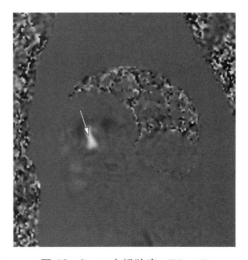

图 19‑3　二尖瓣狭窄 VEC‑MR

注：通过二尖瓣口扫描，可见瓣口高速血流信号（箭头）。

（2）间接或继发征象

左心房增大（图 19‑1），黑血序列左心房腔内流空信号不均匀，局部呈混杂信号，提示血流缓慢。如左心房内出现异常团块状信号，常提示左心房血栓形成，左心房耳部为其好发部位。单纯二尖瓣狭窄一般左心室收缩功能大致正常。严重二尖瓣狭窄患者可引起肺循环高压，继而出现肺动脉扩张，右心房室扩大及右心功能不全。

19.2 二尖瓣关闭不全

MI 的 MRI 表现如下。

（1）直接征象

电影序列（GRE 或 FLASH 序列）左室长轴四腔心、两腔心切面心室收缩期时，二尖瓣环扩大，二尖瓣叶闭合不严，左房内可见经二尖瓣口的高速血流信号，反流束的长度和宽度与反流程度大致成正比（图 19-4），可作半定量评估。VEC-MR 可测量全心动周期经二尖瓣口充盈与反流的血流量，继而获得反流指数（图 19-5A）。对于单纯二尖瓣关闭不全的患者，也可通过 VEC-MR 分别计算反流量与体循环/肺循环的血流量间接计算反流指数（图 19-5B、C）。一般定义反流指

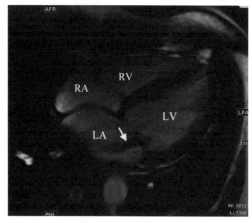

图 19-4 二尖瓣关闭不全 True FISP 电影序列

注：心脏四腔心切面，左心室收缩期：左心房（LA）室（LV）腔明显扩大，两者增大比例基本一致，右心房（RA）室（RV）腔大致正常范围，左室收缩期左房近二尖瓣口可见返流信号（箭头）。

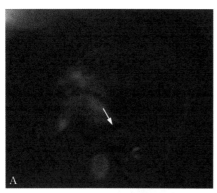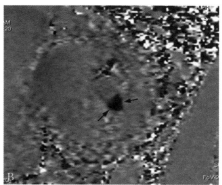

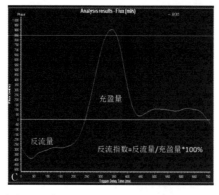

图 19-5 二尖瓣关闭不全 VEC(velocity encoded cine，速度编码电影)序列

注：A. 通过二尖瓣口水平扫描，可见左室收缩期返流至左房的血流束（白箭头）；B. 垂直于二尖瓣口水平扫描，可见反流束面积（黑箭头）；C. 经后处理后可定量分析反流量大小。

数＜30％，30％～49％，＞49％为轻、中、重度关闭不全的标准。

（2）间接征象

左心房室扩大是二尖瓣关闭不全的主要继发表现。轻度患者左心房室可无明显增大，中重度患者一般左心房室明显扩大，晚期可致左室收缩功能的明显下降。

19.3　主动脉瓣狭窄

19.3.1　概述

正常主动脉瓣为三瓣，最大开放面积 3～4 cm²。AS 既可以是先天发育异常又可以为后天获得性所致。先天性主动脉瓣二瓣畸形（bicuspid valve）是最常见的先天性发育畸形，易发生退行性变或者合并钙化导致狭窄，过去认为国外多见，近年来随着影像学检查技术的完善和丰富，检出率得以提高，发现 AS 在我国并不少见。后天性AS 以风湿最常见。

19.3.2　MRI 表现

（1）直接征象

电影序列主动脉瓣增厚、开放受限，以斜矢状及斜冠状左室流出道层面典型，并可见因质子失相位所致高速血流信号（图 19‑6A、B）。二瓣畸形患者于主动脉窦层面仅见 2 个窦体（图 19‑6C），若在左室舒张期采集可见呈"一"字的主动脉瓣闭合缘。在斜矢状与斜冠状位左室流出道基础上，行经主动脉瓣口电影序列扫描，可直接观察主动脉瓣最大开放程度，并可进行面积测量，作半定量分析，1.5～3 cm² 为轻度狭窄，1.0～1.5 cm² 为中度狭窄，＜1.0 cm² 为重度狭窄。VEC‑MR 可测量主动脉瓣口峰值流速（图 19‑6C～F），进而用 Bernoulli 方程计算跨瓣压差。压差≤20 mmHg 为轻度，20～50 mmHg 为中度，＞50 mmHg 为重度。

（2）间接征象

典型者升主动脉扩张，左室肥厚，重度狭窄或晚期失代偿者左室可扩张，对比剂延迟强化可见心肌纤维化，借此可进行预后判断与危险分层。

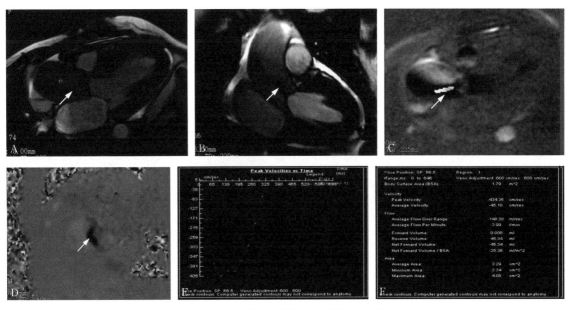

图 19‑6　主动脉狭窄的影像学表现

注：A、B. 分别为左室流出道和左室冠状位的 True FISP 电影，显示主动脉瓣开放明显受限并可见高速喷射性血流信号（箭头所示）；C、D. 分别为平面内及通过平面的 VEC‑MR 电影序列；E、F. 为瓣口血流后处理图，显示主动脉瓣口可见高速血流信号，最大峰值流速达 434.3 cm/s。

19.4 主动脉瓣关闭不全

19.4.1 概述

国内以风湿性主动脉瓣关闭不全(aortic insufficiency，AI)最常见，常合并MS，其他包括马方综合征(Mafan's syndrome)、梅毒性主动脉炎、主动脉夹层等。

19.4.2 MRI表现

（1）直接征象

主动脉窦和/或瓣环扩大，斜矢状位和斜冠状位主动脉瓣反流束的宽度与长度大致与AI严重程度成正比（图19-7A～C）。反流束宽度小于30%为轻度，30%～60%为中度，>60%为重度。由于反流束信号与多种技术参数有关（如成像序列、窗宽窗位、翻转角、回波时间、重复时间等），故对反流束大小的判断有一定的主观因素，因此常规MR电影对AI的评价仅为半定量，且有一定的局限性。

单独应用VEC-MR或联合应用心功能分析可计算反流指数，从而可更精准定量评估反流程度。如在斜矢状与斜冠状左室流出道基础上，行垂直于升主动脉的VEC-MR序列扫描，采用合适的最大流速编码，即可直接获得反向血流（主动脉→左心室）及前向血流（左心室→主动脉），反流指数即为反向血流/前向血流×100%（图19-7D～F）。另外，由于健康人左右心室的心搏量相等，而瓣膜反流性疾病受累心室容量负荷增加，心搏量亦应相应增加，通过计算两个心室之间的容量差，即为反流量。反流量占受累心室的心搏量百分比即为反流指数，15%～20%为轻度，20%～40%为中度，>40%为重度。左右心室的心搏量可在心室短轴切面电影图像上，经Simpson法则后处理后获得，亦可通过VEC-MR电影通过测量一个心动周期升主动脉与主肺动脉的血流量获得。

（2）间接征象

左心房室扩大，以左心室扩大更为显著，严重者可达80～90 mm（图19-7A）；左心室壁正常或偏薄，升主动脉亦可有不同程度的扩张。

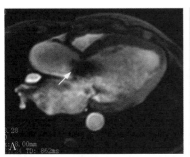
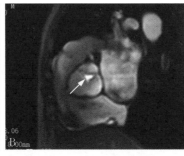
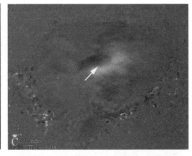
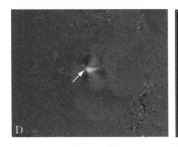
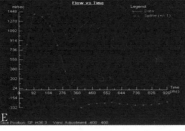
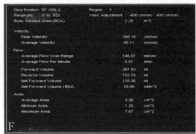

图19-7 主动脉瓣关闭不全的影像学表现

注：A、B.分别为舒张期左室流出道、左室短轴位True FISP电影，心室舒张期可见血液反流入左心室；C、D.分别为VEC-MR（平面内）和垂直于主动脉瓣口扫描，D图显示舒张期关闭不佳的主动脉瓣口清晰可见；E、D、F.流速分析后得出的一个心动周期内流量与时间的关系，前向流量为Y轴>0 mL/s曲线下面积（a），反流量为Y轴<0 mL/s曲线下面积（b），反流指数即为反向血流除以总的前向流量，该患者的反流指数为53.1%。

19.5　三尖瓣狭窄和三尖瓣关闭不全

19.5.1　概述

单纯性三尖瓣狭窄(tricuspid stenosis，TS)少见，而三尖瓣关闭不全(tricuspid insufficiency，TI)则多为继发性改变。

19.5.2　三尖瓣关闭不全的 MRI 表现

（1）直接征象

右心室长轴四腔心、两腔心切面心室收缩期右房内可见经三尖瓣口的高速血流信号，反流束的长度和宽度与反流程度大致成正比(图 19-8)。经三尖瓣口电影序列扫描，也可测量三尖瓣反流面积，进行半定量分析。VEC-MR 序列可定量评估，垂直于三尖瓣口短轴切面，通过平面的相位对比电影，右室收缩期可见关闭不全的瓣口，通过后处理可以计算反流量与反流程度。

（2）间接征象

右心房、心室及腔静脉明显扩张，严重者肝静脉亦扩张，右心房、右心室增大程度大致对应，其扩张程度与关闭不全的严重程度基本一致。

19.6　肺动脉瓣狭窄

19.6.1　概述

单纯性肺动脉瓣狭窄(pulmonary valve stenosis，PS)并不少见，多为先天性，除此之外，常合并瓣下流出道及瓣上狭窄，如先天性心脏病法洛四联症(tetralogy of fallot)、右心室双出口等复杂畸形的合并畸形。

19.6.2　MRI 表现

（1）直接征象

右心室流出道电影可见肺动脉瓣增厚、开放受限，出现"圆顶征"和"喷射征"。垂直于瓣口水平切面电影可动态观察瓣膜结构(二瓣或者单瓣)、开放面积大小等。VEC-MR 电影通过并行于肺动脉瓣口及垂直于肺动脉瓣口扫描，采用合适的最大流速编码，获得峰值流速，即可通过 Bernoulli 方程计算跨瓣压差，定量评价狭窄程度，一般跨瓣压差 35～40 mmHg 为轻度狭窄，40～60 mmHg 为中度狭窄，>60 mmHg 为重度狭窄。

（2）间接征象

主肺动脉及左肺动脉起始部扩张，右肺动脉干比左肺动脉细小。右心室壁增厚，右心室腔正常或轻度增大。

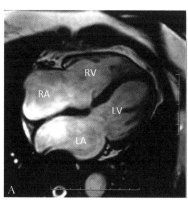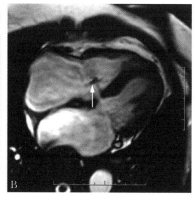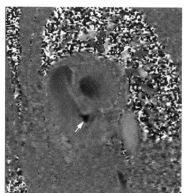

图 19-8　三尖瓣关闭不全 MRI 表现

注：True FISP 电影序列四腔心切面。A. 舒张期；B. 收缩期，右心房(RA)和右心室(RV)增大，左心房(LA)和左心室(LV)内径大致正常，收缩期右房近三尖瓣口可见反流信号(箭头所示)；C. VEC-MR 序列，垂直于三尖瓣平面的相位对比电影，右室收缩期可见关闭不全的瓣口(箭头所示)，通过后处理可以计算反流量与反流程度。

19.7 肺动脉瓣关闭不全

19.7.1 概述

单纯肺动脉瓣关闭不全少见,多见于法洛四联症术后患者。由于法洛四联症根治术一般需要疏通右室流出道、重建肺动脉瓣,或者放置右心室-肺动脉(RV-PA)导管或生物瓣膜,上述人工植入物退行性变后可导致不同程度的狭窄和关闭不全,且以后者多见。

19.7.2 MRI表现

（1）直接征象

肺动脉瓣关闭不全征象与主动脉瓣关闭不全类似,关键是选择合适的扫描平面,一般选择斜矢方向或标准矢状位的右室流出道切面,显示肺动脉瓣关闭不全所致异常血流,反流束宽度与长度大致与严重程度成正比。半定量评估可借鉴主动脉瓣关闭不全的标准,即反流束宽度小于30%为轻度,30～60%为中度,>60%为重度。当然,肺动脉瓣关闭不全的程度也可通过VEC-MR进行绝对定量分析。具体为通过垂直于肺动脉瓣血流方向的VEC-MR序列扫描,即可直接获得反向血流量(主肺动脉→右心室)及前向血流(右心室→主肺动脉),反流流指数即为反向血流/前向血流×100%。

（2）间接征象

右心房室扩大,以右室扩大更为显著,右室壁一般增厚,三尖瓣相对性关闭不全常见。

19.8 联合瓣膜病

19.8.1 概述

最常见于风湿性心脏病,以二尖瓣与主动脉瓣同时受累最为多见,晚期可因肺循环高压出现继发性右室扩张和三尖瓣关闭不全。

19.8.2 MRI表现

（1）自旋回波黑血2D图像

能够反映与受累瓣膜损害相对应的房室和大血管改变,如瓣膜有不同程度受累,MRI图像形态学改变多反映病变较重的瓣膜征象,如瓣膜病变程度相近,则相应瓣膜的病变征象互存。

（2）多层面的电影序列

综合采用左室长轴两腔心、四腔心、左右心室流出道层面评价受累瓣膜的性质与程度。

（3）定量分析

对于反流性疾病,不能用前述"间接法"评价,需用"直接法"才能准确定量评价所对应的瓣膜反流程度。对于狭窄性病变,仍可以采用前述的方法测量最大流速,进而获得跨瓣压差,也可以通过直接观察瓣膜的开放评估狭窄程度。

（陆敏杰）

主要参考文献

[1] 王玉玮.肺动脉瓣狭窄的介入治疗[J].山东医药,2002,42(10):56-57.

[2] 杨建,杨波,官泳松.肺动脉瓣狭窄介入治疗的方法与进展[J].中国胸心血管外科临床杂志,2007,14(4):292-296.

[3] 赵世华,陆敏杰,张岩,等.MRI在心脏瓣膜性疾病中的诊断价值[J].中华放射学杂志,2006;40(12):1276-280.

[4] 赵世华,蒋世良,陆敏杰.心血管病MR诊断学[M].北京:人民军医出版社,2011.

[5] 赵世华.心脏MR 2010专家共识解读[J].中华放射学杂志,2011,45(2):380-382.

[6] AQUARO G D, BELLA G D, CASTELLETTI S, et al. Clinical recommendations of cardiac magnetic resonance, Part Ⅰ: ischemic and valvular heart disease: a position paper of the working group 'Applicazioni della Risonanza Magnetica' of the Italian Society of Cardiology [J]. J Cardiovasc Med, 2017, 18(4):197-208.

[7] BLANKEN C P S, FARAG E S, BOEKHOLDT S M, et al. Advanced cardiac MRI techniques for

evaluation of left-sided valvular heart disease［J］. J Magn Reson Imaging，2018，48(2)：318－329.

［8］ CAVALCANTE J L, LALUDE O O, SCHOENHAGEN P, et al. Cardiovascular magnetic resonance imaging for structural and valvular heart disease interventions［J］. JACC：Cardiovasc Interv，2016，9(5)：399－425.

［9］ HENDEL R C, PATEL M R, KRAMER C M, et al. ACCF/ACR/SCCT/SCMR/ASNC/NASCI/SCAI/SIR 2006 appropriateness criteria for cardiac computed tomography and cardiac magnetic resonance imaging：a report of the American College of Cardiology Foundation Quality Strategic Directions Committee Appropriateness Criteria Working Group, American College of Radiology, Society of Cardiovascular Computed Tomography, Society for Cardiovascular Magnetic Resonance, American Society of Nuclear Cardiology, North American Society for Cardiac Imaging, Society for Cardiovascular Angiography and Interventions, and Society of Interventional Radiology ［J］. J Am CollCardiol，2006，48(7)：1475－497.

［10］ HUNDLEY W G, BLUEMKE D A, FINN JP, et al. ACCF/ACR/AHA/NASCI/SCMR 2010 expert consensus document on cardiovascular magnetic resonance：a report of the American College of Cardiology Foundation Task Force on Expert Consensus Documents ［J］. Circulation，2010，121(22)：2462－508.

［11］ KRIEGER E V, LEE J, BRANCH K R, et al. Quantitation of mitral regurgitation with cardiac magnetic resonance imaging：a systematic review ［J］. Heart，2016，102(23)：1864－870.

［12］ MATHEW R C, LÖFFLER A I, SALERNO M. Role of cardiac magnetic resonance imaging in valvular heart disease：diagnosis, assessment, and management ［J］. Curr Cardiol Rep，2018，20(11)：119.

20 先天性心脏病

20.1　单纯性先天性心脏病
　　20.1.1　房间隔缺损
　　20.1.2　室间隔缺损
　　20.1.3　肺动脉瓣狭窄
　　20.1.4　动脉导管未闭

20.2　复杂性先天性心脏病
　　20.2.1　法洛四联症
　　20.2.2　肺动脉闭锁
　　20.2.3　大动脉错位

先天性心脏病可分为单纯性和复杂性两类畸形。临床表现主要取决于畸形的严重和复杂程度,复杂而严重的畸形在出生后不久可能夭折。心血管造影是复杂先天性心脏病诊断的金标准,超声简单快捷,但与超声心动图相比,MRI 具有大视野、高度的空间与组织分辨率,并且克服了超声的操作依赖性。MRI 并非先天性心脏病的首选检查方法,但作为心脏结构与功能无创性检查的"金标准",旨在补充超声心动图和心血管造影检查的不足,进一步提高诊断的准确性。

20.1　单纯性先天性心脏病

单纯性先天性心脏病通常是指房间隔缺损、室间隔缺损、动脉导管未闭以及先天性肺动脉狭窄等。X 线片-心电图-超声心动图三结合为其基本诊断方法,再进一步结合临床通常即可确诊。MRI 作为一项可供选择的成像技术,有必要了解其基本特征。

20.1.1　房间隔缺损

（1）概述

房间隔缺损（atrial septal defect，ASD）是最常见的先天性心脏病之一,女性多于男性,占先天性心脏病的 15%～20%。临床症状和血流动力学变化取决于缺损大小,通常早期无症状,分流量较大时易反复发生呼吸道感染,对比室间隔缺损,发生肺动脉高压相对较迟。

（2）MRI 表现

在横轴位和短轴位自旋回波序列上,通常可见房间隔连续性中断;电影序列上可见过隔血流（图 20-1）。房间隔较薄,因此信号强度较弱,小的房间隔缺损不易发现。MR 的大视野能够清楚显示缺损周围的解剖及毗邻关系,有助于发现并发畸形。

20.1.2　室间隔缺损

（1）概述

室间隔缺损（ventricular septum defect，VSD）发病率占先天性心脏病的 20%。其临床症状、血流动力学改变和预后也取决于缺损大小。缺损小者心脏大小可正常,可无明显症状;缺损大者易发生肺动脉高压,应积极早期治疗。典型体征为胸骨左缘 3～4 肋间闻及 Ⅲ 级左右收缩期杂音,晚期发生艾森曼格综合征时则心脏缩小,杂音消失。

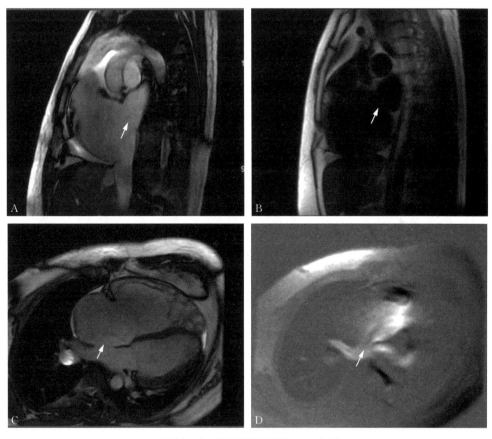

图 20 - 1　房间隔缺损的 MRI 表现

注：A. 亮血序列；B. 常规黑血序列，均可见房间隔缺损（箭头）；C. True FISP 电影序列，四腔心切面，可见较大的房间隔缺损（箭头）；D. VEC - MR（平面内）扫描，四腔心血流，箭头所示房间隔过隔血流。

（2）MRI 表现

在横轴位和短轴位自旋回波序列上，通常可见室间隔连续性中断；电影序列上可见过隔血流（图 20 - 2），膜周部室间隔缺损最常见，多为先天性（图 20 - 2）；肌部室间隔缺损少见，多为继发性（图 20 - 3）。

20.1.3　肺动脉瓣狭窄

（1）概述

单纯性肺动脉瓣狭窄（pulmonary valve stenosis）是常见的先天性心脏病之一。轻中度患者，早期可无明显症状，多在常规体检中发现。主要体征是在胸骨左缘第 2 肋间处闻及Ⅲ～Ⅳ级粗糙的收缩期杂音，向左颈部或左锁骨下区传导，可扪及震颤。

（2）MRI 表现

MRI 既能观察肺动脉瓣的开放程度及其血流变化，又能显示肺动脉瓣狭窄所致继发性改变，还可以通过测量峰值流速计算跨瓣压力阶差（图 20 - 4）。

20.1.4　动脉导管未闭

（1）概述

动脉导管未闭（patent ductus arteriosus, PDA）发病率占先心病的 10%～21%，居第二位，女性多见。轻者可无明显症状，晚期可发生肺动脉高压，出现分界性发绀。典型的体征是在胸骨左缘第 2 肋间闻及连续性机器样杂音，常伴有震颤。

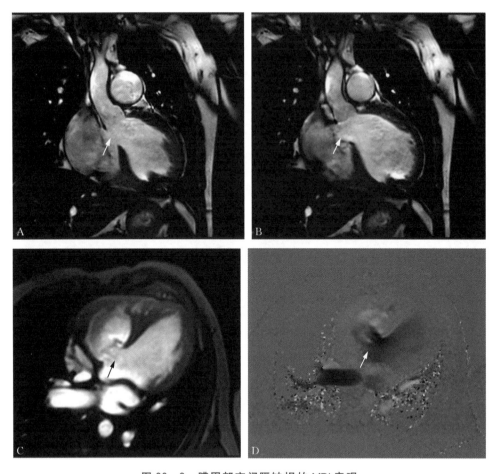

图 20 - 2　膜周部室间隔缺损的 MRI 表现

注：True FISP 电影序列（A～C）和速度编码电影（velocity encoded cine，VEC）MR（平面内扫描）序列（D）。左室冠状位切面［舒张期（A）、收缩期（B）、四腔心切面（C），可见室间隔肌部缺损及过隔血流］。

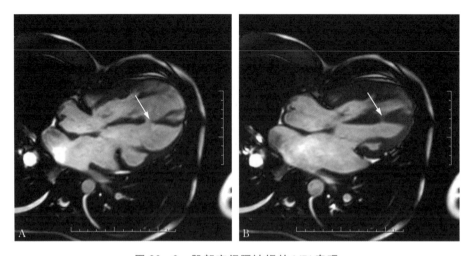

图 20 - 3　肌部室间隔缺损的 MRI 表现

注：True FISP 电影序列，四腔心切面（A. 舒张期；B. 收缩期），可见室间隔缺损，近心尖部。

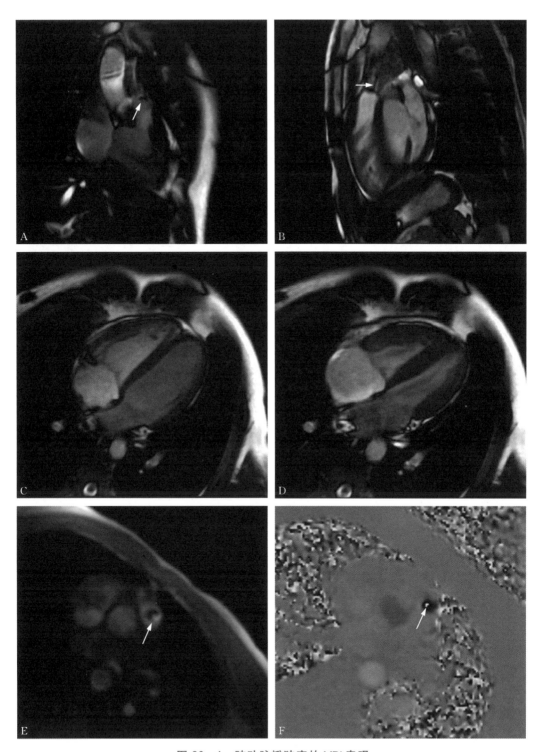

图 20－4　肺动脉瓣狭窄的 MRI 表现

注：A～D. True FISP 电影序列，右室两腔心，右室流出道及四腔心切面（C. 舒张期；D. 收缩期）示肺动脉瓣开放明显受限，可见喷射征（箭头），继发性右心室肥厚；E、F. VEC－MR 垂直于肺动脉瓣扫描，速度编码 350 cm/s，可见肺动脉瓣口高速血流信号（箭头）。

（2）MRI 表现

MRI 横轴位,冠状位和矢状位自旋回波序列可显示位于主动脉弓降部的未闭动脉导管,表现为降主动脉上段内下壁连续性中断,与主肺动脉或左肺动脉近段之间有管状低或无信号相连(图 20-5)。在电影序列上,降主动脉和肺动脉间可见异常连接的高速血流信号。对比剂增强 MR 扫描可直接显示动脉导管未闭。

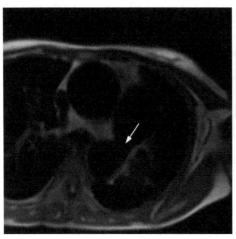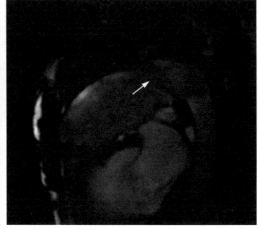

图 20-5 动脉导管未闭 HASTE 序列

注:横轴位及矢状位切面,可见降主动脉与主肺动脉相交通(箭头)。

20.2 复杂性先天性心脏病

复杂性先天性心脏病常指多种畸形合并存在,包括右室流出道异常、房室连接异常和心室大血管连接异常等。通常首选超声心动图检查,再实施心血管造影,成像无创、无害也无须对比剂,具有类似超声任意选择层面的优势,并且视野大无死角,有时候能够有效弥补心血管造影检查的不足。

20.2.1 法洛四联症

法洛四联症是最常见的紫绀型先天性心脏病,其发病率占先天性心脏病的 12%~14%。其主要畸形包括肺动脉狭窄、室间隔缺损、主动脉骑跨和右心室肥厚(图 20-6)。

20.2.2 肺动脉闭锁

肺动脉闭锁(pulmonary atresia)为少见的严重紫绀型先天性心脏病,常常合并有其他畸形。根据有无室间隔缺损可分为室间隔完整的肺动脉闭锁和合并室间隔缺损的肺动脉闭锁(图 20-7)。严重者多在婴儿期死亡,幸存者多伴发有心内畸形。MRI 检查可显示肺动脉全貌及其伴发畸形(图 20-8)。

20.2.3 大动脉错位

大动脉错位(transposition of great arteries, TGA)包括完全性大动脉错位、矫正型大动脉错位、右心室双出口、大血管错位伴单心室等,其中以完全性大血管错位最为常见。

（1）完全性大血管错位

右位型大血管错位最常见,占先天性心脏病的 5%左右。通常主动脉自右心室发出,而肺动脉自左心室发出,主动脉位于肺动脉的前右方,常合并房间隔缺损、室间隔缺损、动脉导管未闭、肺动脉狭窄、主动脉瓣狭窄等(图 20-9)。

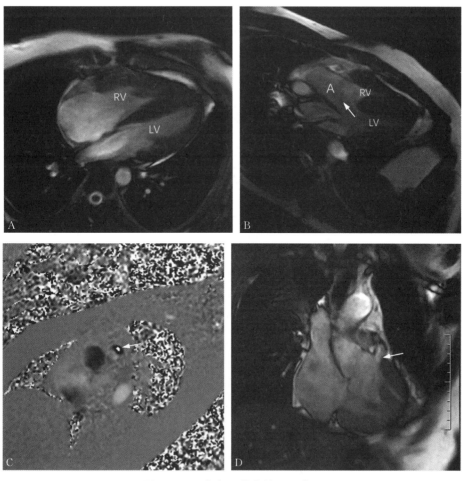

图 20-6 法洛四联症的 MRI 表现

注:A、B. True FISP 电影序列,四腔心和左室冠状位层面,可见右心室肥厚,主动脉骑跨和膜周部室间隔缺损;C. VEC-MR(通过平面内)序列,可见肺动脉瓣口高速血流;D. True FISP 电影序列,右室两腔心切面,可见肺动脉瓣狭窄。

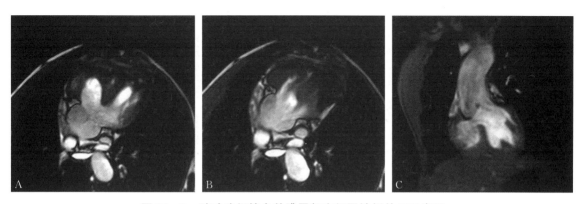

图 20-7 肺动脉闭锁合并膜周部室间隔缺损的 MRI 表现

注:True FISP 电影序列;四腔心,左室冠状位切面,可见右室壁增厚,膜周部室间隔缺损。

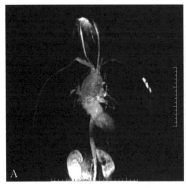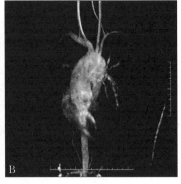

图20-8　肺动脉闭锁肺动脉相 MRI 表现

注:固有肺动脉显示欠佳,可见细小右肺动脉,左肺动脉及肺动脉干未见明显显示。

（2）矫正型大动脉错位

矫正型大动脉错位,实际上左右心室发生了互换,因此出现房室和心室大血管异常连接,大动脉空间位置关系也随之发生了变化,肺动脉狭窄和室间隔缺损为其常见的伴发畸形(图20-10)。虽然静脉回流的血液仍然通过肺循环到达体循环,但是右室结构的"左心室"难以承担体循环的功能,久之则发生严重心功能不全。

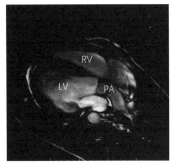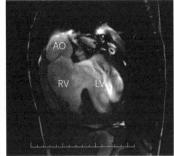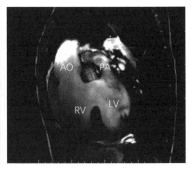

图20-9　完全性大血管错位的 MRI 表现

注:True FISP 电影序列,四腔心和左室流出道切面,可见肺动脉起自左心室,主动脉起自右心室,室间隔缺损。

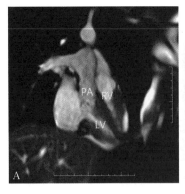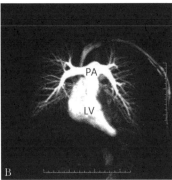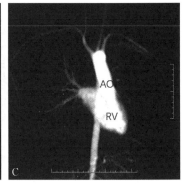

图20-10　矫正型大动脉错位的 MRI 表现

注:A. True FISP 电影序列,左室流出道切面;B、C. MR 主肺动脉重建,可见房室及心室、大动脉连接不适应,呈右房-解剖左室-肺动脉,左房-解剖右室-主动脉关系。

（赵世华　陆敏杰）

主要参考文献

［1］赵世华,蒋世良,陆敏杰.心血管病 MR 诊断学［M］.
北京:人民军医出版社,2011.

［2］赵世华.心脏 MR 2010 专家共识解读［J］.中华放射
学杂志,2011,45(2):380-382.

［3］赵世华.欧洲心脏病学会工作组关于心血管 MR 成像
用于成人先心病检查的推荐意见解读［J］.MR 成
像,2010,(1):241-245.

［4］BOTTO L D, CORREA A, ERICKSON J D. Racial
and temporal variations in the prevalence of heart
defects［J］. Pediatrics, 2001,107(3):E32.

［5］BOUMA B J, MULDER B J. Changing landscape of
congenital heart disease［J］. Circ Res, 2017,120(6):
908-922.

［6］HENDEL R C, PATEL M R, KRAMER C M, et
al. ACCF/ACR/SCCT/SCMR/ASNC/NASCI/SCAI/
SIR 2006 appropriateness criteria for cardiac computed
tomography and cardiac magnetic resonance imaging: a
report of the American College of Cardiology
Foundation Quality Strategic Directions Committee
Appropriateness Criteria Working Group, American
College of Radiology, Society of Cardiovascular
Computed Tomography, Society for Cardiovascular
Magnetic Resonance, American Society of Nuclear
Cardiology, North American Society for Cardiac
Imaging, Society for Cardiovascular Angiography and
Interventions, and Society of Interventional Radiology
［J］. J Am CollCardiol, 2006,48(7):1475-1497.

［7］HUNDLEY W G, BLUEMKE D A, FINN J P, et
al. ACCF/ACR/AHA/NASCI/SCMR 2010 expert
consensus document on cardiovascular magnetic
resonance: a report of the American College of
Cardiology Foundation Task Force on Expert Consensus
Documents ［J］. Circulation, 2010, 121 (22):
2462-2508.

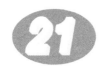

心脏及心包肿瘤

21.1　心脏及心包良性肿瘤
　　21.1.1　黏液瘤
　　21.1.2　横纹肌瘤
　　21.1.3　纤维瘤
　　21.1.4　脂肪瘤
　　21.1.5　淋巴管瘤
　　21.1.6　血管瘤

21.1.7　心包囊肿
21.2　心脏恶性肿瘤
　　21.2.1　血管肉瘤
　　21.2.2　未分化肉瘤
　　21.2.3　淋巴瘤
　　21.2.4　间皮瘤

　　心脏肿瘤(cardiac tumoc,包括心包肿瘤,下同)少见,绝大部分为继发性和良性肿瘤,原发性心脏肿瘤的发生率为 0.001%～0.056%,占继发性心脏、心包肿瘤的 1/40～1/20。良性心脏肿瘤占 3/4,黏液瘤(myxoma)最多,占 50%～89%,其他良性肿瘤还有纤维瘤、横纹肌瘤(rhabdomyoma)、乳头状弹力纤维瘤(fibroma)、血管瘤(hemangioma)、脂肪瘤(lipoma)、淋巴管瘤(lymphangioma)、畸胎瘤、嗜铬细胞瘤等。恶性肿瘤约占所有原发性肿瘤的 1/4,以肉瘤最常见,其他还有淋巴瘤(lymphoma,绝大部分是非何杰金 B 细胞淋巴瘤)、间皮瘤(mesothelioma)等。心脏肿瘤临床发病率很低,但由于肿瘤生长于心脏,即使是良性肿瘤也可因阻塞心腔而导致心力衰竭,或因肿瘤和血栓栓子脱落发生肺与体循环栓塞,乃至猝死等严重并发症。心脏肿瘤可引起心脏血流阻塞症状和体征,表现为胸痛、昏厥、充血性左心和/或右心衰竭、瓣膜狭窄或关闭不全、心律失常、传导障碍、心内分流、缩窄性心包炎、血性心包积液或心包填塞等。非心脏性全身表现,比如发热、贫血、消瘦、血沉加快及恶病质等。心脏肿瘤表面碎片或血栓脱落引起栓塞的临床表现,包括体动脉和/或肺动脉栓塞症状,例如偏瘫、失语等。心电图上可出现心房颤动、心动过速、右束支传导阻滞、心房或心室上扩大等异常。

　　心脏肿瘤的诊断在超声心动图应用于临床之前,常于尸检时发现,但心脏良恶性肿瘤都有潜在的致命性,如心律失常、栓塞等,因此早期诊断治疗极为重要。在影像学诊断中,超声心动图是目前用于检查心脏肿瘤的首选方法,能评价心脏肿瘤部位、大小、形态,但受到图像分辨率和人为操作依赖制约。心脏 MR 是无创检查中能提供组织特征信息的影像学检查方法,兼有 CT 的大视野与超声心动图的功能评价,且具有任意方位及多参数成像特点,其电影可了解心脏瓣膜运动情况,延迟强化成像能识别肿瘤组织成分,对心脏肿瘤的定位及定性诊断有独特的优势。研究表明,尽管病理仍是判断肿瘤良恶性的金标准,但 MR 可有效地判别部分肿瘤的良恶性。

21.1　心脏及心包良性肿瘤

21.1.1　黏液瘤

（1）概述

黏液瘤（myxoma）在原发心脏肿瘤中最常见。大约75%源发于左心房，约20%源于右心房，也可以发生在心脏其他部位。黏液瘤好发于成年女性，左心房黏液瘤通常有蒂，在二尖瓣口附近随血流来回移动，堵塞二尖瓣口，导致晕厥。

（2）MRI表现

黏液瘤MRI表现为心腔内圆形或卵圆形分叶状不均信号影，可显示瘤蒂及与心内膜的附着部位，在T_1WI上瘤体信与毗邻心肌相等或略低，在T_2WI上表现为偏高信号（图21-1）。对比剂延迟增强时，瘤蒂处有时可见强化，MR电影能够显示瘤体动态变化。

21.1.2　横纹肌瘤

（1）概述

横纹肌瘤是婴幼儿最常见的肿瘤，大约90%的横纹肌瘤见于1岁以下婴儿。一半以上的患者合并结节硬化症，因此它也被认为是心脏的错构瘤。随着年龄的增长，结节硬化症中合并横纹肌瘤的比例逐渐下降，这是因为肿瘤有自发退化吸

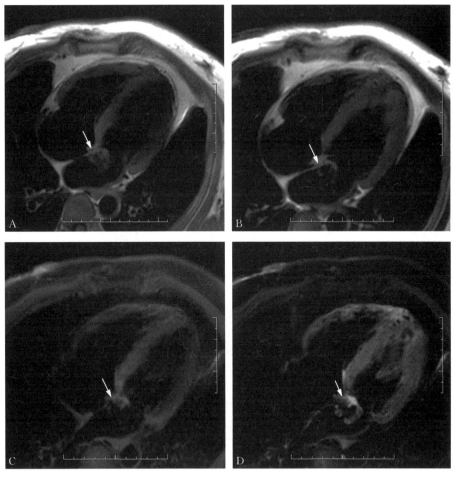

图21-1　心脏黏液瘤的MRI表现

注：TSE T_1WI（A、B）与T_2WI及抑脂像（C、D），四腔心切面，左房内可见低信号占位，附着于房间隔近二尖瓣环处，信号与心肌近似；T_2 SPAIR抑脂像可见黏液瘤中心低信号，外周少许高信号。

收的倾向。肿瘤好发于心室,多见于室间隔。心脏横纹肌瘤患者临床表现取决于肿瘤大小、数目及部位。大多数患者没有明显症状,但也有少数患者因为肿瘤大小及生长部位特殊而出现快速性心律失常,甚至心功能衰竭。因其有自愈倾向,绝大多数患者不需要手术治疗;但若出现致命性或者难治性心律失常,心室流出道阻塞,必须外科手术切除,手术效果与肿瘤的大小及位置有关。

（2）MRI 表现

横纹肌瘤在 T_1WI 上与邻近心肌相仿,T_2WI 上信号偏高。本病需与纤维瘤相鉴别,后者也好发于儿童,但肿瘤因缺乏氢质子而在 T_1WI 及 T_2WI 均为低信号甚至无信号,常伴有钙化、囊变,延迟强化时,因富含纤维组织,强化明显。

21.1.3 纤维瘤

（1）概述

纤维瘤主要由成纤维细胞和胶原纤维组成,是除横纹肌瘤外婴幼儿最常见的原发心脏肿瘤,大约 15% 的纤维瘤见于青少年和成人。该病虽为良性,但临床上常表现为心功能不全、心律失常甚至猝死。目前认为猝死的原因主要是瘤体侵犯与压迫心脏传导系统引起致死性心律失常所致。约 1/3 的患者没有明显症状,于体检时意外发现。外科手术治疗效果满意,术后罕有复发。

（2）MRI 表现

纤维瘤 MRI 表现为壁在性团块状占位性病变,在 T_1WI 上与正常心肌相比,表现为等信号或低信号(图 21-2A),在 T_2WI 上表现为低信号(图 21-2B)。增强扫描后明显强化,与常规扫描呈明显的效果对比差异(图 21-2C)。

21.1.4 脂肪瘤

（1）概述

脂肪瘤主要由成熟脂肪细胞组成,可包含少量的结缔组织(纤维脂肪瘤)或肌组织(肌脂肪瘤),可发生在任何年龄,但以成人为多。肿瘤多位于心外膜并向心包腔生长,也可发生在心腔内,但少见。大体上表现为边界清楚的圆形或椭圆形均质性黄色肿块,多有包膜。

（2）MRI 表现

MRI 具有比 CT 更佳的软组织特异度,脂肪组织无论在 T_1 上还是 T_2 上均表现为高信号,而在抑脂序列中为低信号(图 21-3、21-4)。

21.1.5 淋巴管瘤

（1）概述

淋巴管瘤也称水囊瘤,是一类内衬内皮细胞的薄壁囊性良性肿瘤,腔内含淋巴液。临床表现以心悸与心律失常常见。

（2）MRI 表现

T_2WI 常为高信号,T_1WI 为低信号,也有部分因基质中含有脂肪成分而在 T_1 像上呈现高信号。淋巴管瘤、血管瘤及畸胎瘤是小儿心肌心包

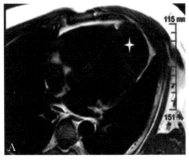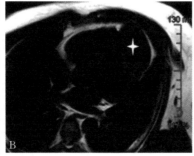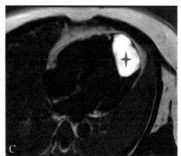

图 21-2 心脏纤维瘤的 MRI 表现

注:A. TSE T_1WI 和 B. T_2WI,四腔心切面,左室心尖部可见卵圆形占位信号,T_1WI 信号正常或偏低(星号),T_2WI 大部分为低信号(星号),局部信号欠均匀,间杂网格状改变;C. PSIR T_1WI,增强扫描后,四腔心切面、瘤体呈均匀性高信号(星号),与周围心肌分界清楚。

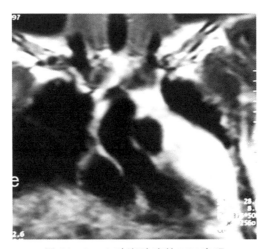

图 21-3 心脏脂肪瘤的 MRI 表现

注:SE T_1WI,冠状位左室流出道切面,左室侧壁心外膜被大片脂肪信号覆盖,并向心底部大血管蔓延。

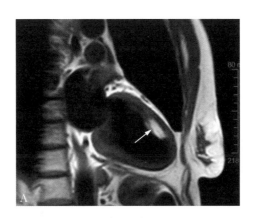

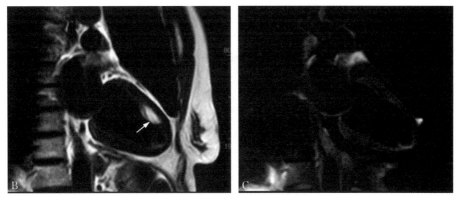

图 21-4 心脏脂肪瘤 MRI 两腔心切面

注:A. TSE T_1WI;B. T_2WI;C. T_2WI 抑脂像:MRI 两腔心切面,肿瘤宽基底部分位于前壁近心尖部,T_1、T_2 像均为高信号,压脂像几乎无信号,边界清楚。

常见肿瘤,应加以鉴别。在 CT 图像上,淋巴管瘤为水样密度,不强化,而血管瘤密度较前者为高,且可被强化,畸胎瘤成分复杂,内常见钙化。在 MRI 图像上,淋巴管瘤表现为长 T_1 长 T_2 信号,血管瘤则为短 T_1 长 T_2 信号,有时可见"流空效应",畸胎瘤则无论在 T_1 还是 T_2 都表现为混杂信号。

21.1.6 血管瘤

（1）概述

血管瘤占所有心脏原发性良性肿瘤的 $5\%\sim10\%$,通常病理上分为海绵状血管瘤、毛细血管样血管瘤和动静脉型血管瘤 3 种,发病无年龄差异。血管瘤可发生于任何心腔,壁内或腔内。肌壁内肿瘤边界常不清晰,其内可见出血。以心内膜为基底的腔内肿瘤边界清晰,若发生于左房,影像上需与黏液瘤鉴别。

（2）MRI 表现

常规电影成像,可见室腔内瘤体占位信号(图 21-5),T_1WI 上表现为中等信号,T_2 上为高信号(图 21-7),有时可见瘤体内"流空效应"。心肌灌注扫描早期图像呈血管样增强,晚期于 PSIR T_1WI 序列呈不均匀强化(图 21-6)。

21.1.7 心包囊肿

（1）概述

心包间皮囊肿(pericardial cyst)是一种胚胎发育异常,虽然不是真正意义上的肿瘤,却是最常见的良性心包肿块。右侧心包常发,边界清,常压迫右心房、右心室。

（2）MRI 表现

囊肿在 MRI 上为长 T_1 长 T_2 水样信号,不增强,T_2 压脂像为高信号(图 21-8)。伴有出血和蛋白质成分的囊肿 T_1WI 呈高信号。

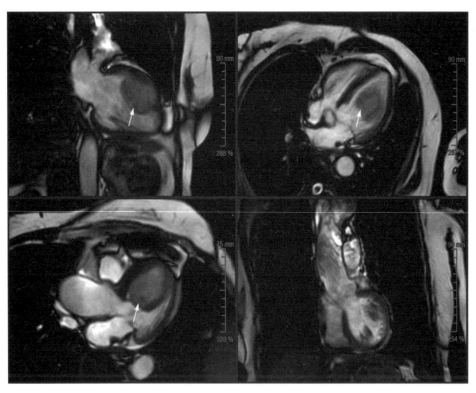

图 21-5　心脏血管瘤 True FISP 电影序列

注:两腔心、四腔心、左室流出道和左室冠状位切面,左室内团块状占位信号(箭头)。

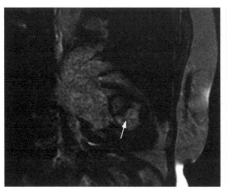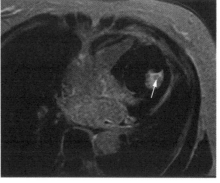

图 21-6 心脏血管瘤 PSIR 序列

注：两腔心和四腔心切面，可见瘤体内部延迟强化（箭头）。

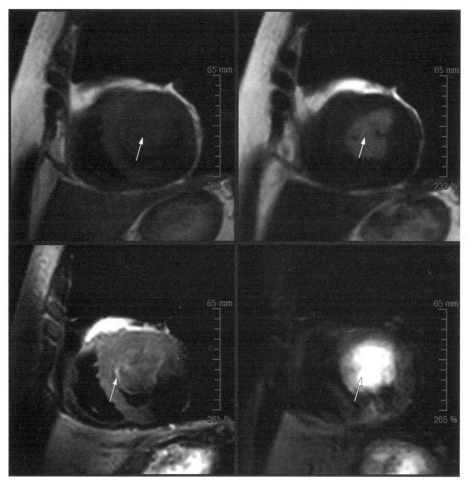

图 21-7 心脏血管瘤 TSE T_1WI、T_2WI 成像及抑脂像

注：左室短轴切面。T_1WI 大部分为中等信号，T_2WI 为中等偏高信号，T_2WI 抑脂像瘤体为高信号（箭头）。

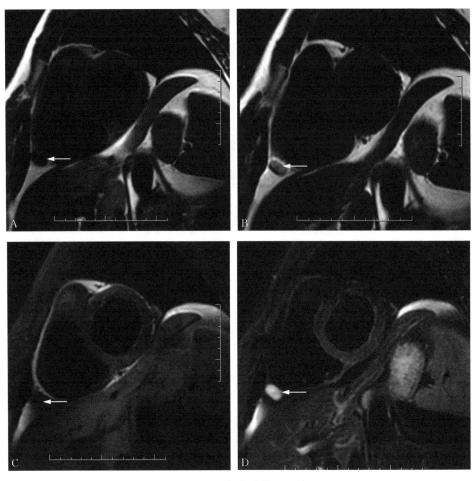

图 21-8 心包囊肿的 MRI 表现

注：TSE T_1WI 及 T_2WI(A、B)，左室短轴切面(C)，可见心包囊肿在 T_1 上呈低信号，T_2 抑脂像(D)心包囊肿呈高信号（箭头）。

21.2 心脏恶性肿瘤

心脏肉瘤(cardiac sarcoma)是少见的来源于间充质细胞的恶性肿瘤，但它却是心脏次常见的原发肿瘤(最常见为黏液瘤)，占所有心脏恶性肿瘤的绝大多数。心脏肉瘤以血管肉瘤最常见，约占 37％；其次为未分化肉瘤(24％)；以下是纤维肉瘤(11％～24％)、平滑肌肉瘤(8％～9％)、骨肉瘤(3％～9％)。病理上不同类型的肉瘤病理表现差异很大，通常呈浸润性生长。CMR 虽不能对恶性肿瘤进行全面定性诊断，但能够清楚地显示肿瘤的位置、形态及其毗邻组织结构，为病变的

发生和发展提供有价值的临床资料。

21.2.1 血管肉瘤

血管肉瘤(angiosarcoma)约 60％发生于右心房。其大体病理有两种形态：一种是向心房内生长，边界清楚，很少累及房间隔；一种是沿心包弥慢性浸润。心房腔内血管肉瘤易发生出血，MRI有特异度表现，即在 T_1WI 及 T_2WI 的瘤体内部出现结节状高信号(图 21-9)。钆对比剂首过灌注扫描，可见血管肉瘤内部有血流信号(图 21-10)，弥漫性心包浸润的血管肉瘤，在 MRI延迟强化上呈现沿血管池线状不均匀增强(图 21-11)。

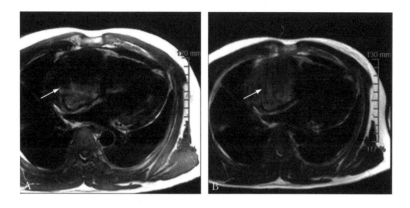

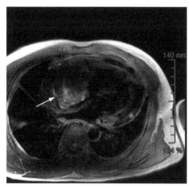
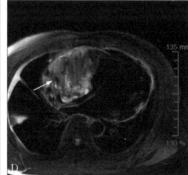
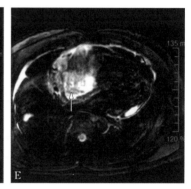

图 21-9　心脏血管肉瘤 MRI 表现

注：A. T_1WI、T_2WI 及抑脂像；T_1、T_2 呈等低信号，SPAIR 抑脂像呈低信号；C. T_1 SPAIR 抑脂像；D. T_2 SPAIR 抑脂像；E. T_2 STIR 抑脂像；E. T_2 STIR 呈高信号（箭头）。

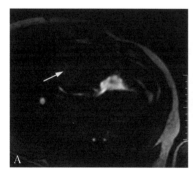
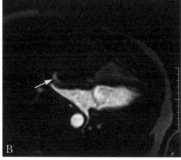
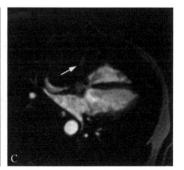

图 21-10　心脏血管肉瘤首过灌注成像

注：A. 首过灌注早期；B. 首过灌注中期；C. 首过灌注平衡期，可见血管肉瘤内部有条片状血流灌注信号。

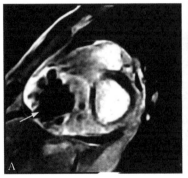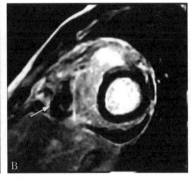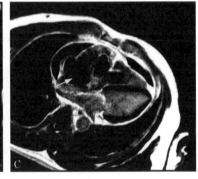

图 21-11　心脏血管肉瘤 PSIR 序列

注:PSIR 序列,左室短轴层面(A、B)及四腔心切面(C),可见血管肉瘤边缘及中心不均匀条片状强化,中心低信号(箭头)。

21.2.2　未分化肉瘤

未分化肉瘤(undifferentiated sarcoma)指无论大体、镜下还是免疫组化均不能确定组织类型的一类肿瘤的总称。MR 显示为占位性病变,信号强度与正常心肌几无区别,延迟强化肿瘤内部低信号(图 21-12)。肿瘤大体病理质地中等,与心肌紧密相连,镜下显示肿瘤细胞排列成编织状,细胞大小不一,形态多样,呈圆形、梭形或上皮样,有丰富的嗜酸性胞质;间质见慢性炎细胞浸润,混有成纤维细胞及平滑肌样细胞,巨细胞散在(图 21-12)。未分化肉瘤有时向心包腔内生长并引起坏死出血,此时与血管肉瘤非常相似,不易鉴别。

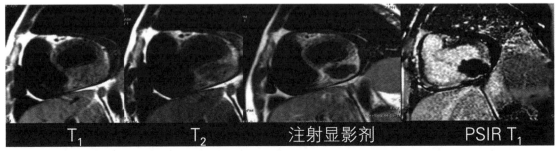

A. MRI 表现

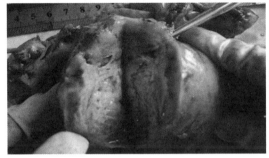

B. 大体标本

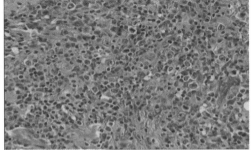

C. 病理切片

图 21-12　心脏未分化肉瘤

21.2.3　淋巴瘤

大约50%的淋巴瘤都源于免疫抑制或获得性免疫缺陷综合征患者,右心房、右心室、心包、纵隔及全身淋巴结受累较多。MR T₁WI 为低或无信号,T₂WI 为高信号,少数在 T₁WI 和 T₂WI 上与心肌等信号。延迟强化增强结果不一,均匀一致性增强,或不均匀增强,抑或无明显增强。

21.2.4　间皮瘤

心包间皮瘤是最常见的心包原发性肿瘤。肿瘤起源于间皮细胞,预后极差,常伴有大量心包积液和胸腔积液。MR 表现为大量心包积液,内含单个或多个团块状影。

（陆敏杰）

主要参考文献

［1］赵世华,陆敏杰,张岩,等.1.5T 高端 MR 在心血管病诊断中的应用[J].中华放射学杂志,2005,39(6):577－581.

［2］赵世华,陆敏杰,蒋世良,等.原发性非黏液瘤性良性心脏心包肿瘤的影像学评价[J].临床放射学杂志,2005,24:33－37.

［3］赵世华,蒋世良,陆敏杰.心血管病 MR 诊断学[M].北京:人民军医出版社,2011.

［4］赵世华.心脏 MR 2010 专家共识解读[J].中华放射学杂志,2011,45(2):380－382.

［5］黑飞龙,李桂芬,孙桂民,等.心脏肿瘤流行病学分析[J].肿瘤防治杂志,2003,10(6):561－562.

［6］DAUBENEY P E, OGILVIE B C, MOORE I E, et al. Intrapericardiallymphangioma presenting as neonatal cardiac tamponade[J]. Pediatr Cardiol, 1996,17(2):129－131.

［7］DELMO WALTER E M, JAVIER M F, SANDER F, et al. Primary cardiac tumors in infants and children: surgical strategy and long-term outcome[J]. Ann Thorac Surg, 2016,102(6):2062－2069.

［8］HENDEL R C, PATEL M R, KRAMER C M, et al. ACCF/ACR/SCCT/SCMR/ASNC/NASCI/SCAI/SIR 2006 appropriateness criteria for cardiac computed tomography and cardiac magnetic resonance imaging: a report of the American College of Cardiology Foundation Quality Strategic Directions Committee Appropriateness Criteria Working Group, American College of Radiology, Society of Cardiovascular Computed Tomography, Society for Cardiovascular Magnetic Resonance, American Society of Nuclear Cardiology, North American Society for Cardiac Imaging, Society for Cardiovascular Angiography and Interventions, and Society of Interventional Radiology[J]. J Am CollCardiol, 2006,48(7):1475－1497.

［9］HUNDLEY W G, BLUEMKE D A, FINN J P, et al. ACCF/ACR/AHA/NASCI/SCMR 2010 expert consensus document on cardiovascular magnetic resonance: a report of the American College of Cardiology Foundation Task Force on Expert Consensus Documents[J]. Circulation, 2010, 121(22):2462－2508.

［10］MOUSAVI N, CHEEZUM M K, AGHAYEV A, et al. Assessment of cardiac masses by cardiac magnetic resonance imaging: histological correlation and clinical outcomes[J]. J Am Heart Assoc, 2019, 8(1):e007829.

［11］TAO T Y, YAHYAVI-FIROUZ-ABADI N, SINGH G K, et al. Pediatric cardiac tumors: clinical and imaging features[J]. 2014,34(4):1031－1046.

22 主动脉夹层

22.1 概述
22.2 病理
22.3 临床表现
22.4 MRI 表现
　22.4.1 MRI 技术
22.4.2 MRI 扫描
22.4.3 MRI 具体表现
22.5 诊断要点
22.6 鉴别诊断
22.7 新技术应用拓展

22.1 概述

主动脉夹层(aortic dissection，AD)是严重威胁生命的心血管急症之一，急性 AD 患者约一半可在 48 h 内死亡。影像学检查是诊断 AD 的重要手段。主动脉管壁由内而外可分为内膜、中膜和外膜三层。AD 被定义为因内膜破口，导致主动脉腔内血流破入中膜层，继而沿主动脉长轴方向扩展，并累及分支动脉。管壁分成两层的同时管腔形成真腔和假腔两个腔。真假腔之间可以无交通，也可经再破口相交通。内膜片撕裂的方向多为顺行，也可逆行。

AD 的分型是临床治疗决策的重要依据。目前临床最常用的 AD 分型有两种:DeBakey 分型和 Stanford 分型。DeBakey 分型依据破口的位置将 AD 分为Ⅰ型、Ⅱ型和Ⅲ型。Ⅰ型和Ⅱ型破口均位于升主动脉，而Ⅲ型的破口则位于左锁骨下动脉以远;Stanford 分型依据升主动脉是否受累分为 A 型和 B 型，这一分型主要考虑撕裂的范围而非破口的位置，与手术方式相关，因此更多地被临床及指南采用。

AD 的流行病学最新数据较少，发病率约为每年 6/10 万，并随年龄增长而增加，其中 65％是男性，明显高于女性。与 AD 相关的最常见风险因素是高血压，占 65％～75％，其他风险因素包括主动脉或主动脉瓣疾病史、主动脉疾病家族史、心脏手术史、吸烟等。IRAD 注册研究中，AD 患者的平均年龄为 63 岁。我国急性 AD 的发病人群相对年轻化，多见于 40～50 岁的中年人，且因遗传疾病导致的 AD 也少见(<5％)。

22.2 病理

多数情况下，内膜破裂是初始条件，导致血液从管腔进入中膜层，或是中膜的滋养血管破裂导致中膜内出血，从而使主动脉壁层撕裂分离，形成内膜片和真假两腔，并向头尾两侧扩展延伸。

22.3 临床表现

急性 AD 最常见的症状是胸痛，以突然发作的胸部和/或背部撕裂样疼痛最为典型，其次是背痛和腹痛。A 型 AD 的疼痛通常位于胸前，并可辐射到颈、背或腹部;而 B 型 AD 的疼痛更常发生在后胸部和腹部。由心包填塞或主动脉破裂引起的低血压所致晕厥,也是 AD 的重要初始症状,且与院内死亡风险增加相关。此外,因低血压、脑灌注不足等引起的神经系统症状也不少见,约一半是短暂性的。值得注意的是,神经症状会掩盖潜在的夹层症状而造成漏诊。为了准确描述主动脉撕裂修复的病理过程,按照症状出现的时间 AD 可分为 3 个阶段:急性期(症状出现 < 2 周)、亚急性期(症状出现 2 周至 3 个月)和慢性期(症状出现 > 3 个月)。

急性期 AD 极易出现危及生命的并发症,主要包括主动脉破裂、主动脉瓣关闭不全、心包积血和填塞,以及终末器官的灌注不良综合征(malperfusion syndrome,MPS)。MPS 定义为主动脉分支撕裂受累或假腔扩张压迫致血管狭窄或闭塞,导致供血的终末器官如心脏、脑、内脏和外周动脉等缺血或梗塞引起相应的症状。急性主动脉破裂和严重主动脉瓣关闭不全是 AD 死亡的最常见原因,后者常伴有心力衰竭和心源性休克。此外,约 20% 的 A 型急性 AD 患者可出现心包填塞,这可使死亡率增加 1 倍。

22.4 MRI 表现

22.4.1 MRI 技术

MRI 非常适合诊断主动脉疾病,现已成为诊断 AD 成熟且有效的无创性检查技术之一。MRI 检查无电离辐射、软组织分辨率高、多参数任意方位成像以及覆盖的范围较广,使真假腔、内膜片的显示更加直观,内膜撕裂口所在位置和大小等也能更加清晰显示,可准确判断 AD 的类型,对 AD 的诊断有重要价值。MRI 通过血流和血管壁之间的内在对比,能够可靠地描述 AD 临床决策所需的所有显著特征,例如主动脉内径、内膜片、内膜破裂口、双腔征、病变范围、主动脉分支受累情况、与相邻结构的关系以及壁血栓是否存在、是否合并胸腹水等情况。MRI 因为无电离辐射也不需要碘化对比剂,非常适合对患有已知主动脉疾

病的患者进行随访。但在扫描过程中难以监测病情不稳定的患者,同时 MRI 比 CT 检查具有更长的采集时间,因此在急性情况下 MRI 的使用受到限制。而且,MRI 难以评估主动脉瓣钙化,这对于术中支架封闭(sealing of stent grafts)很重要。虽然钆的潜在肾毒性低于 CT 对比剂,但是也必须考虑到它对肾功能的影响。

主动脉的磁共振成像通常从自旋回波黑血序列(spin-echo black blood sequences)开始,最常用的是快速自旋回波序列和超快自旋回波(ultra fast spin echo)序列,前者包括不同厂家的 TSE、FSE 和 turbo-SE,后者也就是单次激发快速自旋回波序列(single-shot TSE/FSE,包括 Siemens HASTE 序列、Philips single-shot TSE 序列、GE single-shot FSE 序列)。主要用于观察 AD 的解剖变化,显示主动脉的形状和直径以及内膜片,同时观察病变毗邻结构。single-shot TSE/FSE 序列扫描每幅图仅需一次激励即可完成数据采集,一次 10 s 左右的屏气可获得 20 幅左右的图像,特别适用于配合困难的患者;对于无法配合屏气的患者,也可行自由呼吸进行扫描;对于危重患者可行无心电门控并自由呼吸扫描。但该序列图像质量较快速自旋回波序列图像差。后者可获得图像质量较好的 T_1WI 及 T_2WI 图像,可用于区分不同组织成分,比如内膜片、出血、血栓、脂肪及斑块等。

梯度回波序列(Gradient-echo sequences)可获得亮血图像,主要用于观察 AD 的血流动态,可在心动周期中显示主动脉直径的变化以及血液湍流,比如 AD 的破口/再破口部位、二尖瓣远端或主动脉瓣反流。非对比增强白血成像目前较多的是使用先进的梯度回波序列-平衡稳态自由进动技术(balanced steady-state free precession sequences,SSFP)进行扫描,即稳态采集的快速成像(fast imaging employing steady-state acquisition,FIESTA)、真稳态进动快速成像(true fast imaging with steady-state precession,FISP)、平衡的快速场回波序列(balanced fast-field echo sequences,FFE),可提供高信噪比以及血池与血管壁或心肌之间良好的对比度,且该技术具有亚秒级时间分辨率。电影

SSFP 序列需要心电门控以及患者 10 s 左右的屏气,并且通常仅在已发现病变的解剖位置进行扫描。

使用静脉钆剂的 3D 对比增强 MRI(3D contrast-enhanced MRI, 3D CE - MRA)无需心电门控,可快速扫描将主动脉和弓部血管显示为 3D 血管造影。同时,CE - MRA 序列可区分假腔中的缓慢流动和血栓。对于危重患者或无法屏住呼吸的患者特别适用。而使用 ECG 门控的 CE - MRA 血管造影,可获得主动脉根部和升主动脉的无运动伪影图像。行增强前、增强后动脉期及静脉期 3 次扫描,图像才减影后传送至后台工作站用专用软件进行三维重建,后处理技术包括最大密度投影(maximum intensity projection, MIP)、容积显示(volume rendering, VR)、多平面重建(multiplanar reconstruction, MPR),同时参照原始图像,可使得具体信息更加清晰,包括但不限于真假腔、破口、内膜片等等。

时间分辨 3D CE - MRA(time-resolved 3D CE - MRA)也叫 4D CE - MRA,它是在 3D 血流序列基础上增加了时间变量,可实时动态观察造影剂填充及血流方向,无需提前测试循环时间。但它的空间分辨率不及 3D CE - MRA,目前更多用于头颅小动脉血管。

时间分辨 3D 流量敏感 MRI(time-resolved 3D flow-sensitive MRI)可完全覆盖胸主动脉,为清晰显示和测量血流模式提供了独特的机会;同时它还可以确定定量参数,比如脉搏波速度和血管壁剪切应力的估算值。

相位对比成像(phase contrast imaging)通常用于评估通过狭窄区域、内膜或心脏瓣膜的血流梯度。图像对比度是由速度差异产生的。使用心电图门控或触发,获得以关注区域为中心的 2D 图像,可以计算峰值流量和速度值,并生成时间-流量和时间-速度曲线。

22.4.2 MRI 扫描

首先从胸廓入口至髂动脉分叉层面行黑血及亮血横断面扫描,通常使用超快速自旋回波(ultra fast spin echo)序列,也就是 Siemens HASTE 序列、Philips single-shot TSE 序列、GE single-shot FSE 序列。对于危重患者可在自由呼吸下实施非心电门控扫描。根据需要在重点部位行 TSE 的 T_1WI 和 T_2WI 扫描。以上用于观察主动脉及周围结构的解剖情况。其次,选择主动脉斜矢状切面进行多层面电影序列扫描,重点观察主动脉血流并寻找内膜破口。再次,对左室流出道层面进行电影序列扫描,以观察主动脉窦部解剖及瓣膜活动情况。最后,行增强前、增强后动脉期及静脉期 3 次扫描以完成 3D CE - MRA 扫描,以观察真假腔、破口、内膜片等。患者检查时应当及时了解病变并结合患者的具体情况,及时合理地应用扫描序列及扫描切面,根据实际情况可加扫 4D CE - MRA、时间分辨 3D 流量敏感 MRI 以及相位对比成像等,必要时需增加扫描范围。

22.4.3 MRI 具体表现

主动脉 MR 扫描不仅用于主动脉夹层的定性诊断,还应为临床提供夹层的更详细信息,包括内膜撕裂口位置、真假腔位置及范围,以及主要分支血管受累等情况,如有无累及头臂动脉、锁骨下动脉、冠状动脉、腹腔干、肠系膜动脉、肾动脉、髂总动脉和下肢动脉等,以及大血管瓣膜情况及是否破入心包腔、胸腔或腹腔等。

由于 MR 能很好反映血流信息,因此对内膜片的显示、真假两腔的识别较为可靠,同时可观察有无血栓形成及其部位和范围。内膜片出于扫描序列不同而有不同表现,SE 序列扫描真假腔均为低信号、内膜片为较高信号,而快速序列扫描真假腔均呈高信号、内膜片为较低信号(图 22 - 1)。真假两腔的鉴别取决于两腔血流速度的差异,通常真腔血流速度较假腔快,所以假腔的信号较真腔高,血栓信号最高。同时,通常假腔较宽大,真腔受压变扁小,呈半圆形或卵圆形。破口多位于主动脉弓降部;再破口表现为真假两腔之间的内膜片中断,代之以高信号连接两个管腔。快速扫描电影序列可清晰显示主动脉全程,动态显示真假腔和内膜片,以及收缩期血流经破口流向假腔且在管腔内呈喷射状低信号(喷射征)。3D CE - MRA 序列多种后处理技术能清晰显示真假腔及

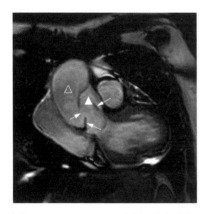

图 22 - 1　Stanford A 型主动脉夹层

注:左心室流出道 MR 电影序列示真腔(实心△)及假腔(空心△)均呈高信号,真假腔之间可见破口(短白箭头),内膜片为较低信号(长白箭头)。

内膜片,动脉期真腔信号一般较假腔高,以在 MIP 上显示最为清楚(图 22 - 2);真假腔间的低信号影为内膜片,以在 MPR 及原始图像上显示最为清楚(图 22 - 2);而且,3D CE - MRA 均可见到明确的初始破裂口。但 MRI 也有其局限性,比如不能显示血管壁或内膜片的钙化,不能完全显示主动脉夹层多发小破裂口。

22.5　诊断要点

在主动脉管腔内观察到撕裂的线样内膜片及真假两腔即可做出主动脉夹层的正确诊断,电影序列破口处可看到喷射征。破口的位置及内膜片撕裂的范围是夹层正确分型的关键,原发破口的位置和大小、弓部主动脉的直径以及与相邻主动脉分支的关系是治疗决策的关键影像学信息;另外,主动脉主要分支是否受累、假腔内血栓多少与并发症和风险相关。

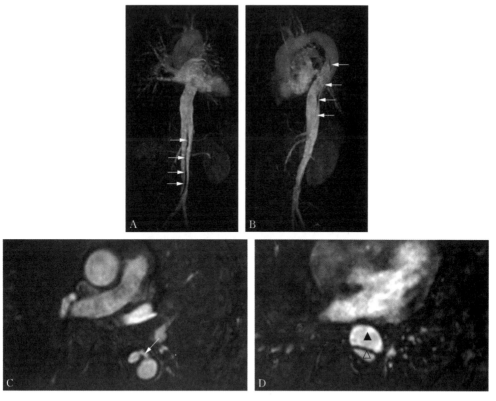

图 22 - 2　Stanford B 型主动脉夹层

注:MIP 图像(A、B)显示自胸主动脉上段至腹主动脉下段的真假腔以及两者之间低信号的内膜片(白色箭头);CE - MRA 序列后处理 MPR 图像(C)显示降主动脉的破口(白箭)位于右肺动脉水平,约 3 mm;MRP 图像(D)显示主动脉腔内的内膜片影,假腔(黑色△)比真腔(空心△)大。

22.6 鉴别诊断

MRI诊断主动脉夹层的敏感性、特异性及准确性高。虽扫描层面与CT检查相比较厚,但MRI中很少出现容易误诊为主动脉夹层的伪影,而CT检查中主动脉夹层主要需与伪影相鉴别。同时,主动脉夹层还需与主动脉壁内血肿相鉴别,10%~20%临床表现为主动脉夹层的主动脉壁内血肿患者通过影像学确诊为主动脉壁内血肿,虽两者临床症状不易鉴别,但MR图像上的主动脉壁月牙形或环形增厚可明确诊断为主动脉壁内血肿。

22.7 新技术应用拓展

4D相位对比成像(4D Flow序列)是近几年发展起来的MR流速测量技术,它可以通过后处理软件自定义迹线色彩以表现不同解剖结构的血流,来实时动态观察血流速及方向,还能够自动识别血管腔并能提供心血管血流动力学特征分析,比如测量平面内的血流参数(净流量、峰值流速、反流分数)、计算Qp/Qs比值以及脉波波速率(pulse wave velocity,PWV),同时还能定量分析血管壁剪切力(wall shear stress,WSS)、可视化压力分布图、可视化能量损失分析、运用瓣膜追踪技术对心室血流组分定量测量。可用于主动脉夹层血流分析、主动脉瓣畸形/主动脉瓣狭窄分析以及心室血流组分分析。

(郑敏文 刘 莹)

主要参考文献

[1] 刘玉清,荆宝莲,袁定华. 主动脉夹层[M]//刘玉清. 心血管病影像诊断学. 合肥:安徽科学技术出版社,2000:678-702.

[2] 赵世华,蒋世良,陆敏杰. 急性动脉综合征[M]//赵世华. 心血管病磁共振诊断学. 北京:人民军医出版社,2011:222-230.

[3] DESAI L, STEFEK H, BERHANE H, et al. Four-dimensional flow magnetic resonance imaging for Assessment of Pediatric Coarctation of the Aorta [J]. J Magn Reson Imaging, 2022,55(1):200-208.

[4] ERBEL R, ABOYANS V, BOILEAU C, et al. 2014 ESC Guidelines on the diagnosis and treatment of aortic diseases: document covering acute and chronic aortic diseases of the thoracic and abdominal aorta of the adult. The task force for the diagnosis and treatment of aortic diseases of the European Society of Cardiology (ESC) [J]. Eur Heart J, 2014,35(41):2873-2926.

[5] GOLDSTEIN S A, EVANGELISTA A, ABBARA S, et al. Multimodality imaging of diseases of the thoracic aorta in adults: from the American society of echocardiography and the European association of cardiovascular imaging: endorsed by the society of cardiovascular computed tomography and society for cardiovascular magnetic resonance [J]. J Am Soc Echocardiogr, 2015,28(2):119-182.

[6] HARRIS K M, BRAVERMAN A C, EAGLE K A, et al. Acute aortic intramural hematoma: an analysis from the International Registry of Acute Aortic Dissection [J]. Circulation, 2012,126(1):91-96.

[7] HIRATZKA L F, BAKRIS G L, BECKMAN J A, et al. 2010 ACCF/AHA/AATS/ACR/ASA/SCA/SCAI/SIR/STS/SVM guidelines for the diagnosis and management of patients with Thoracic Aortic Disease: a report of the American College of Cardiology Foundation/American Heart Association Task Force on Practice Guidelines, American Association for Thoracic Surgery, American College of Radiology, American Stroke Association, Society of Cardiovascular Anesthesiologists, Society for Cardiovascular Angiography and Interventions, Society of Interventional Radiology, Society of Thoracic Surgeons, and Society for Vascular Medicine [J]. Circulation, 2010, 121(13): e266-e369.

[8] MORAL S, CUÉLLAR H, BALLESTEROS E, et al. Differential diagnosis of intimal flap in type B aortic dissection [J]. Circ Cardiovasc Imaging, 2021,14(8): e012579.

[9] NIENABER C A, POWELL J T. Management of acute aortic syndromes [J]. Eur Heart J, 2012,33(1):26-35.

[10] SHAH D J. 4D Flow CMR: The final frontier in valvular heart disease? [J] JACC Cardiovasc Imaging, 2021,14(7):1367-1368.

 **主动脉壁内血肿**

23.1 概述

23.2 病理

23.3 临床表现

23.4 MRI 表现

23.5 诊断要点

23.6 鉴别诊断

23.7 新技术应用拓展

23.1 概述

主动脉壁内血肿（intramural hematoma，IMH）属于急性主动脉综合征。IMH 占急性主动脉综合征的 10%～25%。降主动脉最常受累，占所有病例的 60%～70%，其次为升主动脉（30%）和主动脉弓（10%）受累。

血肿在主动脉中膜进展，没有假腔和内膜破口。当主动脉管壁环形或新月形增厚＞5 mm 且其内没有可检出的血流，即可诊断为 IMH。根据有无升主动脉累及，IMH 分为两型：累及升主动脉的 IMH 为 Stanford A 型；无升主动脉累及的 IMH 为 Stanford B 型。Stanford A 型与 B 型对预后的影响不同。Stanford A 型 IMH 导致心脏周围和/或胸腔积液、主动脉夹层、动脉瘤形成和死亡的风险明显高于 Stanford B 型。

关于 IMH 的发病机制目前尚有争论，主流学说认为，主动脉内膜破溃或溃疡，或者主动脉壁内滋养血管自发破裂出血，为其主要原因。主要病因包括高血压、动脉粥样硬化，创伤性因素和巨细胞动脉炎等也是可能的发病原因，其他如糖尿病、妊娠、大量长期的吸烟史或腹主动脉疾病等也常

见于 IMH 患者。约超过 80% 的 IMH 患者合并有高血压。主动脉壁内血肿可发生在主动脉任何部位，但常发生在压力最大的部位，如升主动脉的右侧壁和峡部近端，有较高的危险性和致死率。

与主动脉夹层患者相比，IMH 患者的年龄可能更大，但两者死亡率相近。与亚洲患者相比，欧美 IMH 患者治疗后的死亡率更高。根据 IRAD 注册研究，A 型 IMH 的院内死亡率与 A 型主动脉夹层类似，且病变越接近主动脉瓣死亡率越高。此外，数据显示，30%～40% 的 A 型 IMH 可进展为主动脉夹层。急性 B 型 IMH 的院内死亡风险为 10%，与 B 型主动脉夹层近似。

稳定的 IMH 经药物治疗可缩小甚至消失，不稳定的 IMH 则可发展为典型的夹层、动脉瘤，甚至破裂等并发症。有研究显示，25%～64% 的 IMH 经治疗后吸收，而 15%～64% 的 IMH 则进展成为典型的主动脉夹层。急性期 IMH 并发症的预测因子包括：经积极药物治疗仍存在持续和再发的疼痛、难以控制的高血压、升主动脉受累、最大主动脉直径≥50 mm、进展的主动脉管壁增厚＞11 mm、主动脉管径逐步增大、再发胸腔积液、继发于局限性夹层的穿透性溃疡或溃疡样凸起、终末器官缺血（脑、心肌、肠、肾，等）。总体而

言,IMH患者的长期预后优于AD患者,5年生存率为43%～90%。

23.2 病理

主动脉IMH没有假腔和内膜撕裂,在主动脉壁中膜发生血肿。主动脉壁间的血肿形成,动脉内膜完整,在主动脉管腔与血肿之间没有直接的血流交通。

23.3 临床表现

与主动脉夹层相似,疼痛是IMH最常见的症状,与主动脉夹层一样也被描述为"撕裂样",可以发生在胸骨后、颈部、喉部、肩胛间、后背下部、腹部或者下肢等。当血肿向远端传播时,疼痛可以移动。疼痛一般不能被止痛药物缓解,多伴有明显的血压升高,血压降低时症状可减轻。当病变累及主动脉分支,可出现相应脏器灌注不足症状,如晕厥、脑梗死、心肌梗死、肠系膜缺血和急性肾功能不全。初次疼痛后的再发疼痛被视为极危险的信号,是愈后不良因素,特别是期间经历几小时至几天无痛阶段的患者,可能提示IMH转变为主动脉夹层或破裂。主动脉瓣受累时,可出现主动脉瓣舒张期杂音;锁骨下动脉受累,可有左、右肢体动脉血压不等;部分患者存在血管杂音、心包积液和胸腔积液等体征。少数患者无明显症状。

23.4 MRI表现

MRI技术及扫描步骤参见第22章"主动脉夹层"。

MRI是壁内血肿诊断和分类的主要技术,特别是动态电影梯度回波序列的应用可以确诊IMH,鉴别主动脉粥样硬化增厚、血栓或血栓夹层。基于血红蛋白不同降解产物的信号特征,MRI还可以区分急性期血肿与慢性期血肿。急性期(<7 d)血肿患者,血肿在T_2WI表现为高信号,在T_1WI呈现等信号;而慢性期(>7 d)血肿患者,T_1WI表现为高信号,T_2WI呈现出的信号低于急性期血肿的信号。

IMH的主要影像学表现为主动脉壁月牙形或环形增厚,厚度>5 mm,沿主动脉纵轴延伸,无内膜瓣、撕裂或假腔纵向流动。通常主动脉管腔正常或轻度受压稍变小。

IMH的MR征象主要包含直接征象、间接征象及并发征象。其中最典型直接征象是患者主动脉壁呈现出环形或者新月形,且增厚>5 mm。在自旋回波黑血序列上,壁内血肿急性期主要表现为大致均匀的中等信号,慢性期表现为高信号;在梯度回波亮血序列或电影序列上,壁内血肿的信号呈现为低于管腔的高信号影,慢性期血肿较急性期更低;在3D或4D CE-MRA序列上,增厚的主动脉壁早期无强化,延迟增强扫描可呈轻度强化。间接的征象主要包括穿透性溃疡内移,表现为主动脉壁里有对比剂充盈的龛影,而在CT上显示清晰的钙化斑块内移征象在MR上很难显示。并发征象主要有心包积液、主动脉瘤或主动脉夹层,主要是因为其心功能降低,内壁出现长期溃疡导致。使用后处理技术MPR、MIP、VR、CPR和横断图像能够清晰完整的显示出主动脉壁内血肿的三种征象。

23.5 诊断要点

明确观察到主动脉壁月牙形或环形增厚且厚度大于5 mm,可做出肯定诊断。

23.6 鉴别诊断

IMH需与其他主动脉病变鉴别,包括主动脉夹层、严重动脉粥样硬化局部壁增厚但无血肿、大动脉炎致动脉壁增厚、主动脉瘤合并血栓等。

(1)AD

IMH大多围绕主动脉形成环形或者新月形影像,不会出现明显的内膜撕裂和真假腔;而主动脉夹层则围绕主动脉的长轴呈现出螺旋状的剥离,其管腔出现扩张,有明显的真假腔和内膜的撕裂口。

（2）严重动脉粥样硬化局部壁增厚

增厚的血管壁一般不规则,表现为多发、不连续的局限性内膜增厚、硬化性斑块形成,不易出现胸腔、心包积液。

（3）大动脉炎致动脉壁增厚

发病年龄较轻,以女性青年多见,病变多为节段性或较为局限,管壁环状增厚,管腔均有不同程度的狭窄甚至闭塞;而 IMH 管腔变化不明显,不呈节段性。

（4）主动脉瘤合并血栓

主动脉明显扩张或膨出,血栓一般较大。

23.7　新技术应用拓展

4D Flow 序列成像参见本书第 22 章"主动脉夹层"。

（郑敏文　刘　莹）

主要参考文献

[1] 赵世华,蒋世良,陆敏杰.急性动脉综合征[M]//赵世华.心血管病磁共振诊断学.北京:人民军医出版社,2011:222-230.

[2] ERBEL R, ABOYANS V, BOILEAU C, et al. 2014 ESC Guidelines on the diagnosis and treatment of aortic diseases: Document covering acute and chronic aortic diseases of the thoracic and abdominal aorta of the adult. The Task Force for the Diagnosis and Treatment of Aortic Diseases of the European Society of Cardiology (ESC) [J]. Eur Heart J, 2014, 35(41): 2873-2926.

[3] EVANGELISTA A, DOMINGUEZ R, SEBASTIA C, et al. Long-term follow-up of aortic intramural hematoma: predictors of outcome [J]. Circulation, 2003, 108(5): 583-589.

[4] EVANGELISTA A, MUKHERJEE D, MEHTA R H, et al. Acute intramural hematoma of the aorta: a mystery in evolution [J]. Circulation, 2005, 111(8): 1063-1070.

[5] GOLDSTEIN S A, EVANGELISTA A, ABBARA S, et al. Multimodality imaging of diseases of the thoracic aorta in adults: from the American society of echocardiography and the European association of cardiovascular imaging: endorsed by the society of cardiovascular computed tomography and society for cardiovascular magnetic resonance [J]. J Am Soc Echocardiogr, 2015, 28(2): 119-182.

[6] HARRIS K M, BRAVERMAN A C, EAGLE K A, et al. Acute aortic intramural hematoma: an analysis from the International Registry of Acute Aortic Dissection [J]. Circulation, 2012, 126(11 Suppl 1): S91-S96.

[7] HIRATZKA L F, BAKRIS G L, BECKMAN J A, et al. 2010 ACCF/AHA/AATS/ACR/ASA/SCA/SCAI/SIR/STS/SVM guidelines for the diagnosis and management of patients with thoracic aortic disease: a report of the American College of Cardiology Foundation/American Heart Association Task Force on Practice Guidelines, American Association for Thoracic Surgery, American College of Radiology, American Stroke Association, Society of Cardiovascular Anesthesiologists, Society for Cardiovascular Angiography and Interventions, Society of Interventional Radiology, Society of Thoracic Surgeons, and Society for Vascular Medicine [J]. Circulation, 2010, 121(13): e266-e369.

[8] LI Y, YANG N, DUAN W, et al. Acute aortic dissection in China [J]. Am J Cardiol, 2012, 110(7): 1056-1061.

[9] MUSSA F F, HORTON J D, MORIDZADEH R, et al. Acute aortic dissection and intramural hematoma: a systematic review [J]. JAMA, 2016, 316(7): 754-763.

[10] SONG J K, KIM H S, KANG D H, et al. Different clinical features of aortic intramural hematoma versus dissection involving the ascending aorta [J]. J Am Coll Cardiol, 2001, 37(6): 1604-1610.

24 主动脉瘤

24.1　概述
24.2　病理
24.3　临床表现
24.4　MRI表现

24.5　诊断要点
24.6　鉴别诊断
24.7　新技术应用拓展

24.1　概述

　　主动脉瘤是继主动脉粥样硬化后第二常见的主动脉疾病。在2014年欧洲心脏协会关于主动脉疾病诊断和治疗的指南中,将主动脉瘤根据病变部位及治疗方案的不同分为胸主动脉瘤(thoracic aortic aneurysm, TAA)和腹主动脉瘤(abdominal aortic aneurysm, AAA),TAA和AAA也可能同时存在。研究显示,约27%的AAA患者可出现TAA,其中多数是女性和老年人。值得注意的是,主动脉瘤的存在可能与其他部位的动脉瘤相关,比如髂动脉瘤、腘动脉瘤等。有报道称,AAA患者股动脉或腘动脉瘤的发病率高达14%。此外,主动脉瘤患者发生心血管事件及心血管并发症的风险增加,但大多与动脉瘤无关,而与常见的危险因素(如吸烟或高血压)和炎症等有关。

　　各种原因造成的胸部主动脉管壁局限或弥漫的病理性扩张至一定界值,即可诊断为TAA。胸部主动脉,包括主动脉窦及根部、升主动脉、主动脉弓及膈肌以上的降胸主动脉,均可发生瘤样扩张。TAA以升主动脉瘤最为常见,其次为主动脉根窦部动脉瘤、降胸主动脉瘤及弓部动脉瘤。由于升主动脉的瘤样扩张很难界定扩张处与正常管壁的分界,采用扩张处管径大于正常管径的50%以上作为诊断标准并不适宜。临床上,升主动脉扩张>50 mm,降胸主动脉扩张>40 mm即可诊断为TAA(健康成人的主动脉直径通常不超过40 mm,并向下游逐渐变细)。

　　胸部主动脉瘤的发生由多因素导致,归纳起来主要为退行性、先天性、机械性、自身免疫性及感染性五大方面。退行性改变最常见为主动脉粥样硬化,常与高血压、吸烟史及脂质代谢异常有关。先天或遗传性病因以马方(Marfan)综合征多见。机械性病因是指穿透伤或致伤物直接作用于主动脉壁引起动脉瘤,可发生于任何部位。自身免疫性疾病如巨细胞动脉炎和大动脉炎,可并发主动脉根部和弓部的动脉瘤。另外,细菌、病毒、结核等感染也可致TAA形成,但较罕见。

　　TAA以中老年人多见,但马方综合征患者的TAA多在30～40岁出现,感染性和外伤性动脉瘤多见于青壮年人,而先天性动脉瘤多于20～30岁被确诊。据报道,TAA的年发病率约为10.4人/10万人,且随年龄增长而增加,男性多于女性。目前,随着生活条件、生活方式的改变及人口老龄化等诸多因素,TAA 发病人数呈明显上升趋势。我国目前尚无 TAA 发病率的流行病学调查数据。

有家族史的患者其 TAA 增长更快,达每年 2.1 mm。马方综合征患者的 TAA 生长平均为每年 0.5～1 mm,而勒斯-迪茨(Loeys Dietz)综合征患者的 TAA 生长速度甚至超过每年 10 mm,致平均死亡年龄 26 岁。通常降主动脉瘤(每年 3 mm)比升主动脉瘤(每年 1 mm)增长更快。当升主动脉瘤直径>60 mm 或降主动脉瘤>70 mm 时,夹层或破裂的风险迅速增加。

24.2 病理

主动脉由内膜、中膜及外膜组成。中膜由呈同心圆排列的平滑肌细胞、胶原纤维和弹性纤维。当致病因素致中膜受损,弹性纤维变性及断裂、平滑肌细胞减少,胶原纤维增多,代之以纤维瘢痕组织,动脉壁即失去弹性,病变段在血流冲击下逐渐膨大形成动脉瘤。

24.3 临床表现

TAA 患者通常无症状,常在影像检查后被偶然发现。当动脉瘤增大,压迫周围组织与器官时可出现相应症状与体征。但 TAA 很少通过压迫症状、胸痛、主动脉瓣区杂音等被发现而诊断。马方综合征患者则可通过影像检查有效地筛查 TAA 风险。TAA 患者检查时发现的体征与病因、部位有密切关系。高血压可发生于 20%～23%的患者。升主动脉或主动脉弓部动脉瘤压迫上腔静脉和无名静脉可能出现上腔静脉阻塞综合。胸部叩诊胸前区有异常的浊音区,心脏浊音区增大;主动脉瓣、二尖瓣听诊区可有杂音。

24.4 MRI 表现

MRI 技术及扫描步骤参见第 22 章"主动脉夹层",造影剂在主动脉瘤瘤体中部信号最高时为峰值时间。

MRI 可清晰显示主动脉瘤形态、部位、瘤颈、有无血栓、相邻动脉及分支以及周围组织受压等情况,并可准确测量瘤体长度、直径和角度。主动脉假性动脉瘤表现为与主动脉腔相通的突出于主动脉轮廓的囊腔,且壁不光整并多有明显血栓形成。以下主要为真性动脉瘤的 MR 表现:在 SE 黑血序列扫描中,梭形动脉瘤瘤腔多数呈流空信号,囊状动脉瘤或混合型动脉瘤可出现湍流信号;TSE 的 T_1WI 和 T_2WI 扫描结合脂肪抑制技术可观察瘤壁有无粥样硬化斑块及附壁血栓等。快速扫描电影序列可清晰区分瘤体内近瘤壁缓慢流动的血液与附壁血栓,同时可观察主动脉瓣有无反流(图 24-1)。3D CE-MRA 后处理技术中以 VR 对主动脉瘤整体、近端瘤颈、远端流出道及分支的显示最为清楚直观,尤其是对近端瘤颈及远端流出道的三维立体显示,直接决定了主动脉瘤的分型,对临床治疗方案的选择及实际操作具有重要指导意义;对附壁血栓及血管壁的显示,以及主要脏器的供血情况等,以 MPR 及原始图像显示最为清楚;在 MIP 及 MPR 图像上测量各参数较为可靠,尤其对于扭曲的血管,MPR 及 MIP 可根据其走行,真实地测量其实际长度、直径。

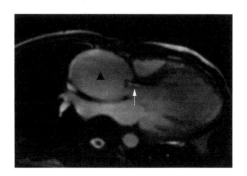

图 24-1 根部主动脉瘤 MRI 表现

注:电影序列显示主动脉根部(黑色△)明显扩张呈球状,并可见反流影(白色箭头)。

马方综合征导致的主动脉瘤主要表现为主动脉根窦部瘤样扩张,多呈现为"葱头样"改变(图 24-2),可继发主动脉瓣关闭不全、左室扩大并心功能减低,部分患者还可合并局部的主动脉夹层。

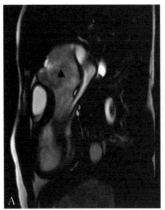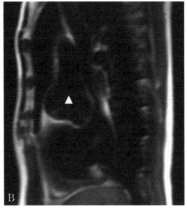

图 24-2　马方综合征 MRI 表现

注：电影序列（A）显示主动脉窦明显增宽（黑色△）；SE 黑血序列（B）显示主动脉根窦明显增宽成"葱头样"（白色△），主动脉内血液呈低信号。

24.5　诊断要点

观察到主动脉不同部位管壁的局限性扩张或膨突可做出明确诊断。

24.6　鉴别诊断

主动脉瘤需与较局限的主动脉夹层相鉴别，主动脉瘤通常显示为主动脉明显扩张或膨突，而较局限的主动脉夹层虽管腔也出现扩张，但有明显的真假腔和内膜破口以及内膜片。

24.7　新技术应用拓展

4D Flow 序列成像参见第 22 章"主动脉夹层"。

MR 弹性成像（MR elastography，MRE）作为一种评估软组织刚度的非侵入性技术越来越受到人们的关注。MRE 测定的剪切波速（shear-wave velocity）与组织刚度直接相关，较快的剪切波表示坚硬组织，较慢的剪切波表示软组织。在 MRE 中观察到的腹主动脉瘤刚度降低可能被用作一种新的指标，以识别可能破裂的高危患者。

（郑敏文　刘　莹）

主要参考文献

[1] 赵世华,蒋世良,陆敏杰.主动脉瘤[M]//赵世华.心血管病磁共振诊断学.北京:人民军医出版社,2011: 231-235.

[2] ABOYANS V, CRIQUI M H, ABRAHAM P, et al. Measurement and interpretation of the ankle-brachial index: a scientific statement from the American Heart Association [J]. Circulation, 2012,126:2890-2909.

[3] DERUBERTIS B G, TROCCIOLA S M, RYER E J, et al. Abdominal aortic aneurysm in women: prevalence, risk factors, and implications for screening [J]. J Vasc Surg, 2007,46(4):630-635.

[4] DIWAN A, SARKAR R, STANLEY J C, et al. Incidence of femoral and popliteal artery aneurysms in patients with abdominal aortic aneurysms [J]. J Vasc Surg, 2000,31:863-869.

[5] ERBEL R, ABOYANS V, BOILEAU C, et al. 2014 ESC Guidelines on the diagnosis and treatment of aortic diseases: document covering acute and chronic aortic diseases of the thoracic and abdominal aorta of the adult. The Task Force for the Diagnosis and Treatment of Aortic Diseases of the European Society of Cardiology (ESC) [J]. Eur Heart J, 2014,35(41):2873-2926.

[6] FLETCHER A J, SYED M B J, AITMAN T J, et al. Inherited thoracic aortic disease: new insights and

translational targets [J]. Circulation, 2020,141(19): 1570 - 1587.

[7] HARTUNG M P, GRIST T M, FRANÇOIS C J. Magnetic resonance angiography: current status and future directions [J]. J Cardiovasc Magn Reson, 2011,13(1):19.

[8] HIRATZKA L F, BAKRIS G L, BECKMAN J A, et al. 2010 ACCF/AHA/AATS/ACR/ASA/SCA/SCAI/SIR/STS/SVM guidelines for the diagnosis and management of patients with Thoracic Aortic Disease: a report of the American College of Cardiology Foundation/American Heart Association Task Force on Practice Guidelines, American Association for Thoracic Surgery, American College of Radiology, American Stroke Association, Society of Cardiovascular Anesthesiologists, Society for Cardiovascular Angiography and Interventions, Society of Interventional Radiology, Society of Thoracic Surgeons, and Society for Vascular Medicine [J]. Circulation, 2010,121(13): e266 - e369.

[9] KENT K C, ZWOLAK R M, EGOROVA N N, et al. Analysis of risk factors for abdominal aortic aneurysm in a cohort of more than 3 million individuals [J]. J Vasc Surg, 2010,52(3):539 - 548.

[10] SAKUMA H. Abdominal aortic aneurysm: prediction of rupture risk with MR elastography [J]. Radiology, 2022,304(3):730 - 731.

25 主动脉炎

25.1 大动脉炎
    25.1.1 概述
    25.1.2 病理
    25.1.3 临床表现
    25.1.4 MRI 表现
    25.1.5 诊断要点
    25.1.6 鉴别诊断
    25.1.7 新技术应用拓展

25.2 主动脉周围炎
    25.2.1 概述
    25.2.2 病理
    25.2.3 临床表现
    25.2.4 MRI 表现
    25.2.5 诊断要点
    25.2.6 鉴别诊断

25.1 大动脉炎

25.1.1 概述

大动脉炎(takayasu arteritis, TA)是累及主动脉及其主要分支的一种慢性、非特异性的炎症性疾病,反复的炎症造成动脉的狭窄或者扩张。本病好发于年轻女性,诊断时的平均年龄在25～30岁之间,亚洲人口多见,在人群中发病率约2.6/百万。病因尚不明确,可能与遗传、自身免疫等因素有关。主动脉弓及其分支是该病最常累及的部位,其次是胸主动脉、腹主动脉和肾动脉。心力衰竭是最常见的死亡原因。

25.1.2 病理

大动脉炎基本病理学改变呈急性渗出,慢性非特异性炎症和肉芽肿。本病为从动脉中外膜开始逐渐波及内膜的累及主动脉全层的病变,弥漫性的内膜纤维组织增生,造成管腔的狭窄或闭塞,常合并血栓的形成。部分患者由于炎症破坏了动脉壁中层,弹力纤维及平滑肌纤维坏死,而致动脉扩张、假性动脉瘤或夹层动脉瘤。本病呈多发性,在两个受累区间存在正常组织,呈跳跃性病变。

根据受累血管的不同,按 Numano 分类法可分为 5 种类型:

Ⅰ型:头臂动脉型:累及主动脉弓及其主要分支。

Ⅱa型:累及升主动脉、主动脉弓及其分支。

Ⅱb型:累及升主动脉、主动脉弓及其分支,胸降主动脉。

Ⅲ型:累及胸降主动脉、腹主动脉或肾动脉。

Ⅳ型:仅累及腹主动脉或肾动脉。

Ⅴ型:Ⅱb型＋Ⅳ型,最常见。

25.1.3 临床表现

早期症状不具有特征性,包括全身不适、易疲劳、发热、食欲不振、恶心、出汗、体重下降、肌痛、关节炎等症状。成人最常见的首发症状是发热及颈、胸、背部疼痛，儿童最常见的临床表现是高血压。之后按受累血管不同，可出现相应器官缺血的症状与体征，如头痛、头晕、视力减退、肱动脉或股动脉搏动减弱或消失伴患肢无力或不适，两上肢收缩压差＞10 mm Hg（1 mm Hg＝0.133 kPa）；听诊有血管杂音等。

本病无特异性实验室指标。红细胞沉降率（ESR）、C反应蛋白（CRP）是提示本病处于活动期的指标之一。

25.1.4　MRI表现

扫描方案：患者取仰卧位，心电触发，先常规行 3D 时间飞跃法（TOF）扫描，采用最大强度投影（maximum intensity projection，MIP）重建颈胸部或腹部 MRA 图像。以此为定位相，参照患者的临床分型，行下颈部、胸部和/或腹部横断位和冠状位 T_1WI、T_2WI 序列，应用脂肪抑制技术，采用快速自旋回波（FSE）双反转恢复（DIR）序列以获得血管腔的黑血图像。随后行动态 MRA 采集，即先获得三维快速小角度成像（3D-Flash）冠状位蒙片，然后应用透视触发技术行增强扫描，自动减影得到动脉血管图像。

平扫采集参数：①3D-TOF：TR 23 ms，TE 3.45 ms，层厚 1 mm；②FSE T_1WI：TR 800～1000 ms，TE 20 ms，FSE factor 3，黑血（black blood，BB）反转延迟时间 400 ms；③FSE T_2WI：TR 2 400～3 000 ms，TE 40 ms，层厚 4 mm，信号平均次数（NSA）2，FSE factor 8，BB 反转延迟时间 400 ms。视野（FOV）15 cm × 15 cm，矩阵 512 × 512，分辨率为 0.38 mm × 0.38 mm × 4.00 mm。

增强采集参数：增强剂为 Gd-DTPA，用量约 0.1 mmol/kg，流率 4 mL/s，延迟扫描时间约 20 s，扫描参数：TR 3.1 ms，TE 1.1 ms，翻转角 25°，FOV 388 mm × 500 mm，矩阵 230 × 512，层厚 1.2 mm。

MRI 表现（图 25-1）：MRI 显示受累的动脉管壁僵直、管壁环形增厚，管腔狭窄或扩张，可有动脉瘤或夹层形成，病变范围较为广泛、呈节段性，可有丰富的侧支循环形成。

炎症活动期 T_2WI 可显示增厚管壁的水肿信号；T_1WI 增强可显示增厚管壁并强化。

25.1.5　诊断要点

大动脉炎的诊断需结合临床、实验室检查和影像学进行综合诊断。早期症状缺乏特异性，影像学表现也并不典型，诊断较为困难。中晚期受累血管病变明显，临床症状结合影像学表现有助于明确诊断。常用的诊断标准为 1990 年美国风湿协会（ACR）制定的标准（表 25-1）和 2022 年美国风湿病协会/欧洲抗风湿病联盟（ACR/EULAR）制定的标准（表 25-2）。

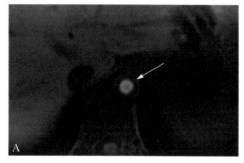
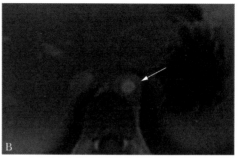

图 25-1　大动脉炎 MRI 表现

注：T_1WI 平扫（A）示降主动脉管壁环形增厚（白色箭头）与管腔狭窄，未见动脉瘤或夹层形成；T_1WI 增强（B）后可见降主动脉增厚的管壁呈延迟强化（白色箭头），提示炎症处于活动期。

表 25-1　1990 年美国风湿病协会大动脉炎诊断标准

诊断条目	内　容
发病年龄	出现大动脉炎相关症状的年龄<40岁
四肢症状	四肢(尤其是上肢)肌肉运动无力或不适
肱动脉搏动减弱	一侧或双侧肱动脉搏动减弱
血压差	双上臂收缩压差>10 mmHg
锁骨下动脉或主动脉血管杂音	一侧或双侧锁骨下动脉、腹主动脉听诊有血管杂音
动脉血管造影异常	除外动脉粥样硬化、纤维肌性发育不良或其他原因引起的主动脉主要分支或上下肢近心端大动脉局灶或节段性狭窄或闭塞

注:符合上述 6 条中的 3 条或 3 条以上即可诊断。

表 25-2　2022 年美国风湿病协会/欧洲抗风湿病联盟大动脉炎诊断标准

诊断标准		分值
临床标准		
女性		1
心绞痛或缺血性心脏病		2
手臂或下肢跛行		2
血管杂音		2
上肢动脉搏动减弱		2
静脉异常		2
双上肢收缩压差≥20 mmHg		1
影像学标准		
受累动脉数(取最高值)	1 条	1
	2 条	2
	≥3 条	3
对称动脉成对受累		1
腹主动脉受累伴肾脏或肠系膜受累		3

注:1.必要条件:①年龄≤60岁;②常规血管造影、CTA 或 MRA 证实主动脉及其分支血管异常。
2.确诊标准:患者为大血管炎,排除其他诊断,年龄≤60岁,上述 10 项条目,得分≥5 分即可确诊。

25.1.6　鉴别诊断

应注意与动脉粥样硬化、先天性主动脉缩窄等疾病鉴别。动脉粥样硬化患者年龄较大,全身动脉多发粥样硬化斑块,管壁不规则增厚。先天

性主动脉缩窄多见于男性,没有炎症活动的表现,狭窄多位于特定的部位,婴儿一般在主动脉峡部,成人多为动脉导管相接处。

25.1.7　新技术应用拓展

目前,检测血管壁炎症最广泛使用的成像方式是对比增强 MRI。低 b 值 DWI 是一种快速且无增强的 MRI 技术,在识别活动性大动脉炎患者的血管炎症方面,它要优于 T2WI,与增强 MRI 相当,未来有可能取代增强 MRI 来识别大动脉炎的活动性。

25.2　主动脉周围炎

25.2.1　概述

主动脉周围炎是一组发生于主动脉周围的特发性纤维炎性疾病的总称,包括炎症性腹主动脉瘤(inflammatory abdominal aortic aneurysms, IAAAs),特发性腹膜后纤维化(idiopathic retroperitoneal fibrosis, IRF)和动脉瘤周围腹膜后纤维化(perianeurysmal retroperitoneal fibrosis),其中 IRF 最常见。IAAAs 表现为动脉瘤周围组织的慢性炎症和明显纤维化,通常不造成临近结构的梗阻;IRF 表现为腹膜后的筋膜与脂肪组织的慢性非特异性炎症逐渐演变为纤维增生,包饶周围结构如输尿管、小肠等引起梗阻,但不伴有腹主动脉扩张;动脉瘤周围腹膜后纤维化病变最广,但最少见,是炎症性腹主动脉瘤周围的炎性纤维组织包绕了周围器官,造成梗阻及狭窄。慢性主动脉周围炎的发病率为 1/10 万,男女比例是(2～3):1,发病年龄为 60～70 岁。目前多认为该病属于系统性自身免疫病,是 IgG4 相关疾病谱的一部分,也经常出现在其他自身免疫疾病患者中。主动脉周围炎通常是特发性的,但也可能继发于某些药物、恶性疾病、感染和手术,其病因有待进一步研究。

25.2.2　病理

3 种表现形式具有相似的病理特征,包括动

脉内膜粥样硬化、中膜变薄、外膜炎症(淋巴细胞和浆细胞浸润),不同程度的动脉外膜和动脉周围纤维化。

25.2.3 临床表现

主动脉周围炎的症状为非特异性,早期多为腰背痛或下腹痛,以及衰弱、厌食、体重减轻、乏力、低热等。随着病情进展,出现组织包裹、脏器受累、血流受阻等一系列临床症状。若病变累及肾与输尿管可出现肾积水、肾小球肾炎、肾功能不全、无尿、少尿、血尿、尿频、肾血管狭窄和肾盂积水等。当病变累及小肠、结肠、肠系膜和胆管时,可出现相应的消化系统症状,如肠梗阻、大便习惯改变、胆汁淤积等。累及髂血管时引起单侧下肢水肿、间歇性跛行、深静脉血栓形成、下肢动脉搏动减弱等。

实验室检查对慢性主动脉周围炎患者的诊断有帮助,但缺少特异性,如血沉率 CRP 和 α2 - 球蛋白,其中 CRP 的敏感性较高。

25.2.4 MRI 表现

扫描方案详见 25.1.4。

MRI 表现:稍长 T_1、稍长 T_2 信号影包绕血管,相应节段的管腔可正常或狭窄。DWI 表现为弥散受限,增强扫描呈渐进性强化(图 25 - 2)。

25.2.5 诊断要点

主动脉周围炎的诊断主要依赖影像学检查。CT 和 MRI 是本病的重要检查方法。主要表现为腹膜后包绕主动脉的不规则病变,边缘可清晰或者模糊,可累及髂动脉、输尿管、下腔静脉、腰大肌等。ESR 增快、CRP 升高及免疫球蛋白 IgG4 升高也有助于辅助诊断。

25.2.6 鉴别诊断

与主动脉管壁增厚性病变如主动脉粥样硬化、主动脉壁内血肿、大动脉炎相鉴别。主动脉粥样硬化多发粥样硬化斑块,多为中等或低信号,引起管腔不规则狭窄。主动脉壁内血肿表现为主动脉壁呈稍低或低信号环形或新月形增厚,增强血管壁无强化;大动脉炎以头臂血管、肾动脉、胸腹主动脉及肠系膜上动脉为好发部位,常呈多发性,可引起不同部位动脉狭窄、闭塞,少数可导致动脉瘤。

与主动脉周围感染相鉴别,病变边界不清楚,形态不规则,病变累及范围较主动脉周围炎局限,实验室检查提示有感染存在。

与腹膜后肿瘤性病变相鉴别。淋巴瘤常伴有多处淋巴结肿大,且不易引起输尿管梗阻。转移瘤存在原发灶,有助于鉴别。

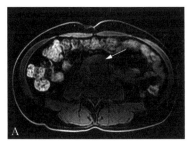
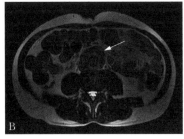
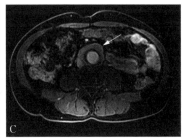

图 25 - 2 主动脉周围炎 MRI 表现

注:T_1WI(A)及 T_2WI 平扫(B)示腹主动脉下段见等 T_1 稍长 T_2 信号影(白色箭头)环形包绕血管,边界清晰,未致管腔狭窄,增强后(C)腹主动脉周围增厚的环形组织呈均匀强化(白色箭头),提示为炎性组织。

(徐 磊 李 爽)

主要参考文献

［1］中华医学会风湿病学分会. 大动脉炎诊断及治疗指南［J］. 中华风湿病学杂志，2011，15(2):119-120.

［2］尹雷，田新平，曾小峰. 慢性主动脉周围炎的研究进展［J］. 中华风湿病学杂志，2006，10(4):239-241.

［3］田新平，毕丹艳，张奉春，等. 慢性主动脉周围炎临床分析［J］. 中华医学杂志，2006，86(15):1035-1039.

［4］刘玉清，凌坚，宋金松. 大动脉炎及影像学研究进展［J］. 放射学实践，2000，15(5):311-314.

［5］DEJACO C, RAMIRO S, DUFTNER C, et al. EULAR recommendations for the use of imaging in large vessel vasculitis in clinical practice［J］. Ann Rheum Dis, 2018,77(5):636-643.

［6］FRIES J F, HUNDER G G, BLOCH D A, et al. The American College of Rheumatology 1990 criteria for the classification of vasculitis. Summary［J］. Arthritis Rheum, 1990,33(8):1135-1356.

［7］HARTLAGE G R, PALIOS J, BARRON B J, et al. Multimodality imaging of aortitis［J］. JACC Cardiovasc Imaging, 2014,7(6):605-619.

［8］JOIS R N, GAFFNEY K, MARSHALL T, et al. Chronic periaortitis［J］. Rheumatology (Oxford), 2004,43(11):1441-1446.

［9］KERR G S, HALLAHAN C W, GIORDANO J, et al. Takayasu arteritis［J］. Ann Intern Med, 1994,
120(11):919-929.

［10］OZEN S, RUPERTO N, DILLON M J, et al. EULAR/PReS endorsed consensus criteria for the classification of childhood vasculitides［J］. Ann Rheum Dis, 2006,65(7):936-941.

［11］SUEYOSHI E, SAKAMOTO I, UETANI M. MRI of Takayasu's arteritis: typical appearances and complications［J］. AJR Am J Roentgenol, 2006,187(6):W569-W575.

［12］TANG T, BOYLE J R, DIXON A K, et al. Inflammatory abdominal aortic aneurysms［J］. Eur J Vasc Endovasc Surg, 2005,29(4):353-362.

［13］TOMBETTI E, MASON J C. Takayasu arteritis: advanced understanding is leading to new horizons［J］. Rheumatology (Oxford), 2019,58(2):206-219.

［14］VAGLIO A, MARITATI F. Idiopathic retroperitoneal fibrosis［J］. J Am Soc Nephrol, 2016,27(7):1880-1889.

［15］VAGLIO A, SALVARANI C, BUZIO C. Retroperitoneal fibrosis［J］. Lancet, 2006,367(9506):241-251.

［16］YANG H, LV P, ZHANG R, et al. Detection of mural inflammation with low b-value diffusion-weighted imaging in patients with active Takayasu Arteritis［J］. Eur Radiol, 2021,31(9):6666-6675.

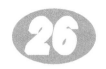

先天性主动脉疾病

26.1 主动脉缩窄
    26.1.1 概述
    26.1.2 发病机制及病理生理
    26.1.3 临床表现
    26.1.4 MRI 表现
    26.1.5 诊断要点
    26.1.6 鉴别诊断

26.2 主动脉弓离断
    26.2.1 概述
    26.2.2 发病机制及病理生理
    26.2.3 临床表现
    26.2.4 MRI 表现
    26.2.5 诊断要点
    26.2.6 鉴别诊断

26.1 主动脉缩窄

26.1.1 概述

主动脉缩窄（coarctation of aorta，CoA）是一种先天性的主动脉畸形，主要表现为主动脉局限狭窄，导致管腔变小，血流减少。病变 95% 以上位于主动脉弓峡部，其中 90% 位于左锁骨下动脉和动脉导管或韧带附近之间。本病占先天性心脏病的 5%～8%，每 1 000 例新生儿中有 4 例发生，以男性为主。未经治疗的主动脉狭窄 90% 在 50 岁以前死亡，死亡的原因是高血压并发症、脑出血、主动脉瘤/夹层或破裂、主动脉瓣病变、感染性心内膜炎。成年人最常见的死亡原因是早发的冠心病。

26.1.2 发病机制及病理生理

目前提出了两个理论来解释 CoA 的发生，动脉导管迁移组织理论和胎儿血流动力学理论。前者认为动脉导管的组织环形延伸至近侧的主动脉，在新生儿期导管闭合收缩及纤维化时累及主动脉，造成狭窄。血流动力学理论认为胎儿期主动脉峡部血流减少是主要原因。在胎儿期，右心室的大部分血液经肺动脉，通过动脉导管进入降主动脉。只有少量（<10% 的左心室输出量）流过主动脉峡部。主动脉峡部血流减少导致峡部发育不良，从而导致 CoA。

主动脉缩窄最常发生于动脉导管或动脉韧带与左锁骨下动脉之间。依据是否合并有动脉导管未闭，本病分为单纯型（不合并）和复杂型（合并）；根据缩窄节段与动脉导管的位置关系，可分为导管前型和导管后型。根据缩窄形态，分为隔膜型和管型，隔膜型病变较为局限，由腔内膜样或嵴样结构向腔内凸起形成，若病变累及较长的节段，为管状狭窄，多为发育不良所致，亦称为主动脉弓发育不良。

当动脉导管在出生后关闭时，严重的 CoA 将导致主动脉狭窄，伴有下肢灌注不足、肾功能不全和代谢性酸中毒。左心室后负荷增加导致左室肥厚、有可能发展为左心衰竭。

26.1.3 临床表现

主动脉缩窄通常是由于常规检查存在杂音或高血压而发现。典型表现为上肢血压高于下肢血压，桡动脉搏动增强，股动脉搏动减弱或者消失。四肢的压差大于 20 mm Hg 被视为 CoA 的有利证据。听诊可闻及收缩期或者连续性杂音。心电图常表现为左室肥厚。

26.1.4 MRI 表现

扫描方案详见 25.1.4。

MRI 表现：MRI 可清晰的显示缩窄病变的部位、范围、程度及主动脉升降部状况和头臂血管的受累情况，还可以显示侧支循环（图 26-1）。PC 技术可测量缩窄段的流速以估计压力差，由此可推断狭窄的程度。MRI 显示左心肥厚及合并的畸形，如动脉导管未闭、室间隔缺损等。

26.1.5 诊断要点

临床听诊可闻及缩窄部位的血管杂音，上肢血压高于下肢，影像学表现为主动脉局限性管腔变窄，多位于左锁骨下动脉和动脉导管或韧带附近之间。

26.1.6 鉴别诊断

与假性主动脉缩窄、主动脉离断和大动脉炎需要鉴别诊断。假性主动脉缩窄也是一种先天性的心血管畸形，主要表现为主动脉峡部的扭曲、皱褶，周围无侧支循环形成，无明显的血流动力学阻

力或者压力梯度＜25 mmHg。主动脉弓离断是升主动脉与降主动脉之间的连续性中断。大动脉炎多见于青年女性，主动脉及其分支管壁呈环形均匀增厚，管腔狭窄，增强后管壁有强化。病变范围广，呈节段性，不止累及主动脉弓。

26.2 主动脉弓离断

26.2.1 概述

主动脉弓离断（interrupted aortic arch，IAA）是一种少见的先天性血管畸形，是主动脉弓某部位缺如或闭锁，升主动脉和降主动脉之间没有血流通过，发生了离断。其发病率不到 1%，如果不治疗，IAA 在患儿 1 岁时死亡率可达 90%。平均存活时间为 4～10 d，死亡通常是由于左向右分流增加、心力衰竭和动脉导管闭合引起的。

26.2.2 发病机制及病理生理

主动脉弓和降主动脉之间完全离断者称为主动脉弓离断或缺如，两者之间仍有残余纤维束而内腔互不通者称为主动脉弓闭锁，两者血流动力学状态无差别。

按照主动脉弓离断的部位，分为三型。①A 型：左锁骨下动脉以远处离断，占 44%；②B 型：在左颈总动脉和左锁骨下动脉之间离断，占 50%；③C 型：在无名动脉与左颈总动脉之间离断，占 17%。B 型最常见，C 型罕见，A 型的血流动

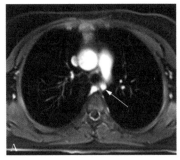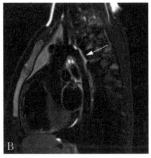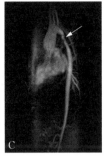

图 26-1 先天性主动脉缩窄 MRI 表现

注：亮血序列（A）及黑血序列（B）显示左锁骨下动脉开口以远主动脉峡部明显缩窄（白色箭头），缩窄后降主动脉管腔狭窄，升主动脉未见明显扩张，TOF 重建图像（C）更好地显示主动脉峡部的缩窄（白色箭头）。

力学特点类似主动脉缩窄。

主动脉弓离断常合并有其他心血管畸形,如室间隔缺损、动脉导管未闭、单心室、二尖瓣狭窄、左心发育不良等畸形。主动脉弓离断、室间隔缺损与动脉导管未闭常合并存在,称为主动脉离断三联征。

离断以远的主动脉弓、降部通过未闭导管提供的右心血供应体循环,造成左心室阻力负荷加重,左心排血量减少,左心房压增高,使右心房卵圆孔向左心房分流减少,右心系统容量负荷加重,引起右心房室增大,肺动脉及动脉导管增宽。

26.2.3 临床表现

临床主要表现为上肢高血压,两侧可以不等,下肢缺血。胸前区或背部肩胛区可闻及收缩期杂音。出生后早期出现心力衰竭、发育障碍、差异性紫绀、四肢血压及搏动不等、肺动脉高压症状等。因伴有室间隔缺损,右心室血液的氧饱和度升高,下肢也可不出现明显的发绀。

26.2.4 MRI表现

扫描方案详见25.1.4。

MRI表现:MRI表现为主动脉弓局限性中断,主肺动脉明显扩张。MRI可显示主动脉弓离断的部位,通过观察离断部位与弓上血管的关系可以进行分型。也可清晰的显示合并的其他心内畸形,如室间隔缺损,动脉导管未闭等。

26.2.5 诊断要点

主动脉峡部与降主动脉没有连接,与室间隔缺损与动脉导管未闭常合并存在。

26.2.6 鉴别诊断

与主动脉缩窄鉴别。两者在临床上有许多相似之处,均有左心室肥厚、肺动脉扩张、不同程度的全心扩大等,最主要的鉴别点是主动脉缩窄患者的主动脉弓和降主动脉之间仍具有连续性。另外,主动脉缩窄时升主动脉常扩张,主动脉闭锁由于升主动脉常发育不良,内径多狭小。

（徐 磊 李 爽）

主要参考文献

[1] 孙清荣,刘士辰,陈垦.先天性主动脉缩窄的影像学表现[J].中国医学影像技术,2001,17(1):93-94.

[2] 宋云龙,刘玉清,凌坚.先天性主动脉缩窄的磁共振成像诊断[J].中华放射学杂志.1998,32(5):317-319.

[3] 郑春华,韩玲,金梅,等.主动脉弓离断34例[J].实用儿科临床杂志,2005,20(3):225-226.

[4] 胡连源,陈新,林炜.主动脉弓离断和闭锁的MRI诊断[J].中华放射学杂志,1999,33(9):606.

[5] DIJKEMA E J, LEINER T, GROTENHUIS H B. Diagnosis, imaging and clinical management of aortic coarctation[J]. Heart, 2017,103(15):1148-1155.

[6] DILLMAN J R, YARRAM S G, D'AMICO A R, et al. Interrupted aortic arch: spectrum of MRI findings[J]. AJR Am J Roentgenol, 2008,190(6):1467-1474.

[7] GANIGARA M, DOSHI A, NAIMI I, et al. Preoperative Physiology, Imaging, and Management of Coarctation of Aorta in Children [J]. Semin Cardiothorac Vasc Anesth, 2019,23(4):379-386.

[8] HANNEMAN K, NEWMAN B, CHAN F. Congenital Variants and Anomalies of the Aortic Arch [J]. Radiographics, 2017,37(1):32-51.

[9] MANDELL J G, LOKE Y H, MASS P N, et al. Altered hemodynamics by 4D flow cardiovascular magnetic resonance predict exercise intolerance in repaired coarctation of the aorta: an in vitro study[J]. J Cardiovasc Magn Reson, 2021,23(1):64.

[10] MING Z, YUMIN Z, YUHUA L, et al. Diagnosis of congenital obstructive aortic arch anomalies in Chinese children by contrast-enhanced magnetic resonance angiography [J]. J Cardiovasc Magn Reson, 2006,8(5):747-753.

[11] RAO P S. Coarctation of the aorta[J]. Curr Cardiol Rep, 2005,7(6):425-434.

[12] YOKOYAMA U, ICHIKAWA Y, MINAMISAWA S, et al. Pathology and molecular mechanisms of coarctation of the aorta and its association with the ductus arteriosus[J]. J Physiol Sci, 2017,67(2):259-270.

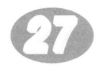

累及主动脉的遗传综合征

27.1　马方综合征

　　27.1.1　概述

　　27.1.2　病理

　　27.1.3　临床表现

　　27.1.4　MRI表现

　　27.1.5　诊断要点

　　27.1.6　鉴别诊断

27.2　勒斯-迪茨综合征

　　27.2.1　概述

　　27.2.2　病理

　　27.2.3　临床表现

　　27.2.4　MRI表现

　　27.2.5　诊断要点

　　27.2.6　鉴别诊断

27.1　马方综合征

27.1.1　概述

马方综合征(Marfan syndrome，MFS)，是一种先天遗传性全身结缔组织病，目前研究表明主要是由纤维蛋白原1(*FBN1*)基因或者*TGFBR2*基因突变引起。该病最早是由法国医生安东尼·马方(Antoine Marfan)最先报道，故以Marfan的名字命名。它在人群中发病率(2~3)/10 000人，男女发病率相似，大多数患者存在家族史，为常染色体显性遗传，但25%~30%是由自身突变引起的。病变累及多个系统，如骨骼、心血管、眼睛，其中最常见的是心血管系统。超过90%的病例死因是心血管疾病(主动脉夹层、充血性心力衰竭或心脏瓣膜病)。

27.1.2　病理

马方综合征的病理变化主要是微纤维蛋白结构的减少。微纤维通过弹力层与平滑肌细胞局部粘连，然后连接至平滑肌收缩单元，为反复受牵拉的血管提供稳定性，协调张力。*FBN1*突变导致微纤维异常，导致弹力层与平滑肌收缩单位之间的连接减少，引起结构的分裂和结缔组织弹性组织离解，最后导致动脉瘤和夹层的形成。而且，*FBN1*变异影响组织生长因子信号的调节。骨过度生长、肺表现、瓣膜变化和主动脉扩张发病机制皆归因于此。

27.1.3　临床表现

马方综合征临床表现以心血管、骨骼和眼三大系统为主。三大系统异常和家族史四项中两项以上异常为马方综合征的诊断依据。

(1) 心血管系统

主要表现为主动脉根部扩张/主动脉瘤及主动脉夹层。60%~80%的患者存在主动脉根部扩张，通常起始于主动脉窦，进展至窦管连接，最后是主动脉环。马方综合征主动脉瘤、主动脉夹层好发于年轻人，而且病情进展迅速。另外，主动脉根部扩大导致主动脉瓣环拉伸,瓣叶接合不良,造成主动脉瓣反流也是 MFS 常见表现之一。二尖瓣脱垂(MVP)和二尖瓣反流(MVR)是 MFS 患者的常见并发症。成人 MFS 中 MVP 的患病率估计在 40%～68%。MVP 存在于 32%～38% 的 MFS 儿童(<18 岁),患病率随着年龄而增加。主肺动脉扩张是 MFS 诊断的基本标准之一。类似于升主动脉扩张,主肺动脉扩张主要发生在肺动脉根部,它与主动脉根部扩张、既往主动脉根部手术史、左心室射血分数降低和肺动脉收缩压升高相关。

(2)骨骼系统

长骨过度生长是最显著的表现。如四肢细长,蜘蛛指(趾)等。在胸部的主要表现是胸壁的畸形。约 66% 的患者有漏斗胸,这是由于肋骨生长过快造成的。除此之外还有脊柱侧凸、髋臼突出、扁平足等。

(3)眼部系统

晶状体脱位是最常见的表现。重度近视、角膜扁平、虹膜发育不全和睫状肌发育不全、视网膜脱离、白内障或青光眼。

此外,在肺内最常见的病变是肺大泡,倾向于自发性气胸。

27.1.4　MRI 表现

扫描方案详见 25.1.4。

MRI 表现:

(1)主动脉根部瘤

主动脉根部及近端升主动脉瘤样扩张。扩张部分与正常主动脉分界清楚,呈"洋葱头"样改变,是其特征性表现。

(2)主动脉夹层

可清晰显示夹层的范围、内膜片、真假腔。通过电影序列可动态观察内膜片和真假腔管腔的变化过程。A 型夹层最为常见。还可清晰显示主动脉分支血管受累情况,包括冠状动脉、头臂动脉、腹腔动脉、肠系膜上动脉、肾动脉、四肢动脉等。对心包积液、胸腔积液、破裂出血和假腔内血栓形成等并发症敏感,通过不同序列信号的变化可以判断积液性质。

(3)心脏

MRI 可清楚显示心内外病变信息,电影序列和相位对比序列可清晰评价瓣膜,如是否存在主动脉瓣或二尖瓣反流。

27.1.5　诊断要点

年轻患者显示升主动脉瘤和/或夹层时要考虑马方综合征。

27.1.6　鉴别诊断

应注意与动脉粥样硬化性主动脉瘤,主动脉二瓣化畸形,风湿性心脏病等鉴别。动脉粥样硬化性主动脉瘤常见于老年人,病变广泛,具有内膜钙化或主动脉多发动脉粥样硬化斑块的特征。主动脉二瓣化畸形引起的血流动力学变化主要为主动脉瓣狭窄,升主动脉高速血流冲击主动脉右前壁造成主动脉扩张或主动脉瘤,但病变不累及主动脉根部。风湿性心脏病发病年龄较马方综合征大,既往有感染病史。瓣叶表现为增厚、钙化等,继发性的升主动脉扩张病变较为广泛,无"洋葱头样"改变。

27.2　勒斯-迪茨综合征

27.2.1　概述

勒斯-迪茨综合征(Loeys-Dietz syndrome,LDS)是一种常染色体显性遗传性结缔组织疾病,*TGFBR1*、*TGFBR2*、*SMAD3* 和 *TGFB2* 基因突变是其致病原因。由于 LDS 与多种疾病具有相似的临床表现而极易误诊,因此其患病率尚未知。"主动脉瘤-悬雍垂裂-眼距增宽"三联征为其典型表现。与马方综合征相比,LDS 患者的血管病变更为严重,主动脉病变尤其是主动脉夹层是其主要的死亡原因,平均死亡年龄为 26 岁。

27.2.2　病理

组织学检查显示主动脉弹性纤维被破坏,弹性蛋白含量减少,主动脉中膜中无定形基质成分积聚,引起弥漫性主动脉中层退化。这种主动脉中层结构的破坏使 LDS 患者的主动脉更容易撕裂而形成夹层。与马方综合征相比,同样存在弹性蛋白和平滑肌细胞之间的紧密连接减少,但 LDS 患者主动脉中膜退变更加广泛。

27.2.3　临床表现

LDS 是一种全身受累的结缔组织病,最常累及心血管、骨骼、颅面、皮肤和眼部系统。依据临床特点,LDS 分为两型,若存在颅面部受累,则属于Ⅰ型 LDS,约占 75%。若无颅面部受累或仅轻微的颅面部改变,属于Ⅱ型 LDS,占 25%。LDS Ⅱ型患者多伴有皮肤改变。

（1）心血管系统

1) 主动脉根部扩张:LDS 患者最常见临床表现。扩张位于主动脉窦水平,极易发展成为主动脉瘤和夹层。

2) 动脉瘤:几乎在主动脉所有分支都可以观察到动脉瘤,包括(但不限于)锁骨下动脉、肾动脉、肠系膜上动脉、肝动脉和冠状动脉。

3) 主动脉夹层:LDS 患者最常见的死亡原因。

4) 动脉迂曲:可累及全身血管,但最常见的是头部和颈部血管,其本身无临床意义,但可作为临床诊断的重要依据。

5) 二尖瓣脱垂伴反流:发生率低于马方综合征。

6) 其他:包括动脉导管未闭、房间隔缺损和主动脉瓣二瓣化畸形等,其发病率高于普通人群。

（2）骨骼系统

与马方综合征的骨骼病变类似,细长指、蜘蛛指(趾)、漏斗胸、关节松弛、颈椎不稳、脊柱侧凸等。

（3）颅面部

眼距过宽、颅缝早闭、悬雍垂裂、腭裂、下颌后缩、颧骨发育不全等。

（4）皮肤

天鹅绒皮肤、半透明皮肤。

（5）眼

近视、蓝色巩膜等。

27.2.4　MRI 表现

扫描方案详见 25.1.4。

MRI 表现:MRI 主要表现为主动脉根部的扩张(主动脉窦水平),主动脉瘤,主动脉夹层,动脉迂曲等。还伴有二尖瓣脱垂及反流、动脉导管未闭、房间隔缺损和主动脉瓣二瓣化畸形等。

27.2.5　诊断要点

青少年存在主动脉迂曲、动脉瘤及主动脉夹层,同时合并有颅面部及骨骼等系统的病变,在考虑马方综合征的同时,也需要考虑 LDS 的可能。但 LDS 的诊断最终需要依靠基因检测。

27.2.6　鉴别诊断

LDS 与马方综合征和 Ehlers-Danlos 综合征具有相似的临床表现,需仔细鉴别。马方综合征和 LDS 极为相似,在累及心血管系统时均会表现为主动脉根部瘤及主动脉夹层,但 LDS 病变更为广泛,除主动脉根部以外,动脉瘤还可累及头、颈、肺、下肢、胸主动脉和腹主动脉的动脉分支。先天性心脏畸形在 LDS 常被发现,其中最常见的是二叶主动脉瓣、动脉导管未闭和房间隔缺损。这些先天性心脏畸形在马方综合征中罕见。与马方综合征相比,LDS 中的二尖瓣脱垂和二尖瓣功能不全并不常见。

Ehlers-Danlos 综合征很少表现为主动脉迂曲,这是与 LDS 最主要的不同。

（徐　磊　李　爽）

主要参考文献

[1] 李军,赖颢,王春生. Loeys-Dietz 综合征与主动脉疾病[J].中华胸心血管外科杂志,2013,29(12):730 - 733.

[2] 宋芝萍,刘旭,倪幼芳. 马方综合征心血管系统临床表现的研究[J].中国实用内科杂志,2000,9:542 - 543.

[3] 徐红卫,王锦纯. 马方综合征影像学的多系统表现[J].实用医学杂志,2008,24(10):1841 - 1843.

[4] ARNAUD P, MOREL H, MILLERON O, et al.

Unsuspected somatic mosaicism for FBN1 gene contributes to Marfan syndrome [J]. Genet Med, 2021,23(5): 865 – 871.

［5］ DETAINT D, MICHELENA H I, NKOMO V T, et al. Aortic dilatation patterns and rates in adults with bicuspid aortic valves: a comparative study with Marfan syndrome and degenerative aortopathy [J]. Heart, 2014,100(2):126 – 134.

［6］ ERBEL R, ABOYANS V, BOILEAU C, et al. 2014 ESC Guidelines on the diagnosis and treatment of aortic diseases: document covering acute and chronic aortic diseases of the thoracic and abdominal aorta of the adult. The Task Force for the Diagnosis and Treatment of Aortic Diseases of the European Society of Cardiology (ESC) [J]. Eur Heart J, 2014, 35 (41): 2873 – 2926.

［7］ JUDGE D P, DIETZ H C. Marfan's syndrome [J]. Lancet, 2005,366(9501):1965 – 1976.

［8］ JUD P, HAFNER F. Vascular involvement in Loeys-Dietz syndrome [J]. Mayo Clin Proc, 2019,94(6): 1117 – 1179.

［9］ KALRA V B, GILBERT J W, MALHOTRA A. Loeys-Dietz syndrome: cardiovascular, neuroradiological and musculoskeletal imaging findings [J]. Pediatr Radi-

ol, 2011,41(12):1495 – 1504; quiz 1616.

［10］ LOUGHBOROUGH W W, MINHAS K S, RODRIGUES J C L, et al. Cardiovascular manifestations and complications of Loeys-Dietz syndrome: CT and MR imaging findings [J]. Radiographics, 2018,38(1):275 – 286.

［11］ MALESZEWSKI J J, MILLER D V, LU J, et al. Histopathologic findings in ascending aortas from individuals with Loeys-Dietz syndrome (LDS) [J]. Am J Surg Pathol, 2009,33(2):194 – 201.

［12］ MEESTER J A N, VVERSTRAETEN A, SCHEPERS D, et al. Differences in manifestations of Marfan syndrome, Ehlers-Danlos syndrome, and Loeys-Dietz syndrome [J]. Ann Cardiothorac Surg, 2017,6(6): 582 – 594.

［13］ MILEWICZ D M, BRAVERMAN A C, et al. Marfan syndrome [J]. Nat Rev Dis Primers, 2021,7(1): 64.

［14］ MUHLSTADT K, DE BACKER J, VON KODO-LITSCH Y, et al. Case-matched comparison of cardio-vascular outcome in Loeys-Dietz syndrome versus Marfan syndrome [J]. J Clin Med, 2019, 8 (12):2079.

28 肺动脉高压

28.1 概述

28.2 病理生理

28.3 临床表现

28.4 MRI 表现

28.5 诊断要点

28.6 新技术应用拓展

28.1 概述

肺动脉高压（pulmonary hypertension，PH）是由多种病因和不同发病机制所致肺血管结构或功能的改变，引起肺血管阻力和肺动脉压力升高的临床和病理生理综合征，继而出现右心衰竭甚至死亡。根据病因及发病机制的不同，临床上将 PH 分为五大类：①动脉性 PH（pulmonary arterial hypertension，PAH）；②左心疾病所致 PH；③肺部疾病和/或低氧所致 PH；④慢性血栓栓塞性 PH（chronic thromboembolic pulmonary hypertension，CTEPH）和/或其他肺动脉阻塞性病变所致 PH；⑤未明和/或多因素所致 PH。PH 的诊断金标准为右心导管检查（right heart catheterization，RHC）。PH 的血流动力学诊断标准为：海平面状态下，静息时 RHC 测量肺动脉平均压（mean pulmonary artery pressure，mPAP）≥25 mmHg。

28.2 病理生理

PH 发病机制复杂，是多因素、多环节共同作用的结果，包括内因（遗传、发育等）、外因（低氧、烟草、其他理化生物因素等）及交互因素（微生态、感染、免疫、药物）等。不同类型 PH 有不同的病理生理改变。PAH 主要累及远端肺小动脉，病理变化镜下表现为：肺动脉内膜增殖伴炎症反应、内皮间质化，中膜肥厚及持续的收缩，外膜纤维化、基质重塑，肺小血管周围炎症浸润，滋养血管迂曲增生；还可见病变远端管腔扩张和原位血栓形成，从而导致肺动脉管腔进行性狭窄、闭塞。左心疾病所致 PH 主要由于左心收缩、舒张功能障碍和/或左心瓣膜疾病引起的肺动脉压力异常升高，其病理生理特征为左心充盈压升高→肺静脉回流受阻→肺静脉压力升高，从而继发肺动脉压力升高。肺部疾病和/或低氧所致 PH 是一类由于肺实质或间质长期破坏、缺氧以及继发的肺血管床损害所导致的 PH，其病理生理学机制涉及低氧相关性肺血管收缩/重塑、血管内皮及平滑肌功能障碍、炎症、高凝状态等多个环节。CTEPH 发病机制复杂，部分患者是急性肺血栓栓塞的一种远期并发症。急性肺栓塞后血栓不完全溶解并发生机化，导致肺血管阻力持续增加，引起肺血管重塑，最终导致 PH。

PH 时，尤其是 PAH 患者，肺血管阻力（pulmonary vascular resistance，PVR）升高导致右室（right ventricle，RV）负荷加重、功能障碍甚至衰竭，从而增加 RV 壁应力。当压力负荷缓慢增加时,RV 相应地增加室壁厚度和收缩力,从而将 RV 从低压泵转变为高压泵来维持 RV 的每博输出量。当 PVR 持续性升高时,RV 不能无限期地重塑,而是以扩张来维持每博输出量。当 RV 与压力负荷失去平衡,最终发展为右心衰竭。

28.3　临床表现

PH 的临床症状缺乏特异性,常为劳累后诱发,表现为疲劳、呼吸困难、胸闷、胸痛和晕厥等。晚期患者静息状态下可有症状发作。随着右心功能不全的加重可出现踝部、下肢甚至腹部、全身水肿。严重肺动脉扩张可引起肺动脉破裂或夹层。

28.4　MRI 表现

PH 的首选筛查方法是心脏超声,通过测量三尖瓣反流面积可以评估肺动脉收缩压。MRI 检查可以评估肺动脉主干的直径,病因及心脏功能的变化。PH 的 MR 检查序列主要包括肺动脉

增强 MRA(CE-MRA)、心血管磁共振(CMR)及相位对比磁共振成像(phase contrast magnetic resonance imaging, PC-MRI),CMR 检查包括电影序列和增强扫描,特别适用于孕妇或对碘造影剂过敏者。电影序列上可动态观察心腔、室间隔、室壁、瓣膜、心包等情况,心功能分析得出左心室收缩、舒张功能指标;CMR 可直接评价右心室大小、形态和功能,并无创评估血流量,包括射血分数、心输出量、每博输出量和右心室质量,其与 RHC 检查相比具有较高的一致性,因而可作为 PH 患者基线和随访时病情严重性的判断手段。首过灌注增强及延迟增强了解心肌是否存在缺血或纤维化等,从而鉴别左心相关性 PH 的病因。

肺动脉主干内径(通常 >29 mm)可判断肺动脉高压的存在并可对其病因进行评价。肺动脉血栓通常 T_1WI 呈等信号, T_2WI 呈低信号,DWI 无弥散受限,增强后无强化,而肺动脉肿瘤则表现为 T_1WI 呈等信号, T_2WI 呈稍高信号,DWI 可见弥散受限,信号不均匀增高,增强后呈轻-中度均匀或不均匀强化(图 28-1)。

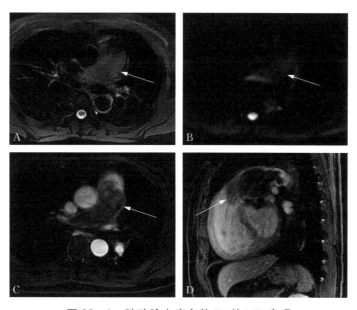

图 28-1　肺动脉肉瘤合并 PH 的 MRI 表现

注:T_2WI 压脂轴位图像(A)显示肺动脉主干及右肺动脉内占位,呈稍高信号(白色箭头);DWI(b=800)(B)显示病灶呈高信号(白色箭头);肺动脉增强 MRA 轴位(C)及矢状位(D)显示肺动脉内较大的充盈缺损,形态不规则,边缘分叶,病灶内可见不均匀强化(白色箭头),肺动脉主干增粗,右心扩张。

PH 的 CMR 表现为右心增大、室壁增厚、三尖瓣反流、室间隔向左偏曲,甚至左室腔变小等结构变化(图 28-2)。右心室扩大(参考同一层面左室的横径,如 RV/LV 横径比值>1)、室间隔平坦甚至反拱向左室提示右室高压,间接提示肺动脉高压。

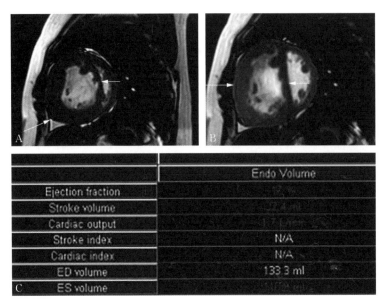

图 28-2 肺动脉高压 CMR 表现

注:收缩期(A)示右室扩大,室壁增厚(长白色箭头),左室腔受压缩小,室间隔(短白色箭头)向左室弯曲;舒张期(B)室间隔(短白色箭头)居中;右心室心功能分析(C)显示射血分数 17%,心输出量每分钟 1.7 L,舒张末容积 133.3 mL,收缩末容积 110.9 mL。

正常右室射血分数应>40%,若低于该数值提示可能存在右心功能不全。PC-MRI 则主要应用于三尖瓣反流速度、肺动脉主干血流速度及流量等测量。

28.5 诊断要点

①肺动脉主干直径>29 mm;②肺动脉/升主动脉直径比值>1;③肺动脉管壁钙化;④右室扩大。

28.6 新技术应用拓展

心脏电影和 PC 成像可获得无创的血流动力学估计,包括心室质量指数(右心室质量/左心室质量)、间隔结构和平均肺动脉速度,准确性与超声相似。有学者利用复合统计模型估算 mPAP

和 PVR,其中室间隔曲度已被证明与 RHC 所测的 mPAP 具有显著相关性。近年来,有一些研究证实 4D flow 成像可获得肺动脉的血流动力学数值,并与 RHC 结果有很高的相关性,能准确估算 mPAP。

(李新春)

主要参考文献

[1] 中华医学会呼吸病学分会肺栓塞与肺血管病学组,中国医师协会呼吸医师分会肺栓塞与肺血管病工作委员会,全国肺栓塞与肺血管病防治协作组,等. 中国肺动脉高压诊断与治疗指南(2021 版)[J]. 中华医学杂志,2021,101(1):11-51.

[2] CERNE J W, PPTHROSE A, GORDON D Z, et al. Evaluation of pulmonary hypertension using 4D flow MRI[J]. J Magn Reson Imaging, 2022,56(1):234-245.

［3］ GALIE N，HUMBERT M，VACHIERY J L，et al. 2015 ESC/ERS Guidelines for the diagnosis and treatment of pulmonary hypertension：the joint task force for the diagnosis and treatment of pulmonary hypertension of the European Society of Cardiology（ESC）and the European Respiratory Society（ERS）：endorsed by：Association for European Paediatric and Congenital Cardiology（AEPC）international society for heart and lung transplantation（ISHLT）［J］. Eur Heart J，2016，37（1）：67－119.

［4］ LIU M，LUO C，WANG Y，et al. Multiparametric MRI in differentiating pulmonary artery sarcoma and pulmonary thromboembolism：a preliminary experience ［J］. Diagn Interv Radiol，2017，23（1）：15－21.

［5］ MANDRAS S A，MEHTA H S，VAIDYA A. Pulmonary hypertension：a brief guide for clinicians ［J］. Mayo Clin Proc，2020，95（9）：1978－1988.

［6］ OHNS C S，KIELY D G，RAJARAM S，et al. Diagnosis of pulmonary hypertension with cardiac MRI：derivation and validation of regression models ［J］. Radiology，2019，290（1）：61－68.

［7］ RAJIAH P. The evolving role of MRI in pulmonary hypertension evaluation：a noninvasive approach from diagnosis to follow-up［J］. Radiology，2018，289（1）：69－70.

［8］ SHIMODA L A. Cellular pathways promoting pulmonary vascular remodeling by hypoxia. Physiology（Bethesda），2020，35（4）：222－233.

［9］ SIMONNEAU G，TORBICKI A，DORFMÜLLER P，et al. The pathophysiology of chronic thromboembolic pulmonary hypertension ［J］. Eur Respir Rev，2017，26（143）：160112.

［10］ THOMPSON A A R，LAWRIE A. Targeting vascular remodeling to treat pulmonary arterial hypertension ［J］. Trends Mol Med，2017，23（1）：31－45.

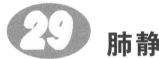

肺静脉病变

29.1 概述
29.2 肺静脉解剖及胚胎发育
29.3 临床表现、病理及 MRI 表现

29.3.1 肺静脉异位引流
29.3.2 肺静脉数目发育变异
29.3.3 肺静脉狭窄

29.1 概述

肺静脉（pulmonary veins，PVs）是肺循环的重要组成部分，具有重要病理生理功能。PVs 病变分为先天性和后天性病变，先天性异常包括管径、数目或位置异常，如单一肺静脉、多支肺静脉或副肺静脉、肺静脉狭窄与闭锁、肺静脉异位引流、肺静脉曲张、肺静脉畸形、环状肺静脉等；后天性病变包括肿瘤、纤维素性纵隔炎、结节病、医源性损伤等多种疾病，可累及 PVs，导致其狭窄、闭塞、血栓、钙化等。

29.2 肺静脉解剖及胚胎发育

PVs 解剖及胚胎学是准确诊断与评价 PVs 病变的基础。胚胎早期，肺芽形成肺静脉丛，并向体静脉引流。28 d 时，左心房壁向肺静脉丛处膨出，形成肺总静脉；30 d 时，肺静脉丛大部分与内脏丛分离，PVs 与左心房沟通；32 d 时，肺静脉丛分化为 4 支肺静脉。原始左心房后壁形成原始肺总静脉后，肺向体静脉的回流通道闭塞。若胚胎时期静脉结构吸收异常则导致肺静脉管径、数目或位置异常。胚胎期形成典型肺静脉结构者占 60%～70%，即左右各 2 支肺静脉，并分别注入左心房。不典型的肺静脉解剖变异发生率约为 38%。正常情况下肺静脉近心段被左心房延伸出的心肌袖包被，平均长达 9.3 mm，左上肺静脉的心肌袖最长，心肌袖包被的部位易产生房颤。

29.3 临床表现、病理及 MRI 表现

29.3.1 肺静脉异位引流

肺静脉异位引流（anomalous pulmonary venous return，APVR）即肺静脉向体静脉或右心房引流；分为部分型和完全型，可导致不同程度的左向右分流。部分型肺静脉异位引流（partial anomalous pulmonary venous return，PAPVR）指一条或多条（但非全部）肺静脉引流至体静脉或右心房。儿童的患病率为 0.4%～0.7%，以右侧多见；成人的患病率为 0.1%～0.2%，以左侧多见；患者通常无症状，但多发的 PAPVR 或合并其他先天畸形时可出现症状，多为肺动脉高压和右心衰竭的相关表现。发生在右侧的 PAPVR，以右上肺静脉异位引流至上腔静脉或右心房最常见；而发生在左侧时，则以左肺静脉通过垂直静脉引流至左头臂静脉或冠状窦最为常见。完全型肺静脉

异位引流(total anomalous pulmonary venous return,TAPVR)约占先天性心脏病的 2%,左右肺静脉汇合成一支粗大的异常血管汇入体静脉而非左心房,通常只有合并卵圆孔未闭或房间隔缺损才能存活下来,由于容量负荷增加,右心通常会扩张。根据肺静脉引流的部位,TAPVR 可分为心上型(约 45%)、心内型(15%~30%)、心下型(26%)及混合型(2%~10%):

1) 心上型:最常见引流至无名静脉,其次为上腔静脉,少数回流至奇静脉。

2) 心内型:异常肺静脉引流至冠状静脉窦或直接回流至右心房(图 29-1)。

3) 心下型:异常肺静脉引流至门静脉、肝静脉、胃左静脉,或下腔静脉。

4) 混合型:同时具有两种或以上类型。

心下型 PAPVRS 的 MR 表现为心缘右侧弧形密度增高影,且向下延伸,称为弯刀征;当伴有其它异常,如同侧肺/肺动脉发育不良、右下肺体动脉供血、心脏向右转位等,称为弯刀综合征。

29.3.2 肺静脉数目发育变异

一侧单一肺静脉罕见,指的是左侧或右侧肺静脉汇合为一共同干后注入左心房,共干可较长或较短;可伴随肺及血管等其他异常,如肺发育不良、右侧两叶肺、肺囊性畸形。影像上可表现为弯刀征,但与 PAPVR 所致弯刀征不同的是,一侧单一肺静脉直接回流至左心房,无左向右分流,故也称假弯刀征。右肺静脉数目变异较复杂,可出现以下几种情况:①1 支中副肺静脉;②2 支右中副肺静脉;③右中及右上肺各 1 支副肺静脉;④右下叶上段肺静脉、基底段肺静脉、右肺尖静脉独立汇入左心房。

29.3.3 肺静脉狭窄

肺静脉狭窄(pulmonary vein stenosis,PVS)分为先天性狭窄和后天性狭窄。先天性 PVS 罕见,发生机制为肺静脉局部结缔组织细胞过度增生、肺静脉中膜增生及内膜纤维化;胚胎时期肺总静脉未与左心房连接则导致肺静脉闭锁。临床上常在 3 岁内出现症状,半数肺静脉闭锁可合并先天性心脏病或 TAPVR,症状包括肺水肿、肺部感染反复发作、呼气性呼吸困难、肺动脉高压,偶见咯血。MRI 表现为一支或多支肺静脉局限性或节段性狭窄或闭锁,同侧肺体积缩小、纵隔向患侧

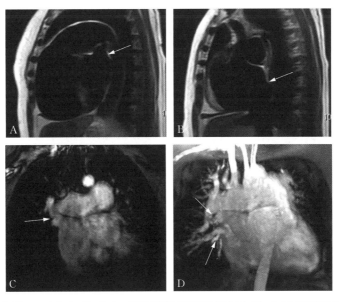

图 29-1 心内型 PAPVR 患者,右上、下肺静脉直接引流至右房,右房右室增大,肺动脉高压

注:A. 黑血序列矢状位示右上肺静脉与右房连接(白色箭头);B. 黑血序列矢状位示右下肺静脉与右房连接(白色箭头);C. 增强 MRV 示右上肺静脉(白色箭头)回流至右房;D. 增强 MRV MIP 重建示右上、下肺静脉(白色箭头)均回流至右房。

肺移位、同侧肺动脉细小或完全闭塞、体-肺循环侧支形成、小叶间隔增厚、支气管血管束增粗等。

后天性狭窄病因主要有肿瘤、纤维素性纵隔炎、结节病、医源性损伤等,常见症状为呼吸困难、气短、咳嗽、胸痛、咯血。肿瘤侵犯肺静脉时MRI表现为肺静脉阻塞(图 29-2),管腔不规则,肺静脉至左心房内充盈缺损,增强可见强化。而血栓通常显示肺静脉内充盈缺损,无强化,常延伸至左心房,也可伴肺梗死。纤维素性纵隔炎的 MRI表现为肺门及纵隔弥漫性或局限性软组织信号,包绕肺门区肺动脉(最常见)、支气管、肺静脉并致其管腔狭窄,表现为"束发状"改变,通常可伴有肺动脉高压,肺静脉受累时,可出现同侧胸腔积液。

医源性 PVS 最常见于房颤射频消融术后。心房颤动是最常见的心律失常,超过 65 岁的人群发生心房颤动概率约 5%。绝大部分房颤的发生与肺静脉的异常放电有关,而房颤病人肺静脉变异发生率高达 18%~45%,变异情况包括单一肺静脉、副肺静脉、肺静脉开口较大等。因此,消融术前可进行影像学检查了解有无肺静脉变异。射频消融治疗房颤的主要方法是电学隔离肺静脉,即在三维标测系统指导下于肺静脉开口处,进行环静脉线性消融治疗,但射频消融术后可出现PVS。磁共振无辐射,可重复性强,因此可术前进行左心房及肺静脉的三维重建了解有无肺静脉变异,术后随访了解有无 PVS。

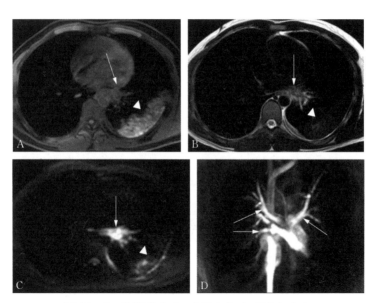

图 29-2　直肠癌患者,术后 3 年出现反复咯血

注:A~C. MR 检查提示左下肺转移瘤侵犯左下肺静脉致其狭窄、闭塞(白色箭头),T₁WI 呈等信号,T₂WI 呈稍高信号,边界不清,DWI 呈高信号;左下肺胸膜下大片状实变影,提示左下肺出血性肺梗死,T₁WI 呈高信号(白色△),T₂WI 呈稍低信号(白色△),DWI 上呈稍高信号(白色△);D. 右上(白色箭头),右下(白色箭头),左上(白色箭头),肺静脉显示良好,左下肺静脉未见显示(白色箭头)。

(李新春)

主要参考文献

[1] 袁涛,全冠民,薄世伟.易被忽略的先天性与后天性肺静脉病变[J].国际医学放射学杂志,2015,38(3):228-232.

[2] ABDELHADY K, DURGAM S, ERNST L, et al. Primary pulmonary vein leiomyosarcoma with left atrial extension [J]. Semin Thorac Cardiovasc Surg, 2017,29(3):428-430.

[3] ABDEL RAZEK A A K, AL-MARSAFAWY H, ELMANSY M, et al. Computed tomography angiography and magnetic resonance angiography of

congenital anomalies of pulmonary veins [J]. J Comput Assist Tomogr, 2019,43(3):399 - 405.

[4] FENDER E A, WIDMER R J, HODGE D O, et al. Severe pulmonary vein stenosis resulting from ablation for atrial fibrillation: presentation, management, and clinical outcomes [J]. Circulation, 2016, 134 (23):1812 - 1821.

[5] GROSSE-WORTMANN L, AL-OTAY A, GOO H W, et al. Anatomical and functional evaluation of pulmonary veins in children by magnetic resonance imaging [J]. J Am Coll Cardiol, 2007,49(9):993 - 1002.

[6] HASSANI C, FARHOOD S. Comprehensive cross-sectional imaging of the pulmonary veins [J]. Radiographics, 2017,37(7):1928 - 1954.

[7] LOBE S, LEUTHAUSSER C, POLKOW A, et al. Optimal timing of contrast-enhanced three-dimensional magnetic resonance left atrial angiography before pulmonary vein ablation [J]. Cardiol J, 2021,

28(4):558 - 565.

[8] ODENTHAL C, SARIKWAL A. Anomalous unilateral single pulmonary vein versus scimitar syndrome: comparison of two paediatric cases and a review of the literature [J]. J Med Imaging Radiat Oncol, 2012,56(3):247 - 254.

[9] PORRES D V, MORENZA O P, PALLISA E, et al. Learning from the pulmonary veins [J]. Radiographics, 2013,33(4):999 - 1022.

[10] ROSTAMIAN A, NARAYAN S M, THOMSON L, et al. The incidence, diagnosis, and management of pulmonary vein stenosis as a complication of atrial fibrillation ablation [J]. J Interv Card Electrophysiol, 2014,40(1):63 - 74.

[11] WU J P, WU Q, YANG Y, et al. Idiopathic pulmonary vein thrombosis extending to left atrium: a case report with a literature review [J]. Chin Med J (Engl), 2012,125(6):1197 - 1200.

30 上腔静脉病变

30.1 概述
30.2 解剖及胚胎发育
30.3 临床表现、病理及 MRI 表现
30.3.1 先天性异常
30.3.2 获得性疾病
30.4 新技术应用拓展

30.1 概述

上腔静脉(superior vena cava, SVC)是纵隔最大的中央静脉,临床常将中央静脉导管头端置于其内;还可监测中央静脉压等生理指标。SVC 疾病主要有先天变异和获得性疾病。永存左上腔静脉(persistent left superior vena cava, PLSVC)是最常见的变异类型,总患病率为 0.3%～0.5%,其他还包括部分肺静脉异位引流(肺静脉病变中详细描述)、上腔静脉瘤(superior vena caval aneurysms, SVCA)等。获得性疾病主要有狭窄、纤维鞘、栓塞、原发肿瘤、创伤等。

30.2 解剖及胚胎发育

SVC 由左、右头臂静脉汇合而成。胚胎早期,3 对主静脉引流胚胎内血流,汇入一对总主静脉,最后排入静脉窦。右前主静脉近端、右总主静脉和静脉窦右角在中纵隔右侧形成正常位置的 SVC。部分左前主静脉形成左侧肋间上静脉和相邻的左头臂静脉,其余部分退行形成马歇尔韧带。静脉窦左角形成冠状静脉窦(coronary sinus, CS)。SVC 位于中纵隔,周围有脂肪和淋

巴结,胸膜和肺位于右侧,气管和升主动脉位于左侧。

30.3 临床表现、病理及 MRI 表现

30.3.1 先天性异常

PLSVC 通常无症状,多偶然发现(图 30-1),约 90% 的病例引流至 CS,还可引流至下腔静脉、肝静脉和左心房。右 SVC 可以是正常、变小或消失,先天性心脏畸形的发生率随着右 SVC 的缺失而增加。MRI 表现为纵隔内一条垂直走行的血管,位于主动脉弓的外侧,应与左肺上叶部分肺静脉异位引流鉴别。

SVCA 是极罕见的无症状病变,分为囊状型和梭形,创伤后或术后也可导致。梭形 SVCA 的 MR 表现为 SVC 直径大于邻近的升主动脉,近端和远端的直径逐渐缩小至正常。

30.3.2 获得性疾病

狭窄是 SVC 管壁异常所致,可由内在或外在因素造成。内在因素包括长期留置中心静脉导管(central venous catheters, CVCs)、经静脉起搏器放置、术后或放疗后改变。外在因素有肿块

压迫、恶性肿瘤和纤维性纵隔炎,最常见的是恶性肿瘤,包括肺癌、淋巴瘤等。MRI 可以准确判断 SVC 受外源性肿块压迫的程度与腔内血栓的情况。

纤维蛋白鞘通常继发于 CVCs 置管,多在放置的第一周结束时于导管周围形成,是由细胞和碎片组成的异质性基质,含有数量不等的血栓、内皮细胞和胶原蛋白。位置良好的 CVC 不能正常发挥作用时,应怀疑纤维蛋白鞘阻塞。影像上表现为中心静脉内线性或不规则形状的、连续或不连续的稍低密度影,可伴钙化。

SVC 栓塞可以是良性血栓或癌栓。良性血栓通常与 CVC 或起搏器有关,MRI 表现为 SVC 的中心性或偏心性无强化充盈缺损。SVC 癌栓通常是来自肺部、纵隔、胸膜或气管的恶性肿瘤(图 30 - 2),癌栓通常较大且呈分叶状,T_1WI 呈等信号,T_2WI 呈稍高信号,不均匀强化,并与邻近肿块或壁层侵犯相关。

SVC 原发肿瘤包括良性和恶性肿瘤。脂肪瘤性房间隔肥厚向上可延伸至 SVC,MRI 表现为卵圆窝内哑铃形病灶,T_1WI、T_2WI 均为高信号,轻度强化。恶性肿瘤中原发性 SVC 肉瘤最常见。

30.4 新技术应用拓展

自由呼吸导航仪辅助的三维稳态自由进动(steady-state free precession,SSFP)序列是评估 SVC 的最佳方法,可在轴位和冠状平面上评估 SVC 管腔、管壁和邻近的纵隔结构。

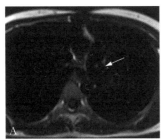
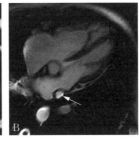
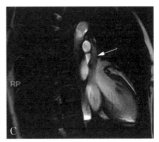

图 30 - 1　PLSVC 患者

注:MRI(A)示左肺动脉干左侧一条垂直静脉呈低信号流空影(白色箭头),向下走行(B、C)于左下肺静脉开口左前方后汇入左心房。(病例由中国医学科学院阜外医院深圳医院高立教授提供)

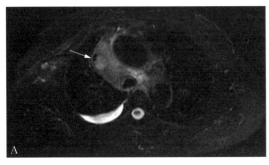
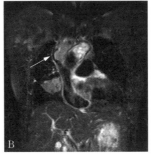
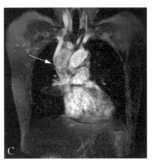

图 30 - 2　女性,34 岁,恶性胸腺瘤患者

注:MRI 示 SVC 与升主动脉之间可见不规则形软组织肿块影。A、B. T_2WI 压脂呈高信号;C. 增强后明显强化,病灶侵犯 SVC 管壁并突入腔内,SVC 管腔明显狭窄(白色箭头)。

(李新春)

主要参考文献

[1] BENNETT W F, ALTAF F, DESLAURIERS J. Anatomy of the superior vena cava and brachiocephalic veins [J]. Thorac Surg Clin, 2011, 21(2): 197 - 203.

[2] GHANDOUR A, KARUPPASAMY K, RAJIAH P. Congenital anomalies of the superior vena cava: embryological correlation, imaging perspectives, and clinical relevance [J]. Can Assoc Radiol J, 2017, 68(4): 456 - 462.

[3] IRWIN R B, GREAVES M, SCHMITT M. Left superior vena cava: revisited [J]. Eur Heart J Cardiovasc Imaging, 2012, 13(4): 284 - 291.

[4] KAPOOR H, GULATI V, PAWLEY B, et al. Massive fusiform superior vena cava aneurysm in a 47-year-old complicated by pulmonary embolism: a case report and review of literature [J]. Clin Imaging, 2022, 81: 43 - 45.

[5] SONAVANE S K, MILNER D M, SINGH S P, et al. Comprehensive imaging review of the superior vena cava [J]. Radiographics, 2015, 35(7): 1873 - 1892.

[6] UEMURA M, SUWA F, TAKEMURA A, et al. Classification of persistent left superior vena cava considering presence and development of both superior venae cavae, the anastomotic ramus between superior venae cavae, and the azygos venous system [J]. Anat Sci Int, 2012, 87(4): 212 - 222.

下腔静脉病变

31.1　概述

31.2　解剖及胚胎发育

31.3　临床表现、病理及 MRI 表现

31.3.1　先天变异

31.3.2　获得性病变

31.4　新技术应用拓展

31.1　概述

下腔静脉(inferior vena cava，IVC)是人体内最大的静脉，收集腹部、盆腔及下肢的血液，IVC病变是严重影响人类健康的疾病，尤其是下腔静脉血栓形成(inferior vena cava thrombosis，IVCT)。IVC病变包括先天变异和获得性病变，获得性病变除 IVCT 外，还包括 Budd-Chiari 综合征(Budd-Chiari syndrome，BCS)、原发肿瘤、IVC外压性病变及癌栓、IVC损伤等。

31.2　解剖及胚胎发育

IVC 及其属支构成下腔静脉系。凡来自下肢、盆部和腹部的静脉，都属于下腔静脉系，最后都通过 IVC 注入右心房。IVC 是全身血管发生中较为复杂的一个血管，在胚胎发育第6～8周，右卵巢静脉形成 IVC 肝段，右下主静脉形成 IVC 肾上段和肾段，右上主静脉形成 IVC 肾下段并与来自后主静脉的髂静脉吻合，左上主静脉及左下主静脉退行。

31.3　临床表现、病理及 MRI 表现

31.3.1　先天变异

IVC 先天变异并不少见，高达8.7%的人群存在，包括肾上段、肾段、肾下段变异，其他还有髂血管汇合处异常及复合变异等。

1)肾上段：IVC 中断伴奇静脉延续，称为肝内 IVC 缺如，患病率为0.6%。

2)肾段：包括腹主动脉后左肾静脉和腹主动脉周围左肾静脉。腹主动脉后左肾静脉的患病率约3.4%。

3)肾下段：包括双 IVC、左 IVC 和 IVC 后输尿管。双 IVC 的患病率高达3%。左 IVC 由左上主静脉永存和右上主静脉退化所致。IVC 后输尿管罕见，临床常见反复发作尿路感染和输尿管梗阻。

31.3.2　获得性病变

IVCT 是各种原因引起的 IVC 血液异常凝固，造成下半躯体血液回流障碍的一种少见疾病。急慢性 IVCT 在 MRI 平扫均表现为流空消失，增强时急性血栓一般紧贴管壁，IVC 外形多无改变，

慢性血栓 IVC 管腔狭窄或闭塞,壁不光整,均无强化。

BCS 是肝静脉(hepatic veins,HV)和/或其开口以上的 IVC 阻塞导致的门静脉和/或 IVC 高压临床症候群,分为 IVC 阻塞型(Ⅰ型)、HV 阻塞型(Ⅱ型)和 IVC‑HV 混合型(Ⅲ型)。血管病理改变始于不同程度的初始血栓形成(图 31‑1),残留的附壁血栓和纤维化可致 IVC 闭塞或狭窄。临床症状和体征因梗阻部位和肝脏受累部位而异。原发 BCS 常见 MRI 表现为 HV 不显影或局部狭窄、IVC 闭塞或蹼形成。继发 BCS 可见 HV 和/或 IVC 的癌栓形成、肿瘤外压和直接侵犯(图 31‑2)。肝脾增大尤其是尾状叶增大是诊断 BCS 的重要线索,MRA 还可见肝内外侧枝形成。

平滑肌肉瘤是 IVC 最常见的原发恶性肿瘤,多在 IVC 中段或下段。此外,肝、肾及肾上腺等器官肿瘤均会对 IVC 产生压迫或形成癌栓,肾癌侵犯 IVC 多见,约 1.67% 的晚期肝癌累及 IVC。MRI 均表现为 IVC 不同程度的充盈缺损,直径多无明显变化,动脉期轻度强化。

IVC 损伤占所有血管腔内损伤的 30%~40%,腹部血管损伤与高致死率有关。IVC 损伤也可发生于置入 CVC 或支架或球囊血管成形术治疗狭窄时的医源性创伤。

31.4 新技术应用拓展

4D flow MRI 很容易显示 IVC 膜部狭窄通道内的喷流,以及呼吸时相引起的血流变化,可用于诊断 BCS。

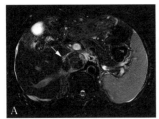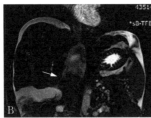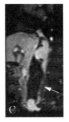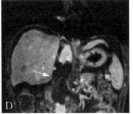

图 31‑1 男性,43 岁,Budd-Chiari 综合征患者

注:MRI(A、B)T$_2$WI 压脂 IVC 腔内血栓呈低信号充盈缺损,增强(C、D)未见强化,IVC 管腔明显狭窄(白色箭头)。

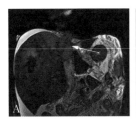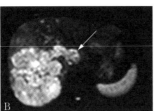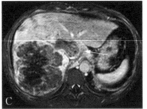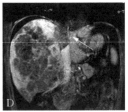

图 31‑2 男性,50 岁,肝癌患者

注:MRI(A)T$_2$WI 压脂示 IVC 内见不规则形软组织肿块影,呈稍高信号突入管腔,DWI(B)高信号,(C、D)增强后强化方式同肝癌,管腔明显狭窄(白色箭头)。

(李新春)

主要参考文献

[1] 董涛.多层螺旋 CT 及 MRI 对下腔静脉病变的诊断价值分析[J].中国 CT 和 MRI 杂志,2015,7:92 - 94.

[2] BALACHANDRAN G, BHARATHY K G S, SIKORA S S. Penetrating injuries of the inferior vena cava [J]. Injury, 2020,51(11):2379 - 2389.

[3] HYODO R, TAKEHARA Y, MIZUNO T, et al. Assessing the complicated venous hemodynamics and therapeutic outcomes of Budd-Chiari syndrome with respiratory-gated 4D flow MR imaging during the expiratory and inspiratory phases [J]. Magn Reson Med Sci, 2021, 22(1):1 - 6.

[4] KIM S S, SHIN H C, HWANG J A, et al. Various congenital anomalies of the inferior vena cava:review of cross-sectional imaging findings and report of a new variant [J]. Abdom Radiol (NY), 2018,43(8):2130 - 2149.

[5] MCAREE B J, O'DONNELL M E, FITZMAURICE G J, et al. Inferior vena cava thrombosis: a review of current practice [J]. Vasc Med, 2013,18(1):32 - 43.

[6] SHARMA A, KESHAVA S N, EAPEN A, et al. An update on the management of Budd-Chiari syndrome [J]. Dig Dis Sci, 2021,66(6):1780 - 1790.

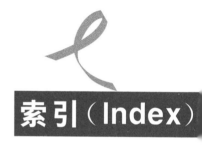

索引（Index）

1. 心血管 MR（cardiovascular magnetic resonance，CMR）

2. 相位对比血流检测技术（phase contrast flow technique）

3. 心肌灌注（myocardial perfusion）

4. MR 血管成像（magnetic angiography，MRA）

5. 钆（Gd）对比剂的延迟增强（late gadolinium enhancement，LGE）

6. 缺血性心脏病（ischemic heart disease，IHD）

7. 心肌缺血（myocardial ischemia）

8. 心肌梗死（myocardial infarction）

9. 无复流（no-reflow）

10. 扩张型心肌病（dilated cardiomyopathy，DCM）

11. 肥厚型心肌病（hypertrophic cardiomyopathy，HCM）

12. 心肌淀粉样变性（cardiac amyloidosis）

13. 心肌炎（myocarditis）

14. 应激性心肌病（stress cardiomyopathy）

15. 血管内超声成像（intravascular ultrasound，IVUS）

16. 光学相干断层成像（optical coherence tomography，OCT）

17. 心肌病（cardiomyopathy）

18. 限制型心肌病（restrictive cardiomyopathy，RCM）

19. 致心律失常性右心室型心肌病（arrhythmogenic right ventricular cardiomyopathy，ARVC）

20. 心脏瓣膜病（cardiac valvular disease）

21. 二尖瓣狭窄（mitral stenosis，MS）

22. 二尖瓣关闭不全（mitral insufficiency，MI）

23. 主动脉瓣狭窄（aortic stenosis，AS）

24. 主动脉瓣关闭不全（aortic insufficiency，AI）

25. 肺动脉瓣狭窄（pulmonary valve stenosis，PS）

26. 三尖瓣狭窄（tricuspid stenosis，TS）

27. 三尖瓣关闭不全（tricuspid insufficiency，TI）

28. 心脏肿瘤（cardiac mass）

29. 心脏良性肿瘤（cardiac benign tumor）

30. 黏液瘤（myxoma）

31. 横纹肌瘤（rhabdomyoma）

32. 纤维瘤（fibroma）

33. 脂肪瘤（lipoma）

34. 淋巴管瘤（lymphangioma）

35. 血管瘤（hemangioma）

36. 心包囊肿（pericardial cyst）

37. 心脏恶性肿瘤（cardiac malignant tumor）

38. 心脏肉瘤（cardiac sarcoma）

39. 缩窄性心包炎（constrictive pericarditis，CP）

40. 主动脉夹层（aortic dissection，AD）

41. 主动脉瘤（aortic aneurysm，AA）

42. 马方综合征（Mafan's syndrome）

43. 肺动脉高压（pulmonary hypertension，PH）

44. 肺动脉血栓栓塞（pulmonary embolism，PE）

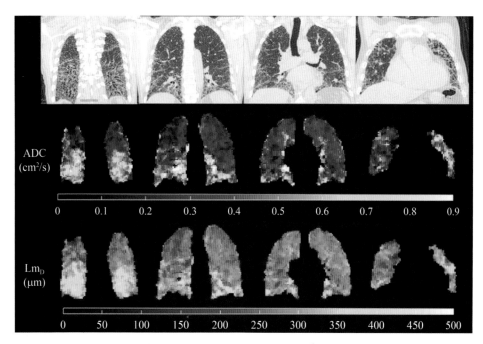

彩图 1　肺间质纤维化 HRCT 图和超极化 ^{3}He DWI 伪彩图

注：男性,74 岁,肺间质纤维化。第 1 行为冠状位 HRCT 图,显示两肺网状模糊影,以下叶及胸膜下分布为主;第 2、3 行分别为超极化 ^{3}He DWI - ADC、Lm_D 伪彩图。ADC 和 Lm_D 值高的区域与 HRCT 所示肺间质性改变区域相一致。

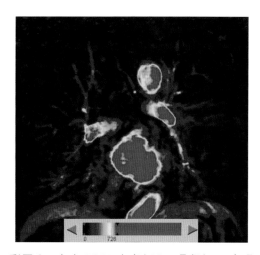

彩图 2　中度 COPD 患者(GOLD Ⅱ级)MRI 表现

注：MR 灌注成像伪彩图,可见双肺弥漫分布的斑片状灌注缺损,灌注缺损区与图 10 - 2 CT 上的气肿区高度一致。

现代医学系列书目

《现代体部磁共振诊断学》（九个分册）　　周康荣　严福华　刘士远　总主编

《现代神经外科学》（第三版，上、下册）　　周良辅　主编

《现代骨科运动医学》　　陈世益　冯　华　主编

《现代健康教育学》　　余金明　姜庆五　主编

《现代手外科手术学》　　顾玉东　王澍寰　侍德　主编

《现代真菌病学》　　廖万清　吴绍熙　主编

《现代胆道外科学》　　顾树南　主编

《现代医学影像学》　　冯晓源　主编

《现代呼吸病学》　　白春学　蔡柏蔷　宋元林　主编

《现代计划生育学》　　程利南　车　焱　主编

《现代临床血液病学》　　林果为　欧阳仁荣　陈珊珊
　　　　　　　　　　　王鸿利　余润泉　许小平　主编

《现代肿瘤学》（第三版）　　汤钊猷　主编

《现代胃肠道肿瘤诊疗学》　　秦新裕　姚礼庆　陆维祺　主编

《现代心脏病学》　　葛均波　主编

《现代营养学》　　蔡　威　邵玉芬　主编

《现代骨科学》　　陈峥嵘　主编

《现代肾脏生理与临床》　　林善锬　主编

《现代肝病诊断与治疗》　　王吉耀　主编

《现代泌尿外科理论与实践》　　叶　敏　张元芳　主编

《现代实用儿科学》　　宁寿葆　主编

《现代法医学》　　陈康颐　主编

《现代功能神经外科学》　　江澄川　汪业汉　张可成　主编

《现代小儿肿瘤学》　　高解春　王耀平　主编

《现代耳鼻咽喉头颈外科学》　　黄鹤年　主编

《现代泌尿外科和男科学》　　张元芳　主编

《现代外科学》（上、下册）　　石美鑫　张延龄　主编

《现代内镜学》　　刘厚钰　姚礼庆　主编

《现代皮肤病学》　　杨国亮　王侠生　主编

《现代精神医学》　　许韬园　主编

《现代糖尿病学》　　朱禧星　主编

《现代神经内分泌学》　　谢启文　主编

《现代医学免疫学》　　余传霖　叶天星　陆德源　章谷生　主编

《现代妇产科学》　　郑怀美　主编

《现代感染病学》　　翁心华　潘孝彰　王岱明　主编

图书在版编目(CIP)数据

现代体部磁共振诊断学.胸部分册/周康荣,严福华,刘士远总主编;刘士远,赵世华,郑敏文主编.—上海:复旦大学出版社,2023.5
ISBN 978-7-309-16015-4

Ⅰ.①现…　Ⅱ.①周…　②严…　③刘…　④赵…　⑤郑…　Ⅲ.①胸腔疾病-磁共振成像-诊断
Ⅳ.①R445.2②R560.4

中国版本图书馆 CIP 数据核字(2021)第 234814 号

现代体部磁共振诊断学(胸部分册)
周康荣　严福华　刘士远　总主编　　刘士远　赵世华　郑敏文　主编
出 品 人/严　峰
责任编辑/王　瀛

复旦大学出版社有限公司出版发行
上海市国权路 579 号　邮编:200433
网址:fupnet@ fudanpress.com　http://www.fudanpress.com
门市零售:86-21-65102580　　团体订购:86-21-65104505
出版部电话:86-21-65642845
上海盛通时代印刷有限公司

开本 787 × 1092　1/16　印张 18　字数 484 千
2023 年 5 月第 1 版
2023 年 5 月第 1 版第 1 次印刷

ISBN 978-7-309-16015-4/R·1921
定价:218.00 元